U0384934

临床叙事护理

程红平等　主编

吉林科学技术出版社

图书在版编目（ＣＩＰ）数据

临床叙事护理/程红平等主编. -- 长春：吉林科
学技术出版社，2024.5
ISBN 978-7-5744-1282-8

Ⅰ．①临… Ⅱ．①程… Ⅲ．①护理学－高等学校－教
材 Ⅳ．①R47

中国国家版本馆CIP数据核字（2024）第 083937 号

临床叙事护理
Linchuang Xushi Huli

主　　编	程红平　杜娟　许梅　饶湘	
出 版 人	宛　霞	
责任编辑	刘建民	
开　　本	16	
字　　数	310 千字	
印　　张	18	
版　　次	2024 年 5 月第 1 版	
印　　次	2024 年 5 月第 1 次印刷	

出　　版　吉林科学技术出版社
发　　行　吉林科学技术出版社
地　　址　长春市南关区福祉大路 5788 号出版大厦 A 座
邮　　编　130118
发行部电话/传真　0431—81629529　　81629530　　81629531
　　　　　　　　　　　　81629532　　81629533　　81629534
储运部电话　0431-86059116　编辑部电话　0431-81629510
印　　刷　武汉鑫佳捷印务有限公司

书　　号　ISBN 978-7-5744-1282-8
定　　价　98.00 元

编委会

主　编

程红平　湖北医药学院
杜　娟　辽宁省健康产业集团阜新矿总医院
许　梅　南方医科大学南方医院
饶　湘　浙江省武义县第一人民医院

副主编

王　洁　首都医科大学附属北京同仁医院
葛周勤　复旦大学附属华山医院
王文翠　西安国际医学中心医院
吴冬梅　湖北医药学院附属太和医院
胡方婷　南京医科大学附属脑科医院

编　委
（按照姓氏音序排序）

程宇陆　湖北省十堰市太和医院
陈　慧　湖北医药学院附属十堰市人民医院
戴红燕　武汉儿童医院
杜　艇　广东省深圳市坪山区人民医院
高　敏　陕西省榆林市第五医院
高　玮　陕西省榆林市第五医院
高淑平　湖北医药学院附属襄阳市第一人民医院
李　倩　湖北省丹江口市第一医院
李松青　湖北医药学院附属十堰市人民医院
李雨洁　湖北医药学院附属太和医院
林成凤　福建省泉州市正骨医院
刘　杰　湖北省仙桃市第一人民医院

邵申申　湖北医药学院附属十堰市人民医院
王海燕　南充市中心医院
王惠芬　湖北省肿瘤医院
王利容　湖北省第三人民医院
辛在芳　山东省日照市中医医院
熊恒雨　广西医科大学第二附属医院
占　红　湖北省黄石市中心医院
张红霞　湖北省仙桃市第一人民医院
张继亮　安徽省公共卫生临床中心安徽医科大学第一附属医院北区
张启飞　湖北医药学院附属太和医院
张晓钰　湖北省十堰市太和医院
张宇虹　河南省中医院河南中医药大学第二附属医院
周　莉　湖北省黄石市中心医院
林　娜　福建省福州肺科医院
宋　燕　谷城县人民医院
苏　然　湖北医药学院
宋慧慧　十堰市中医医院

深度漫游临床叙事的壮阔领域

在当代医学和文学交融的精彩舞台上，临床叙事以其独特的魅力，为我们打开了一扇通往情感、智慧和人性的大门。本书将带您穿越临床叙事的多元宇宙，从教育、素养，到能力、策略，从类型、方式，到视角、模型，从沟通、心理，到礼仪、伦理，最终到艺术、干预、管理，乃至于平行叙事的文本，一一展现这一崭新领域的奇迹。

翻开本书第一章《医院叙事教育》，我们将踏上临床叙事的启蒙之旅。教育是我们掌握临床叙事艺术的第一步，如同灯塔引领迷航的船只。这一章，我们探讨了叙事教育如何成为医学教育的珍贵资源，引导学生发展沟通、同理心和医学伦理，塑造出情感丰富的医疗人才。

第二章《临床叙事素养》如同一座高塔，高耸于知识的大地上。临床叙事的素养，是临床实践中的智慧和情感的结晶。我们深入研究如何通过叙事素养让临床人员拥有更敏锐的观察力、更深入的同理心以及更出色的人际交往技能。

第三章《临床叙事能力》是让您高飞的翅膀。临床叙事不仅是情感的倾诉，更是一门技巧。我们探讨了如何培养准确的表达和精准的观察能力，让医护人员在述说病情和交流治疗方案时游刃有余、恰如其分地传递信息。

第四章《临床叙事策略》如同一盘精心设计的棋局，需要策略和智慧。本章我们揭示了叙事中的策略与技巧，如何选取最佳的叙事路径，调整节奏与情感，以及如何有效地用叙事来应对医疗难题。

第五章《临床叙事方式》是奇幻的画笔，创作出医学的千姿百态。叙事方式是叙事的风格和形式，我们解析各种不同的叙事方式，如案例叙事、个人叙事、共同叙事等，让您在医学实践中能够更加娴熟地运用。

第六章《临床叙事类型》如同缤纷的色彩，给医学世界增色不少。我们探讨不同类型的临床叙事，如治愈叙事、临终关怀叙事、反思叙事等，展现叙事的多维度。

第七章《临床叙事视角》如同不同的多棱镜，带您观察医学世界的多个层面。视角决定了叙事的深度和广度，我们引导您通过不同的视角，拓展对医学事件的理解。

第八章《临床叙事模型》是构建叙事大厦的蓝图。模型是叙事的框架和架构，我们探索各种叙事模型的应用，如BME叙事模型、EREA叙事模型和故事线模型等，助您塑造临床叙事的结构。

第九章《临床叙事沟通》是心灵的纽带，将医护人员与患者紧密相连。我们深入探讨叙事在医患沟通中的奇妙应用，如何通过叙事建立信任、减轻焦虑，创造良好的医疗环境。

第十章《临床叙事心理》是内心的映照，带领我们深入探索医学从业者的情感世界。我们剖析叙事对心理健康的影响，如何通过叙事来减轻压力、建立情感共鸣，以及促进自我成长。

第十一章《临床叙事礼仪》如同行为指南，引领着医学人的行为规范。叙事礼仪是在临床叙事中的行为规范和准则，我们探讨在医学环境中如何以尊重和同理之心来编织叙事。

第十二章《临床叙事伦理》如同指南针，引导医学叙事走向正道。叙事伦理是叙事中的道德原则和价值观，我们探讨如何在叙事中维护隐私、尊严，以及如何处理伦理困境。

第十三章《临床叙事艺术》是临床上一笔浓墨重彩，将叙事提升为艺术的高度。我们探索如何通过修辞、节奏和意象来打造生动有趣的叙事，让医学故事更加引人入胜。

第十四章《临床叙事方法》是临床叙事的魔法药水，为治疗增添了一抹新色。我们探讨叙事方法在治疗和康复中的多种应用，如何通过叙事来帮助患者减轻痛苦、促进康复。

第十五章《临床叙事闭锁》是情感的深渊，展示了叙事的独特力量。我们深入探讨叙事在面对疾病、死亡等困境时的作用，如何通过叙事来减轻痛苦，找到内心的平衡。

第十六章《临床叙事生态系统》如同大自然的生态系统，将叙事融入医学生态之中。我们探讨叙事与医学实践、医疗制度、社会环境之间的关系，以及如何构建一个有益的叙事生态。

第十七章《临床叙事管理》是治理叙事世界的智囊团。叙事管理是对叙事实践的有效引导和监督，我们探讨如何在医学领域中进行叙事管理，保障叙事的质量和效果。

第十八章《平行叙事病历》是临床叙事的创新领域，将文学与医学紧密融合。我们探讨平行叙事病历在医学领域的应用，如何通过多线索叙事来丰富医学叙事，引发读者思考和共鸣。

第十九章《临床叙事病历的应用》如同一份充满智慧的案卷，为临床实践提供了宝贵的经验。我们探讨如何通过病历叙事来分享医学经验，让案例成为知识传承的媒介。

第二十章《叙事护理的实施流程》是叙事护理指南针，我们讨论叙事护理的实施流程，旨在为护理人员提供在临床护理中迅速应用叙事护理的指导。

本书从教育到创新，从伦理到视角，将带您涉足临床叙事的浩瀚领域，深度挖掘其内涵与魅力。本书的目的不仅在于呈现临床叙事的种种可能性，更在于激发读者对医学领域与叙事之间关系的深入思考。我们希望通过这本书，引领读者走进一个探索与启发的旅程，揭示叙事在医疗世界中的无限魅力与潜力。

本书由湖北医药学院程红平策划并完成初稿，其他编委会成员分章节进行校对，并增加了临床叙事案例。编写组成员经过几轮审校，最后交由出版社出版。在此，我们要衷心感谢所有编委会同仁们的辛勤工作和卓越贡献。

本书得到了湖北医药学院护理学院、湖北医药学院公共卫生与健康学院、湖北医药学院人文社会科学学院的大力支持。此外，湖北省普通高等学校人文社会科学重点研究基地——湖北医药学院卫生管理与卫生事业发展研究中心也为本书的完成提供了支持。本成果属于2022年度湖北省教育厅哲学社会科学研究项目（编号：22D087）、中华医学会医学教育分会和中国高等教育学会会医学教育专业委员会2020年医学教育研究立项课题（编号：2020B-N01106）和湖北省人文社会科学重点研究基地——湖北医药学院卫生管理与卫生事业发展研究中心2022年开放基金重点项目（编号：2022ZD003）研究成果。我们对各方的鼎力协助和支持表示诚挚的感谢。

由于笔者水平有限，加之时间仓促，书中难免存在疏漏之处。我们恳请各位读者提供宝贵意见和建议，以便笔者进一步修改和改进，使这本书变得更加完善。我们非常感谢您的帮助和支持。

程红平

2023年10月

目录

第一章 医院叙事教育

➤ 学习目标

◆ 掌握

医院叙事教育的受众，包括哪些人群受益于这种教育，以及他们的需求和期望。

医院叙事教育的交付模式，包括如何有效地将叙事教育传递给受众，涵盖了哪些教育方法和工具。

医院叙事教育的内容要点，即教育的核心主题和关键信息，以确保受众获得必要的知识和技能。

医院叙事教育的特色与特点，即该教育与其他形式的教育相比的独特之处和价值。

医院叙事教育的价值与意义，包括它对受众和医疗领域的积极影响以及为什么它在现代医疗中至关重要。

医院叙事教育的教学方法，涵盖了如何设计和实施有效的叙事教育课程，以满足受众的需求。

◆ 了解

医院叙事教育的分类与层次，包括不同类型和级别的叙事教育，以及它们在医疗领域中的不同应用。

医院叙事模式教育，即使用实际叙事案例来教育和启发受众，以便更好地理解和运用叙事技巧。

医院叙事教育作为护理领域中的一门重要学科，旨在培养医疗从业人员的叙事素养和沟通能力，以更有效地关怀患者、提升医疗质量，并在医疗环境中营造温馨人心的氛围。医护人员不仅是技术的实施者，更是患者和家属情感的倾听者、理解者。在医院叙事教育中，我们不仅深入探讨医疗知识，更是如何用温暖的叙事语言与患者沟通、如何以情感共鸣构建更为人性化的护理关系。通过丰富的教育内容、多样化的教学方法以及实际案例的分享，本章将引领我们走进医院叙事教育的世界，从中体验情感的力量，认识叙事在医疗中的无限可能。

一、医院叙事教育的受众

叙事无处不在，只要有人的地方就存在叙事。医院是一个社会的缩影，汇聚着各行各业的人群，男女老少、文化层次各异、信仰不一、生活习俗不同的人。面对各类人群，医护人员除了精湛的医技之外，还需要更多的学习沟通技能和叙事技巧，从而让更多受众群体体会到有温情的医学所带来的不一样的人文关怀。

叙事医学教育最开始是在欧美国家的部分医学院校施行的。我国医学教育中对于医学人文方面的课程从最初的医学史，到目前的医学伦理学、医学心理学、医学社会学、医学语言学、医患沟通学和医事法学等，关于医学人文课程的开发已经涉及到了很多学科领域。这些课程所涉及到的学科较多，很多医学院校就自身的师资储备是很难开齐开全这些课程的。这或许就是很多新入职医学生人文缺失的根源。

医院叙事教育的受众涵盖了广泛的医疗从业人员，从医学生到临床专业人员，不同职业层次的实习生、护士、医生等。在医疗领域中，叙事不仅是一种技能，更是一种与人沟通、理解和情感连接的艺术。不同层次的受众在叙事教育中都能够找到适合自己专业发展需求的内容，从而更好地应对复杂的医疗环境和多样化的患者需求。

医院叙事教育内容主要是教授如何叙述临床医疗实践中真实的疾病与疼痛情境的过程，其实本质是通过学习讲述疾病故事，体悟疾病背后的故事的一种叙事手段。这种叙事并非为讲故事而讲故事，而是通过疾病叙事展开对患病前后的心理变化，引导患者正视疾病现象和如何构建现实的积极的故事世界。这种叙事是针对疾病问题的阐释，是一个将患病这一客观现实的真实体验和主观阐释融为一

体的一种患病经验的发现和揭示过程。简言之，医院叙事教育是针对疾病问题如
何阐释，并教育患者如何走出患病阴霾，重构积极生活故事，叙事是一种方法和
手段。医院叙事教育就是要从叙事方法和手段上出发，最终目的是让医患关系更
和谐、医患互相信任、医护人员职业成就感更强。

通过本章的探讨，我们将深入了解医疗叙事教育的受众群体，探索如何培养
他们的叙事技能，以提升医疗服务质量和人性化关怀。

（一）医护从业人员与学生

医护从业人员和医学生作为医院叙事教育的核心受众，在医疗服务中扮演着
关键的角色。临床经验丰富的医护人员，不论是医生还是护士，他们的叙事能力
直接影响着与患者、家属和团队成员之间的交流和情感连接；他们的叙事故事能
够传递医疗知识、治疗方案，同时也能传达出对患者的关心与支持，从而在医疗
过程中建立起信任和共鸣。

对于医学生而言，叙事教育是塑造他们专业人格的重要一环。在医学教育的
早期阶段，培养良好的叙事素养可以帮助他们更快速地适应临床环境，提升与患
者沟通的能力，从而更加深刻地理解患者的需求和感受。医学生的叙事教育也能
够帮助他们在未来的临床实践中更加人性化地对待患者，不仅关注疾病本身，更
关注患者的心理和情感状态。

叙事教育为医护从业人员和医学生提供了一个共同的平台，他们能够通过分
享和倾听叙事来相互学习和成长。通过角色扮演、情景模拟和病例分享等教学方
法，医护人员和医学生可以更加深入地理解叙事的价值，并在实际护理过程中运
用叙事技巧，创造更温暖人心的医疗体验。因此，深入研究医护从业人员和医学
生的叙事教育，不仅有助于提升医疗服务质量，还为新一代医疗人员的培养奠定
了坚实的基础。

（二）不同职业层次的医生、护士、实习生等

医院叙事教育的广泛适用性使得不同职业层次的医护人员都成为受益者。从
医生到护士，从实习生到经验丰富的临床专家，每个人都有机会通过叙事教育进
一步发展其护理技能与人际沟通能力。

医生在叙事教育中，可以学习如何将医学知识以更具吸引力的方式传达给患
者，使复杂的医学概念变得易于理解。在与患者和家属沟通时，医生的叙事技巧

能够让患者更好地参与决策，增强他们的治疗合作性。另一方面，护士作为患者日常护理的主要提供者，通过叙事教育可以学会更温和的沟通方式，关注患者的心理需求，从而为患者营造舒适的医疗体验。

对于实习生和新入行的医护人员，叙事教育能够帮助他们更快速地融入医疗团队，并适应复杂多变的医疗环境。通过角色扮演和情境模拟，他们可以提前面对各种潜在情况，培养灵活应变的能力。叙事教育还可以帮助他们了解患者的生活背景和情感需求，从而更好地提供个性化的护理服务。

在叙事教育的指导下，不同职业层次的医护人员能够分享彼此的经验和故事，建立起更紧密的团队合作关系。通过实际案例的分享和互动讨论，他们可以从不同的视角获得启发，共同探索如何通过叙事来提升医疗服务的质量和人性化关怀。因此，医院叙事教育为不同职业层次的医护人员提供了一个共同成长的平台，促进了整个医疗团队的协作和发展。

二、医院叙事教育的交付模式

医院叙事教育作为一种重要的培训和发展方式，不仅关乎医护人员的专业能力提升，也直接影响着医疗服务的质量和人性化。为了更好地传递叙事技能和知识，医院叙事教育采用了多种交付模式，以满足不同学员的学习需求和学习风格。这些交付模式不仅包括传统的课堂教学，还涵盖了模拟训练、在线培训以及创新的教学方法，为医护人员提供了丰富多样的学习机会。通过灵活的教学方式，医院叙事教育致力于培养医护人员的叙事技能，从而更好地与患者建立情感联系，提升医疗体验，达到更优质的医疗服务水平。在这里，我们将深入探讨医院叙事教育的不同交付模式，以及它们在临床实践中的应用与效果。

（一）灵活多样的教学方法

在医院叙事教育中，采用灵活多样的教学方法是为了最大程度地满足不同医护人员的学习需求和学习风格。这种多元化的教学方法有助于提高受众的参与度和学习效果，使他们能够更好地理解和应用叙事技能。

讲座是一种常见的教学方法，通过专业讲师的讲解，向学员介绍叙事的概念、技巧和实践案例。讲座具有系统性和逻辑性，能够快速地传递核心知识和理论，帮助学员建立起叙事教育的基本框架。同时，小组讨论也是一种受欢迎的教学方法，学员可以在小组中分享自己的看法和经验，通过互动交流来加深对叙事技巧的理解。小组讨论不仅促进了思想上的碰撞，还培养了团队合作和沟通能力。

案例分析是叙事教育中常用的教学方法之一，通过分析真实的医疗案例，学员可以将叙事技巧应用到实际情境中。这种方法有助于学员将理论与实践结合起来，培养解决问题和决策的能力。另外，模拟训练和角色扮演也是叙事教育中的重要部分，通过情境模拟，学员可以模拟真实的医患交流场景，锻炼情感表达和沟通技巧。

随着技术的发展，创新的在线培训方式也越来越受到重视。虚拟课堂、网络研讨会和移动应用等都为医护人员提供了灵活的学习平台，可以随时随地学习叙事技能。在线培训还可以通过多媒体、互动性和自主学习等特点，增强学员的学习体验。

综合而言，医院叙事教育通过灵活多样的教学方法，使学员能够根据自己的学习习惯和兴趣进行学习，从而更好地掌握叙事技能并将其应用于实际医疗护理中。这种多元化的教学方法不仅提高了学习的趣味性和参与度，还为医护人员的专业发展打下了坚实的基础。

（二）传统课堂教学

尽管在数字化时代，各种创新的教学方式层出不穷，但传统课堂教学依然是医院叙事教育中的一种有效方式。这种教学模式通过专业讲师的讲解、互动交流以及面对面的教学氛围，为学员提供了一个系统学习叙事技巧和实践经验的平台。

传统课堂教学的一个明显优势是能够在有限时间内传递丰富的知识。讲师可以根据学员的需求和水平，设计精准的教学内容，将叙事的基本概念、技巧和案例进行深入讲解。学员可以通过听讲师的讲解，快速建立起对叙事教育内容的整体框架，从而为后续学习和实践打下坚实的基础。

此外，传统课堂教学还鼓励了师生之间的互动交流。学员可以在课堂上提问、讨论，与讲师和其他同学进行交流和思想碰撞。这种互动能够激发学员的学习兴趣，促使他们深入思考叙事技巧在实际护理中的应用。

同时，传统课堂教学也为学员提供了面对面的学习氛围。通过集中的学习时间和空间，学员可以获得更好的专注度和学习体验。这种集中式的学习模式有助于减少干扰，使学员能够更好地专注于学习和领悟课程内容。

然而，传统课堂教学也面临一些挑战。例如，有些学员可能更适应个性化、自主学习的方式，而传统课堂可能无法完全满足他们的学习需求。因此，在设计课堂教学时，教育者需要综合考虑不同学员的学习特点，灵活运用互动、案例分析等元素，以提升课堂教学的效果。

总之，传统课堂教学作为一种经典的教学方式，在医院叙事教育中仍然具有重要地位。通过专业的讲师、精心设计的教学内容以及互动交流，传统课堂教学能够为学员提供深入学习叙事技巧和实践经验的机会，从而为在临床护理中的应用打下坚实的基础。

（三）模拟训练与实践

在医院叙事教育中，模拟训练和实际操作是一项至关重要的教学策略。通过模拟真实的临床场景，医护人员可以在安全的环境中进行叙事技巧的练习和实际操作，从而在实践中逐步提升他们的叙事能力。

模拟训练通常用场景再现、角色扮演等方式进行。参与者被置于各种可能会发生的护理情境中，模拟真实的患者与医护人员互动和情感交流。这种训练不仅可以帮助医护人员熟悉如何在不同情境下运用叙事技巧，还能够培养他们的应变能力和情感沟通能力。例如，在模拟的场景中，医护人员可以学会如何与焦虑的患者进行有效的沟通，以及如何在紧急情况下更好地处理叙事交流。

实际操作是巩固叙事技巧的关键一步。医院叙事教育通常会将模拟训练与实际护理操作相结合，使学员能够将所学技巧应用于真实的临床环境。这可以通过实习、临床实践或实际工作中的护理交流来实现。在实际操作中，医护人员将面对各种不同类型的患者，从而更好地理解如何根据患者的需求和情况进行叙事护理。

模拟训练和实践相辅相成，共同促进了医护人员叙事能力的提升。模拟训练为他们提供了一个低风险的实践平台，让他们能够在尚未真正面对患者时就掌握叙事技巧。而实际操作则将叙事技巧融入真实的护理实践中，帮助医护人员更好地应用叙事技能，与患者建立更强的情感联系。

总之，模拟训练和实践是医院叙事教育的关键环节，通过这种方式，医护人员能够在安全的环境中练习叙事技巧，并将其应用于真实的护理实践中，从而提升他们在临床叙事中的能力和信心。

（四）创新的在线培训方式

随着科技的飞速发展，创新的在线培训方式在医院叙事教育中日益受到重视。通过借助在线课程、虚拟现实等先进技术手段，医护人员可以更加灵活地进行叙事培训，随时随地提升自己的叙事素养和能力。

在线培训为医护人员提供了极大的便利性。他们不再受制于时间和地点的限制，可以根据自己的工作安排和学习节奏自由选择参与培训课程。这对于那些工作繁忙的医护人员尤其有益，他们可以在闲暇时间进行学习，不需要中断工作或额外安排时间。

虚拟现实技术的应用也为叙事培训带来了全新的体验。通过虚拟现实技术，医护人员可以沉浸式地体验各种临床场景，仿佛身临其境。这种体验能够更好地激发学员的参与感和学习兴趣，提升他们的叙事技巧和情感表达能力。例如，医护人员可以在虚拟环境中与虚拟患者进行叙事互动，练习沟通技巧和情感表达，以更好地准备他们在真实护理中的应对。

除了便捷性和沉浸式体验，创新的在线培训方式还能够提供多样化的学习资源。医护人员可以通过观看教学视频、参与在线讨论、完成在线作业等方式来进行叙事培训。这些资源不仅能够满足不同学习风格的需求，还能够通过多元化的教学内容提供全面的叙事教育。

然而，创新的在线培训方式也面临着挑战，如何确保培训内容的质量和有效性，如何保障学员的学习参与和互动等。因此，在线培训需要充分考虑教学设计、学习评估以及与传统教育方式的有机结合，以实现最佳的叙事教育效果。

综上所述，创新的在线培训方式为医院叙事教育带来了新的可能性。通过在线课程和虚拟现实技术，医护人员可以灵活学习，丰富叙事技巧，进而提供优质的医疗服务以及为患者关怀做出更大贡献。

三、医院叙事教育的内容要点

在医院叙事教育中，教育内容的设计至关重要，它直接关系到医护人员的叙事技能和护理能力的提升。医院叙事教育的内容要点涵盖了多个方面，旨在全面培养医护人员的关键技能和素养，使他们能够更好地与患者沟通、建立信任，为患者提供更加温暖和有效的医疗护理。以下将详细探讨医院叙事教育的内容要点。

（一）全面培养关键技能

在医院叙事教育的内容要点中，全面培养医护人员的关键技能是一项核心任务。叙事技能的全面发展涵盖了多个方面，其中包括沟通、表达、倾听等各种与人际交往紧密相关的技能。这些技能不仅能够增强医护人员与患者之间的联系，还能够在医疗团队内促进协作和信息共享。

沟通技能是叙事教育中的重要组成部分。医护人员需要学会有效地传递信息，同时也要善于倾听患者的需求。通过培养良好的沟通技能，他们能够更加善于地与患者交流，减少误解和疏漏，从而提高医疗服务的质量。

叙事教育还强调表达能力的培养。医护人员需要学会用准确、恰当的语言与患者交流，以及在沟通中传达情感和关怀。通过培训，他们可以提高用语的准确性和敏感性，更好地满足患者的需求，营造亲近和信任的医患关系。

倾听技能也在叙事教育的范畴之内，并且其重要性不用言表。医护人员需要学会倾听患者的故事和感受，理解他们的需求和意愿。倾听不仅有助于更全面地评估患者的状况，还能够让患者感受到被尊重和关心，从而提升整体的护理体验。

通过全面培养这些关键技能，医护人员可以更加自信地与患者进行交流，建立起更加紧密的医患关系。这些技能不仅在临床实践中有所体现，也在团队合作、信息共享等方面发挥重要作用。综上所述，医院叙事教育内容的核心要点之一就是全面培养医护人员的关键技能，使他们能够更加有效地与患者和团队进行交流和合作。

（二）叙事技巧与表达能力

在医院叙事教育的内容要点中，培养医护人员的叙事技巧和表达能力具有重要意义。叙事技巧是一系列在叙述和传达信息时的技术和方法，通过熟练掌握这些技巧，医护人员能够更生动、更有说服力地表达自己的观点和情感，从而更好地与患者进行沟通。

叙事技巧包括了如何选择合适的叙述结构、如何运用比喻、类比等修辞手法，以及如何通过故事和案例来阐述复杂的医学概念等。通过学习和练习这些技巧，医护人员可以将抽象的医学知识转化为通俗易懂的语言，让患者更好地理解他们所面临的疾病和治疗方案。

叙事教育也注重培养医护人员的表达能力。清楚准确地表达，不仅有助于患者对医学信息的理解，还能够降低误解和误导的风险。医护人员需要学会用简单明了的语言，将复杂的医学术语转化为患者能够理解的表达，从而建立起与患者之间的沟通桥梁。

提升叙事表达能力不仅在患者沟通中具有重要作用，还能够在医患之间建立信任和共鸣。患者能够更容易地理解医护人员所传递的信息，感受到他们的关切和尊重，从而增强医患合作，促进治疗的成功。

医院叙事教育内容的一项关键要点就是培养医护人员的叙事技巧和表达能力。通过这项培训，他们能够更加生动地传达医学知识，促进医患之间的有效交流，实现更好的护理效果。

（三）沟通技巧与情感表达

在医院叙事教育的内容要点中，沟通技巧与情感表达是不可或缺的重要元素。良好的沟通不仅是医护工作的基础，也是建立稳固的医患关系的关键。叙事教育旨在帮助医护人员掌握有效的沟通技巧，并在沟通中充分表达情感，以创造一个支持性和信任的环境。

沟通技巧是医护人员与患者、家属以及团队成员进行有效交流的基础。这包括了倾听、提问、反馈、非语言沟通等多方面的技能。通过训练，医护人员可以学会倾听患者的需求和顾虑，提出恰当的问题来获取必要信息，给予积极的反馈和指导，以及运用肢体语言和面部表情传达关心和支持。良好的沟通技巧有助于降低误解和不满，加强医患之间的共鸣和合作，从而提升护理质量。

情感表达在医护工作中同样具有重要性。在叙事教育中，鼓励医护人员在适当的时候表达情感，可以使医患关系更加亲近和真实。医护人员的情感表达可以是对患者的关切、支持和理解，也可以是对治疗进展的鼓励和希望。通过情感表达，医护人员能够创造一个温暖和融洽的氛围，让患者感受到被尊重和重视，从而增强患者对护理的信任感。

综上所述，医院叙事教育的内容要点之一就是培养医护人员的沟通技巧和情感表达能力。这不仅有助于建立良好的医患关系，还能够提升护理效果，为患者提供更加人性化和专业的医疗服务。

（四）患者关系建立与信任

在医院叙事教育的内容要点中，患者关系的建立与信任是一个至关重要的议题。医护人员的叙事技巧和能力在这方面起着至关重要的作用，帮助他们在临床实践中建立持久的患者关系，并赢得患者的信任。

叙事教育着重强调通过叙事技巧更好地理解患者的需求、背景和情感状态。通过倾听患者的故事，医护人员可以更深入地了解患者的病情、困惑和期望，从而提供更为个性化的护理服务。这种关系的建立不仅有助于提高患者的满意度，也为医护人员提供了更全面的医疗信息，从而更好地制订治疗计划。

除了理解患者的需求，叙事教育还强调建立信任的重要性。在医疗过程中，患者需要相信医护人员的专业能力和关心，才能更加积极地配合治疗。通过运用叙事技巧，医护人员可以与患者建立更为亲近的关系，表达出自己的关切和承诺，从而赢得患者的信任。信任不仅有助于提高治疗的效果，还可以减轻患者的恐惧和焦虑，为其提供更好的支持。

综上所述，患者关系的建立与信任是医院叙事教育内容的重要要点。通过叙事技巧的应用，医护人员能够更好地理解患者，建立持久的关系，并赢得信任，从而为患者提供更为优质的医疗护理。

四、医院叙事教育的特色与特点

医院叙事教育作为一项独特的培训领域，拥有许多特色，在医疗护理教育中扮演着重要角色。在这里，我们将探讨医院叙事教育的特色与特点，深入了解它在提升医护人员素养和护理质量方面的重要价值。通过对其特点的剖析，我们能更好地理解叙事教育对于医疗领域的积极影响。

（一）与众不同的教学特征

叙事教育在医疗教育领域中独具特色，主要表现在强调情感共鸣与人性关怀，以及情感与技能的融合。相较于传统的医学教育，叙事教育注重的不仅是冷冰冰的医学知识和技能，更加注重在医疗实践中如何建立人性化的连接。医护人员在与患者互动的过程中，不仅需要准确传达信息，更要体现出关爱和理解。通过叙事教育，医护人员能够更好地与患者产生情感共鸣，理解患者的内心需求，为其提供更加温暖、人性化的护理。这种人性关怀的教学特征，使得叙事教育在提升医护人员的人际关系、沟通技能以及患者体验方面具有与众不同的优势。

在叙事教育中，通过讲述和分享真实的医疗故事，医护人员能够更加深刻地理解患者的感受和情感，从而更有针对性地制订护理计划。这种情感共鸣能够极大地增强医护人员与患者之间的信任和理解，使得医疗过程更加融洽。与此同时，叙事教育也强调在技能培训的基础上，如何运用情感因素来提升护理质量。医护人员不仅需要掌握临床技能，还需要学会用关爱和耐心来化解患者的恐惧和焦虑，为患者创造一个安心舒适的治疗环境。

叙事教育的与众不同之处在于它将医疗和人性融合在一起，强调医护人员作为情感化的关怀者，以更加温情的方式对待患者，从而在医疗护理中创造出独特的价值。这种特征使得叙事教育成为一种能够真正关注患者需求的教育模式，为医疗行业带来积极而深远的影响。

（二）实用性突出，能够直接应用于实践

医院叙事教育在其教学设计中强调实际操作与应用，旨在让医护人员能够将所学技能和知识直接运用于实际的护理工作中。这种实用性的特点使得叙事教育成为一种高效的培训模式，能够快速提升医护人员的护理水平，从而为患者提供更加优质的医疗服务。

叙事教育的实用性体现在多个方面。第一，教育内容紧密结合临床实践，通过分享真实病例和护理经验，将抽象的理论知识转化为实际可操作的技能。医护人员在听取实际案例时，能够更加深刻地理解护理干预的原则和方法，以及在特定情境下的应用。第二，叙事教育注重实践训练，通过模拟真实的医疗场景，让学员亲身体验并练习叙事技巧的运用。这种实际操作的训练有助于医护人员在实际护理中更加熟练地应用所学内容，提高应对复杂情况的能力。

叙事教育强调案例分享和互动讨论，在培训中促进经验交流。医护人员可以分享自己在实际工作中遇到的挑战和解决方案，从而在集体智慧的合作中不断丰富护理经验。这种交流有助于形成实际问题的解决方案库，为其他医护人员提供借鉴和参考。

总体而言，医院叙事教育的实用性突出，能够将所学知识和技能快速应用于实际工作中，从而实现医护人员的专业成长和护理质量的提升。这种直接的实践应用使得叙事教育成为一种高效、切实可行的培训模式，为医护人员带来实际的价值和收益。

（三）个性化培训，充分尊重个体差异

在医院叙事教育中，充分尊重和关注不同医护人员的个体差异是一个重要的特点。每个人的学习风格、知识背景、职业经验都各不相同，因此，为了最大程度地提升培训效果，叙事教育强调个性化培训的重要性。

个性化培训意味着根据每个医护人员的需求和特点，量身定制培训内容和教学方法。这种定制化的方法能够更好地满足学员的学习兴趣和需求，使他们在培训中能够更加专注和投入。例如，对于一些有丰富临床经验的医生或护士，可以更深入地探讨复杂病例的叙事策略；而对于实习生或初级护士，可以更多地关注基础叙事技巧的训练。

个性化培训还体现在教学方法的多样性上。叙事教育可以通过多种教学手段，如讲座、小组讨论、角色扮演、病例分享等，来满足不同学员的学习偏好。学员可以选择适合自己的学习方式，从而更好地理解和应用叙事技能。

此外，个性化培训还包括定期的反馈和评估机制。培训教师可以根据学员的表现和反馈，及时调整培训内容和方法，以确保培训的针对性和有效性。这种关注个体差异的做法有助于激发医护人员的学习兴趣，提高他们的参与度和学习效果。

综上所述，个性化培训是医院叙事教育的一个显著特点，通过充分尊重每个医护人员的个体差异，实现培训效果的最大化，为他们提供了更加贴近实际需求的叙事培训经验。

（四）情感共鸣，营造温暖人心的护理环境

在医院叙事教育中，情感共鸣是一个引人注目的特色，它强调医护人员通过叙事教育与患者建立深刻的情感连接，从而创造出更为温暖、人性化的护理环境。这种情感共鸣不仅能够提升患者的整体体验，还能够为医护人员带来更大的职业满足感。

情感共鸣是通过共享故事、感受、情感来实现的。医护人员可以通过倾听患者的叙述，理解他们的痛苦、困惑和希望，从而建立起更为亲近和信任的关系。

当医护人员能够从患者的角度去感受和理解，他们就能够更好地回应患者的需求，提供更为个性化和关怀的护理服务。

情感共鸣的应用还可以在提高医护人员的情感智慧方面发挥作用。通过与患者的情感共鸣，医护人员能够更好地管理自己的情绪，更加理性地面对复杂的医疗场景。这种情感智慧有助于减轻医护人员的工作压力，提升工作满足度，从而创造更为和谐舒适的工作环境。

通过情感共鸣，医护人员还能够更好地理解患者的心理和情感需求。这有助于提升护理的针对性和有效性，更好地满足患者的期望。同时，情感共鸣也能够促进患者对医疗团队的信任，加强患者与医护人员之间的合作，进而提升整体医疗团队的效能。

总之，情感共鸣是医院叙事教育的一个独特的特色，它不仅可以为医护人员带来更多的职业满足感，还能够创造出温暖、人性化的护理环境，提升患者体验，加强医患信任，实现医疗团队的共赢。

五、医院叙事教育的价值与意义

医院叙事教育作为一种全面培养医护人员综合素养的教育模式，具有深远的价值与意义。在现代医疗环境中，医护人员不仅需要具备专业的医疗知识和技能，还需要具备优秀的沟通、情感表达、人际关系等技能。叙事教育正是针对这一需求而生，旨在提升医护人员的整体素养，使其能够更好地与患者、家属和同事之间进行有效的交流与合作。

在这个引人瞩目的教育模式中，医护人员能够从多个维度受益。

其一，叙事教育能够显著提升医疗服务的质量和患者体验。通过培养沟通技巧、叙事表达能力以及情感共鸣能力，医护人员能够更加敏锐地捕捉患者的需求，有效地传递医疗信息，建立更紧密的医患关系，从而提升患者满意度和信任感。

其二，医院叙事教育有助于强化医护人员的专业形象和信誉。在医疗领域，医护人员不仅仅是技术的执行者，更是患者信赖的伙伴。通过叙事教育，医护人员能够更好地理解患者的个体差异，更加关注患者的情感和心理需求，从而塑造出更为亲近、人性化的医疗形象，提升医院的口碑和声誉。

其三，叙事教育也能够促进医护人员个人的职业发展和成长。通过培养叙事技能，医护人员能够更好地分享自己的临床经验和教训，不仅可以在团队中交流合作，还能够在行业内广泛交流。同时，叙事教育也有助于医护人员更好地反思和总结实践经验，不断提升自己的专业水平和实践能力。

总之，医院叙事教育的价值与意义不仅体现在提升医疗质量、强化专业形象，还体现在促进医护人员个人成长和行业发展。通过叙事教育，医护人员能够更好地为患者带来关怀以及团队合作更加紧密，实现医疗服务的全面升级，为患者带来更为温暖、有效的医护体验。

（一）提升医疗服务质量与患者体验

医疗服务的质量和患者体验是衡量医疗机构和医护人员综合素质的重要标志。在这个日益强调患者中心的时代，叙事教育的价值在于通过提升医护人员的沟通技能和情感表达能力，从而影响医疗服务质量，提升患者的体验度和满意度。

医院叙事教育关注的核心是沟通技能的培养。医护人员在叙事教育中学会了如何准确、清晰地传达医疗信息，以及如何倾听和解读患者的言语和情感。这种有效的沟通能够消除误解、减少不必要的焦虑，帮助患者更好地理解医疗诊断、治疗方案和预后展望。通过与患者建立的沟通桥梁，医护人员能够增强患者对医疗决策的参与感，提高患者对医疗团队的信任度，进而提升整体的医疗服务质量。

情感表达能力是叙事教育另一个重要的方面。医护人员不仅需要冷静地传递医疗信息，还需要在沟通中传递关怀、支持和理解。通过叙事教育，他们可以学会如何在医疗过程中表达情感，与患者建立情感连接。患者通常在求医过程中面临着对未知的焦虑和恐惧，此时医护人员的情感支持尤为关键。通过叙事，医护人员可以分享一些鼓舞人心的治愈故事，或者与患者共同面对困难，从而帮助患者更好地应对疾病挑战，提升患者的心理和情感健康。

医疗服务体验的提升不仅能够让患者感受到更好的关怀和支持，还能够提高医疗机构的声誉和竞争力。患者通常更倾向于选择那些能够真正关心他们需求、能够与他们建立信任关系的医疗团队。通过叙事教育，医护人员的沟通技能和情感表达能力得以提升，能够满足患者对个性化护理的需求，创造出更好的医疗服务体验。这不仅能够增加患者的满意度，也有助于医疗机构的可持续发展。

（二）加强患者关注，关怀与信任

在现代医疗中，患者的关注、关怀和信任是医疗服务的重要组成部分。医院叙事教育的价值在于帮助医护人员在医患互动中更加注重患者的个体需求，提升关怀意识，并建立起更加坚实的信任基础。

通过叙事教育，医护人员能够培养敏锐的观察力，更好地理解患者的情感和需求。他们学会倾听，不仅听取病情和症状，更关注患者的背后故事，从而更全面地了解患者的生活背景、家庭情况和心理状态。这种关怀和关注不仅可以让患者感受到自己被尊重和理解，还有助于提供更加个性化的医疗服务，满足患者的实际需求。

叙事教育还鼓励医护人员通过自己的叙事，与患者建立更加亲近的联系。通过分享医疗经验、治愈故事或者与疾病相关的亲身经历，医护人员能够让患者感受到他们也是普通人，有着相似的人生经历和情感。这种情感共鸣能够迅速建立起医患之间的情感纽带，增强患者对医护人员的信任感，从而更加积极地配合治疗和康复计划。

在加强患者关注、关怀和信任方面，医院叙事教育不仅能够改善医患关系，还能够为医疗机构树立优秀的品牌形象。患者通常更愿意选择那些能够真正理解他们需求并提供个性化关怀的医疗团队，而叙事教育正是培养这种团队的关键因素之一。通过加强患者关注、关怀和信任，叙事教育使医护人员的付出更有价值，同时也推动了整个医疗服务质量的提升。

（三）优化沟通，减少误解与隔阂

在医疗环境中，准确的沟通是确保医疗安全和质量的关键要素之一。叙事教育在此方面扮演着重要角色，其目标在于优化沟通过程，减少误解和隔阂，从而在医患互动中创造更加和谐和有效的氛围。

医护人员往往面临来自各行各业的患者，每个患者都有其独特的需求和期望。通过叙事教育，医护人员可以学习如何适应不同的沟通风格，以及如何根据患者的背景和情境来进行有效的沟通。这种个性化的沟通方式可以减少误解和混淆，确保患者能够准确理解医疗信息，并且更好地配合治疗方案。

叙事教育还能够帮助医护人员克服沟通中的隔阂问题。医学术语和专业知识对患者来说可能会产生困惑，而医护人员有时也难以理解患者的日常用语。通过叙事，医护人员可以用更为生动的语言和具体的案例向患者解释医学概念，消除潜在的隔阂，使双方能够更好地相互理解。

同时，叙事教育还可以在医患关系中建立更为亲近和信任的纽带。当医护人员能够以真诚和关怀的态度与患者交流时，患者更容易感受到他们的关注和尊重，从而愿意分享更多的个人信息和疾病体验。这种情感连接有助于加强医患信任关系，使得医护人员能够更全面地了解患者的健康状况和需求，提供更为精准的护理和治疗。

通过叙事教育优化沟通可以减少误解和隔阂，不仅改善了医患关系，还能够提高医疗工作的效率和准确性。医护人员能够更快地获取患者信息，更准确地进行诊断和制订治疗方案，从而提升医疗质量，减少医疗事故的发生。综合而言，优化沟通是叙事教育的重要价值与意义其中之一，对于医疗体系的发展和患者的健康都具有深远的影响。

六、医院叙事教育的教学方法

医院叙事教育的教学方法是确保医护人员有效学习和应用叙事技能的关键。随着医疗领域的不断发展和变化，传统的知识传授已不足够医护人员的日常工作，更需要注重实际操作和实践技能的培养。因此，医院叙事教育的教学方法至关重要，它不仅要能够传递知识，还要能够培养实际应用能力和创新思维。在这里，我们将探讨多种教学方法，从角色扮演到病例分享，从互动工作坊到模拟训练，以及在线培训等，这些方法将帮助医护人员更好地掌握叙事技能，为患者提供更优质的护理服务。

（一）实用性强的培训手段

在医院叙事教育中，实用性强的培训手段是确保医护人员能够真正掌握叙事技能的重要途径之一。教育的目的不仅在于传授理论知识，更在于使学员能够将所学的技能应用于实际护理工作中。为此，案例分析和角色扮演等实际操作手段在教学中得到广泛应用。

案例分析是一种常见的实用培训手段，通过分析真实临床案例，医护人员可以将叙事技能应用于具体情境中，从而更好地理解和应用所学内容。通过分析患者的病历、病情和沟通过程，医护人员可以从中汲取经验教训，提升叙事技巧，进而改善医患交流质量。

另一种实用性强的培训手段是角色扮演。通过模拟真实的临床场景，医护人员可以扮演不同角色，锻炼叙事技能和沟通能力。例如，医生可以扮演患者，护士可以扮演家属，从而更好地理解不同角色的需求和情感，从中提升他们的沟通和情感表达能力。

这些实际操作的培训手段不仅能够使医护人员更深入地理解叙事的实质，还能够让他们在安全的环境中实际练习和应用叙事技能。通过这种实用性强的培训方法，医护人员能够更自信、更熟练地运用叙事技能，为患者提供更为贴心和有效的护理服务。

（二）角色扮演，模拟真实护理情境

在医院叙事教育中，角色扮演是一种高效而又生动的教学方法，它能够将医护人员置身于真实的护理情境中，从而使他们能够更深刻地理解和应用叙事技能。角色扮演的过程中，医护人员可以扮演不同的角色，如医生、护士、患者或家属，通过模拟各种临床场景，从而更好地学习如何进行有效的沟通和情感表达。

通过角色扮演，医护人员可以亲身体验不同角色在沟通中的感受和需求。例如，医生扮演患者时可以更深切地理解患者的焦虑和担忧，从而更有针对性地应用情感表达技巧；护士扮演家属时可以更好地理解家属的期望和关切，从而更加灵活地应对不同情境。

角色扮演还能够提供一个安全的环境，让医护人员在没有实际压力的情况下练习和调整叙事技巧。他们可以在指导老师的引导下，尝试不同的沟通方式和情感表达，从中获得反馈和改进的机会。

通过模拟真实的护理情境，角色扮演可以帮助医护人员更好地理解和运用叙事技能，提升他们在实际护理工作中的沟通和情感表达能力。这种实践性的教学方法不仅使学习变得更加生动有趣，还能够帮助医护人员更好地去表达，使医患关系更加紧密。

（三）病例分享与反思讨论，促进经验分享

在医院叙事教育中，病例分享与反思讨论是一种富有价值的教学方法，它能够通过实际的护理案例，激发医护人员之间的经验分享和交流。通过分享真实的病例，医护人员可以深入了解不同情境下的沟通与叙事，同时从中汲取宝贵的教训和经验，以在日常工作中更好地应用叙事技巧。

病例分享可以涵盖各种临床情境，如与患者交流、家属关怀、与团队合作等。医护人员可以分享在面对不同患者个案时的叙事策略和情感表达方式，以及这些策略在护理过程中的效果。这种经验交流方式可以为其他医护人员提供宝贵的建议，帮助他们更加灵活地应对各种情况。

反思讨论也是病例分享的重要组成部分。医护人员可以一起分析病例中的不足，思考是否有更好的叙事方法和沟通策略。这种集体的思考和反思有助于不断改进叙事实践，提升医护人员的综合素养。

通过病例分享和反思讨论，医护人员可以在相互学习中不断提升自己的叙事能力。这种经验分享的教学方法不仅能够促进医护人员的专业成长，还能够在团队中营造出积极互助的学习氛围。

（四）互动工作坊，培养团队协作与应变能力

互动工作坊作为医院叙事教育的一种创新教学方法，着重于培养医护人员的团队协作和应变能力，以便更好地应对复杂的临床情况和护理挑战。

在互动工作坊中，医护人员通常被分成不同的小组，每个小组负责完成一个特定的叙事任务。这个任务可能是模拟一个真实的护理情境，如与患者沟通、家属关怀、多专业团队合作等。在完成任务的过程中，小组成员需要一起合作，共同制订叙事策略，分工合作，确保整个叙事过程的流畅进行。

互动工作坊的一个重要特点是实时反馈和讨论。在任务完成后，各小组将分享他们的叙事策略和实践经验。这个过程中的互动讨论可以让不同小组之间相互学习，了解不同情境下的叙事方法，同时也可以从其他小组的经验中获得启发。教师或专家也可以提供反馈和指导，帮助医护人员更好地理解叙事中的优点和改进之处。

通过参与互动工作坊，医护人员能够在团队合作中锻炼协调能力、沟通技巧和问题解决能力。他们需要快速应对任务中的变化和挑战，学会在紧张的情况下保持冷静和灵活。这种培养团队协作和应变能力的方法，不仅有助于提升医护人员在临床叙事中的综合素养，还能够增强整个医疗团队的凝聚力和协作效率。

七、医院叙事教育的分类与层次

医院叙事教育作为一种重要的培训方式，旨在提升医护人员的叙事技能和沟通能力，从而改善医疗服务质量和患者体验。为了更好地满足不同人员的学习需求和职业发展阶段，医院叙事教育通常被分为不同的类别和层次。这些分类和层次旨在针对不同的专业背景、经验水平和培训目标，提供更具体和有针对性的叙事培训内容。在这里，我们将探讨医院叙事教育的分类与层次，以及它们在提升医护人员叙事素养方面的作用和意义。

（一）因材施教的培训类型

医院叙事教育的目标是为医护人员提供更好的叙事技能和沟通能力，以应对不断变化的医疗环境。在实际应用中，不同医护人员的职业需求、专业背景和技能水平可能存在差异。因此，医院叙事教育采用了因材施教的培训类型，以确保培训效果最大化。

因材施教的培训类型强调个性化和定制化的培训内容。在叙事教育中，医院可以根据不同人员的专业领域、经验水平和学习风格，调整培训计划和内容。例如，针对初级医护学生，培训可以侧重于基础叙事技巧的培养，帮助他们建立起良好的沟通基础。对于临床经验丰富的专业人士，培训可以更加深入，涵盖高级叙事策略和复杂情境的处理。

因材施教的培训类型还可以根据医护人员的职业发展阶段来进行划分。针对实习生和新入职的医护人员，培训可以帮助他们快速适应临床环境，并掌握基本的叙事技能。对于资深医护人员，培训可以更加注重高级叙事技巧和领导力的培养，以提升他们在团队中的影响力和领导能力。

因材施教的培训类型在医院叙事教育中具有重要意义。通过根据个体差异和职业需求进行定制化的培训，可以确保医护人员获得最实用、最适合自身发展的叙事技能，从而更好地应对复杂的医疗环境和患者需求。这种个性化的培训方法有助于提升医护人员的专业素养和职业发展。

（二）基础叙事教育

在医院叙事教育的分类与层次中，基础叙事教育是一个重要的组成部分，特别针对初级医护人员。这一培训类型有助于他们建立起坚实的叙事基础，掌握基本的叙事技巧和沟通能力，以便在临床工作中更好地与患者、家属和同事进行有效的交流。

基础叙事教育的内容涵盖了多个方面。如强调有效的沟通技巧，包括倾听、表达和提问等。初级医护人员需要学会如何与患者之间建立信任，如何准确地传达医疗信息，并能够理解和解释患者的顾虑和问题。

基础叙事教育还侧重于情感表达能力的培养。初级医护人员需要学会在合适的时机适度表达情感，以更好地理解和共鸣患者的情感。这有助于建立更亲近和温暖的医患关系，提升患者的满意度和信任感。

基础叙事教育通常采用多种教学方法，如讲座、小组讨论、角色扮演等。通过角色扮演，初级医护人员可以模拟真实的临床情境，锻炼他们的叙事技能和沟通能力。同时，基础叙事教育也强调反思和讨论，让学员能够从自己和他人的经验中学习，不断改进和提升自己的叙事实践能力。

总之，基础叙事教育在医院叙事教育体系中具有重要地位。通过为初级医护人员提供系统的培训，帮助他们建立起坚实的叙事基础，能够为日后的临床工作打下扎实的基础，提升整体的医疗服务质量和患者体验。

（三）专业领域叙事培训

在医院叙事教育的分类与层次中，专业领域叙事培训是一项关键内容，旨在满足不同专业领域医护人员的特定叙事需求。医疗行业涵盖了多个专业领域，如内科、外科、儿科、妇产科等，每个领域都有其特定的临床实践和沟通挑战。因此，对不同专业领域的医护人员提供针对性的叙事培训具有重要意义。

专业领域叙事培训的核心目标是帮助医护人员更好地应对专业领域的叙事挑战。例如，在外科领域，医护人员需要掌握如何向患者解释手术过程和风险；而在儿科领域，他们可能需要运用更简单明了的语言与家长沟通。因此，专业领域叙事培训会根据具体的领域特点，提供相应的叙事技巧和策略。

这种培训通常由具有相关专业经验的讲师或临床专家来主持。他们可以分享实际案例，讨论专业领域内的叙事问题，以及如何有效地与患者和家属进行沟通。此外，专业领域叙事培训还可以结合模拟训练，让医护人员在模拟的临床场景中练习叙事技能，以更好地适应其所在领域的沟通要求。

通过专业领域叙事培训，医护人员能够更好地理解和满足其专业领域内的叙事需求，提高与患者和家属的沟通质量，从而进一步增强医院的医疗服务水平和患者体验。

八、医院叙事模式教育

医院叙事模式教育是一种关注医护人员临床叙事能力的培训方式，旨在探索并应用各种叙事模式，以提升医疗服务的质量和效果。在医疗环境中，叙事不仅是信息传递的手段，更是构建患者与医护人员之间情感联系的桥梁。叙事模式教育致力于培养医护人员在各种情境下运用恰当的叙事方式，以便更好地满足患者的需求以及增强沟通效果，并在医疗实践中展现其人文关怀和专业素养。在这里，我们将探讨常用的临床叙事模型，以及如何运用这些模型来提升护理效果，实现更深层次的医患互动。通过深入了解叙事模式的原理和应用，医护人员能够更有针对性地构建情感共鸣、建立信任，并在医院环境中创造出更加温暖人心的护理体验。

（一）模式化教育的实践应用

模式化教育是一种系统性的教学方法，旨在为医护人员提供一套明确的叙事模式和操作步骤，以便帮助他们更有效地运用叙事技巧进行护理实践。这种方法强调标准化的叙事流程，通过在特定情境中的应用，使叙事能力能更加深入地融入医疗护理工作中。

在模式化教育的实践应用中，首先需要建立一系列针对不同临床情境的叙事模式。这些模式可以涵盖多方面，如医患沟通、病例介绍、医疗计划解释等，以确保在不同情境下都能合适地运用叙事技巧。后续通过培训课程、工作坊或在线学习平台，将这些叙事模式传授给医护人员。

模式化教育的实践应用可以通过以下方式展开：

1. 制订标准的叙事流程：针对不同医疗场景，制订具体的叙事流程和步骤。例如在向患者介绍治疗计划时，可以规定介绍目标、过程、预期效果等内容的顺序，以确保信息传达能清晰有序。

2. 情境模拟训练：在培训中，通过模拟真实的医疗情境，引导医护人员按照模式化的叙事流程进行实践，可以帮助他们在实际工作中更自然地应用叙事技巧。

3．角色扮演：培训中可以设置角色扮演环节，让医护人员充当医生、护士、患者、家属等不同角色，按照模式化流程进行叙事练习，有助于锻炼他们在各种情境下的叙事能力。

4．病例分享与反思：鼓励医护人员分享实际工作中的护理病例，并围绕叙事模式展开分析和讨论。这有助于加深对模式化叙事应用的理解和掌握。

模式化教育的实践应用旨在帮助医护人员在快节奏的医疗环境中更加自信和流利地运用叙事技巧，从而提升沟通效果、增强患者体验，以及更好地实现医疗护理的目标。

（二）探索多样化的叙事模式

叙事模式不仅仅是一种技能，更是一种思维方式。医院叙事教育鼓励医护人员不断探索多样的叙事模式，来应对不同情境下的叙事挑战。不同患者、不同病例都可能涉及不同的情感、需求和背景，因此医护人员需要灵活运用不同的叙事模式，以确保有效的沟通和理解。

在探索多样化的叙事模式时，以下几点是值得考虑的：

1．情感共鸣的叙事模式

情感共鸣的叙事模式是医护人员与患者之间建立深刻情感联系的一种方法。在这一模式中，医护人员可以汲取小说、影视剧等作品中的情感共鸣元素，巧妙地将这些情感因素融入叙事中。这个过程就像是在共享一个故事，一个关于患者的故事，一个充满情感、希望和共鸣的故事。

在这种叙事模式中，医护人员的目标是让患者感受到他们的理解和关怀，同时让他们知道他们不是孤独的。通过在叙事中反映出患者的情感经历，医护人员产生共鸣，与患者建立更紧密的联系，深化互信。这不仅有助于患者感受到自己被理解和支持，还可以减轻他们在医疗过程中可能面临的孤独和焦虑感。

这个叙事模式也有助于患者更好地表达他们自己的情感和需求。通过分享情感共鸣的元素，患者可能更愿意打开心扉，诉说他们的感受和挣扎。这为医护人员提供了更多的信息，帮助他们更准确地了解患者的病情和需求，从而更好地制订个性化的护理计划。

总之，情感共鸣的叙事模式是一种有力的工具，可以增强医护人员与患者之间的情感联系，提高患者的满意度和依从性。通过将情感因素融入叙事中，医护人员能够创造一个充满理解和关怀的医疗环境，为患者提供更好的支持和护理。这种模式不仅可以改善患者的护理体验，还可以促进更有效的医疗实践。

2. 教育性的叙事模式

教育性的叙事模式是一种有助于医护人员向患者传达医疗知识和指导的有效方法。在医疗教育中，这一模式可以发挥重要作用，帮助患者更好地理解治疗方案，提高依从性，并提供更生动的学习体验。以下是关于教育性叙事模式在医疗教育中的应用的详细探讨：

（1）提供生动的学习体验方式：故事性的医疗知识传递可以使教育过程变得更加生动和有趣，患者通常更容易吸收和记住通过故事传达的信息，因为他们与实际情境相联系。这种生动的学习体验可以激发患者的兴趣，使他们更愿意参与医疗教育。

（2）增强患者的治疗依从性：通过故事向患者传达治疗信息，可以帮助他们更好地理解治疗方案的重要性。当患者明白治疗的必要性和好处时，他们更有动力按照医护人员的建议行事，从而提高了治疗依从性。这有助于改善治疗效果。

（3）情感因素的融入：教育性的叙事模式还允许医护人员在教育过程中融入情感元素。通过让患者在故事中产生情感共鸣，医护人员可以建立更深入的情感连接。这种情感连接有助于患者感受到关心和支持，提高了他们的满意度和信任感。

（4）实际案例的呈现：教育性叙事模式还可以通过展示实际案例和情境来帮助患者更好地理解医疗知识。这些案例可以让患者看到医疗知识如何应用于实际情况中，从而使他们更好地理解潜在的挑战和解决方法，这有助于患者更好地应对疾病和治疗。

（5）个性化的医疗教育：教育性的叙事模式可以根据患者的需求和背景进行个性化定制。不同患者可能需要不同的教育内容和方式，这种模式可以灵活适应各种情况，以满足患者的独特需求。

综上所述，教育性的叙事模式在医疗教育中是有效的，可以提高患者对医疗知识的理解和治疗方案的依从性。通过生动的故事情节、情感因素的融入和实际案例的呈现，医护人员可以创造出更有效的医疗教育体验，为患者提供更好的帮助与支持。这一模式的个性化特点也适用于不同患者的需求和背景，为医疗教育带来更大的灵活性和效果。

3. 启发式的叙事模式

启发式的叙事模式在医疗实践中是一种强有力的工具，它通过提出问题和让患者自行思考和探索，来引导患者更深入地参与医疗决策。这一模式不仅有助于提高患者的自主性和参与感，还能够增强患者对治疗方案的理解和接受。下面将详细探讨有关启发式叙事模式在医疗实践中应用。

（1）提出问题和情境设定：启发式叙事模式通常以一个问题或情境的设定为起点。医护人员可以向患者提出引导性的问题，例如："您对目前的治疗方案有哪些疑虑？""您希望在治疗中达到哪些目标？"这些问题可以帮助医护人员了解患者的需求和期望。

（2）鼓励患者自行思考和表达：在启发式叙事模式中，医护人员的角色是引导和鼓励患者自行思考和表达观点。患者被鼓励分享他们的想法、感受和需求。这有助于患者更好地理解自己的情况，并在医疗决策中发表意见。

（3）探索不同的选择和决策：医护人员可以与患者一起探讨不同的治疗选择和决策，以帮助患者更全面地了解他们的选择。这包括讨论潜在的风险、好处和后果。通过启发式叙事，患者有机会深入研究各种选项，以便做出明智的决策。

（4）增加患者的自主性和自信：启发式叙事模式鼓励患者在医疗决策中发挥更大的自主性。患者可以意识到他们的声音和选择在治疗过程中具有重要意义，这可以增强他们的自信心。患者感受到他们的看法和意见被尊重，这有助于建立更紧密的医患关系。

（5）增强治疗依从性：当患者参与医疗决策并感到他们的需求得到满足时，他们更有可能遵循治疗方案。启发式叙事模式可以增强治疗依从性，因此患者更有动力积极参与并遵循他们自己参与制订的计划。

（6）促进共同决策：启发式叙事模式促进了医患之间的共同决策。医护人员和患者一起探讨不同的方案，并根据患者的意见和需求制订最佳的治疗计划，有助于确保治疗方案更贴近患者的期望和价值观。

总之，启发式的叙事模式是一种有助于医护人员与患者共同参与医疗决策的强有力工具。通过提出问题和鼓励患者自行思考和探索，医护人员可以增强患者的自主性和参与感，提高治疗方案的依从性，并促进共同决策的实现。这一模式有助于建立更积极、合作和尊重的医患关系，从而提高了医疗护理的质量和效果。

4. 引人入胜的叙事模式

引人入胜的叙事模式在医疗实践中是一种强有力的工具，它通过创造引人入胜的叙事情节，来引起患者的兴趣和注意力，以便更好地传达医疗信息。

（1）创造引人入胜的情节：在引人入胜的叙事模式中，医护人员的目标是构建一个引人入胜的情节，以吸引患者的兴趣。这可能包括将医疗信息嵌入一个引人注目的故事中，或者以引人入胜的方式呈现治疗过程和结果。例如，医护人员可以使用生动的比喻、故事情节或患者的个人经历，使医学信息变得更具吸引力。

（2）增加信息的易记性：引人入胜的叙事模式可以帮助患者更容易记住医疗信息。由于情节引人入胜，患者更有可能在记忆中保留关键的医学知识和建议。这有助于提高患者的治疗依从性，因为他们可以更轻松地回想起医护人员传达的信息。

（3）建立情感连接：引人入胜的叙事模式还有助于建立情感连接，通过共享引人入胜的情节，医护人员能够与患者建立更深入的联系，因为情感元素通常更容易引起共鸣。这可以增加患者的满意度，让他们感受到被关心和支持。

（4）提高患者的参与度：当患者对叙事情节感到兴趣时，他们更有可能积极参与医疗决策。医护人员可以借助引人入胜的叙事模式，促进患者更深入地参与治疗方案的决策，让他们感到他们的声音被听到和重视。

（5）跨越语言和文化障碍：引人入胜的叙事模式可以帮助跨越语言和文化障碍。由于情节通常以图像、情感和故事为基础，它们更容易地被不同文化和语言背景的患者理解和接受。

（6）提高治疗效果：当患者对医疗信息产生浓厚兴趣时，他们更有可能地积极参与治疗过程，遵循医疗建议，并在治疗中取得更好的效果。引人入胜的叙事模式因此可以有助于提高治疗效果，减少并发症和复发率。

（7）个性化医疗信息传达：引人入胜的叙事模式可以根据患者的需求和情境进行个性化医疗信息传达。医护人员也可以根据患者的兴趣和关切，订制叙事情节，以确保信息对每位患者都有意义和相关性。

综上所述，引人入胜的叙事模式是医护人员在医疗实践中传达医学信息的强有力工具。通过创造引人入胜的情节，医护人员可以达到吸引患者的兴趣，增加信息的易记性，建立情感连接，提高患者的参与度，并最终提高治疗效果。这一模式为医护人员提供了一种更具吸引力和有效的方式，以确保医疗信息能够被患者充分理解和应用。

5. 经验分享的叙事模式

经验分享的叙事模式在医疗实践中具有重要作用，它通过医护人员分享自己或其他患者的经验故事，让患者从实际案例中获得启发和信心。

（1）基于实际案例的故事分享：医护人员可以选择特定的实际案例，这些案例可以是他们自己的临床经验，也可以是其他患者的成功故事。通过真实的案例为基础，医护人员可以为患者呈现实际情况，使患者更具体地了解疾病、治疗过程和康复路径。

（2）建立共鸣和情感连接：经验分享叙事模式有助于建立共鸣和情感连接。当医护人员分享与患者类似的经验时，患者更容易感受到被理解和关心。这可以减轻患者的焦虑和孤独感，让他们知道他们不是唯一面对这些挑战的人。

（3）提供实用建议和策略：通过分享经验故事，医护人员可以向患者提供实际的建议和策略，他们可以讲述其他患者是如何应对困难、克服障碍以及取得成功的。这些实际案例可以为患者提供具体的行动计划和应对策略，来帮助他们更好地管理自己的健康状况。

（4）提高患者信心和积极性：经验分享叙事模式可以增强患者的信心和积极性。当患者听到其他人成功克服类似问题的故事时，他们更有动力去应对自己的挑战，这种启发和鼓励可以在患者的康复过程中起到积极的作用。

（5）个性化医疗建议：医护人员可以根据患者的具体情况选择适当的经验分享。这种个性化的方法可以确保经验分享与患者的需求和情境相匹配，使信息更具有针对性和实用性。

（6）跨越文化和语言障碍：经验分享的叙事模式在跨文化和跨语言的情况下也是有效的。由于故事性质通常跨越了文化和语言的界限，它可以被更广泛的患者群体理解和接受。

（7）强调希望和康复的可能性：经验分享叙事模式强调了希望和康复的可

能性。它向患者传达了成功的案例，让他们知道在面对健康挑战时，存在着希望和机会，这种积极的心态对患者的康复过程非常重要。

总之，经验分享的叙事模式是医护人员在医疗实践中与患者交流的有力工具。通过分享实际案例，建立共鸣，提供实用建议，提高信心和积极性，这一模式有助于患者更好地理解和应对自己的健康问题，方便医护人员提供更加个性化和有益的医疗建议。

医院叙事教育的目标是让医护人员能够在不同情境下选择合适的叙事模式，使沟通更为有效、情感更为真挚，进而为患者提供更优质的医疗护理服务。不同的叙事模式可以相互交融，为医护人员提供更广泛的叙事技巧，以满足多样化的医疗需求。

（三）教学与实际护理紧密结合

医院叙事模式教育强调教学与实际护理的紧密结合，将叙事技能与实际护理场景相结合，使医护人员能够更好地理解和运用所学的技能。这种紧密结合的教学模式具有许多优势，能够为医护人员提供实际临床应用的机会，同时促进他们的专业成长和自信心的提升。

实践性教学的优势：

1. 现实应用：将叙事模式直接应用于实际护理情境中，让医护人员在真实的医疗场景中练习叙事技能，有助于他们更好地理解如何在实际情况下运用叙事来与患者、家属和同事进行有效沟通。

2. 技能转化：紧密结合实际护理，可以帮助医护人员将叙事技能从理论转化为实际操作，能够在实际护理中逐步培养叙事思维和技巧，使其成为日常工作的一部分。

3. 情境适应：医护人员在实际护理中会面对各种各样的情境和挑战。通过将叙事模式教育与实际护理紧密结合，他们能够更好地应对不同的情况，灵活运用叙事技能，取得更好的护理效果。

4. 反馈机会：实际护理中的情况常常多变，医护人员可以从实践中不断获取反馈，进而调整和改进自己的叙事策略。这种方法有助于他们不断提升叙事能力。

5. 自信增强：通过实际护理中的成功运用，医护人员能够建立起对叙事技能的自信。他们会意识到叙事不仅仅是一个教学概念，更是一项可以在现实工作中产生积极影响的实用技能。

综合而言，教学与实际护理的紧密结合能让医院叙事模式教育更具实效性和实用性。通过在真实护理情境中锻炼叙事技能，医护人员能够更好地应对复杂的医疗环境，提供更贴心、更有效的护理服务。这种实际应用的训练模式有助于培养医护人员的综合素质，在实际工作中更加得心应手。

结语

在医学领域，叙事教育作为一种重要的教育方法，为医护人员提供了更为综合和人性化的培训方式。本章探讨了医院叙事教育的受众群体、交付模式、教育内容要点的特色与特点。医院叙事教育通过培养医护人员的关键技能、叙事能力、沟通技巧、情感表达以及与患者关系建立，不仅可以提升医疗服务质量、患者体验，还能加强医患关注、关怀与信任，减少误解与隔阂。多样化的教学方法，包括灵活多样的教学方式、传统课堂教学、模拟训练与实践以及创新的在线培训，都为医护人员提供了丰富的学习途径。此外，医院叙事教育的分类与层次也确保了个性化的培训，因材施教地满足了不同层次医护人员的需求。

从教学方法到教育内容，医院叙事教育以人为本，注重培养医护人员的综合素养和人际交往能力。通过临床叙事的教育，医护人员将能够更好地理解患者的需求、情感，建立信任，并在实际护理工作中运用所学技巧。医院叙事教育的价值与意义不仅体现在提升医疗服务水平上，更在于创造了一种温暖、人性化的医疗环境，为患者提供更加贴心的护理体验。通过这一章的介绍，我们深入了解了医院叙事教育的重要性及其对医疗领域的积极影响，为后续章节的深入探讨奠定了基础。

第二章　临床叙事素养

> 学习目标

◆ 掌握

叙事意识在临床环境中的重要性。

情感共鸣如何成为改善医患沟通的关键。

情感共鸣对治疗效果产生的积极影响。

在医疗环境中体现情感共鸣的重要性。

医护人员建立情感共鸣所需的关键技能。

护理记录与信息传递的作用和重要性。

◆ 了解

如何加强患者关注与提供个性化护理。

增进医患之间的沟通与信任。

如何促进医疗团队的协作与效率。

护理记录和信息传递如何对患者的护理和医疗团队的协作产生影响。

个性化护理和情感共鸣对于提高患者满意度和医疗结果的作用。

在医学和护理实践中，临床叙事素养是一项至关重要的能力，它不仅涉及到有效的沟通和表达技巧，还包括情感共鸣、人际关系的建立以及对患者独特故事的敏感度。临床叙事素养的培养能够使医护人员更好地理解患者的身体和心理的需求，建立起更为紧密和信任的医患关系。本章将深入探讨临床叙事素养的含义、培养的重要性以及如何应用于实际临床实践中，旨在为医护人员提供更多关于临床叙事素养的知识和启发。

一、理解临床叙事素养

在医护工作中，临床叙事素养指的是医护人员在护理实践中培养的叙事意识、技能和情感共鸣，以及将其应用于医疗环境中的能力。临床叙事素养不仅涉及到传递医疗信息，更关乎情感交流、沟通技巧和人文关怀。

（一）叙事意识的重要性

叙事意识是医护人员在临床实践中的一项关键能力，它涉及到理解患者的故事并能够有效地表达自己的观点。在医疗环境中，每位患者都有自己独特的生命故事、病史和情感体验。叙事意识强调了医护人员应该倾听患者的叙述，从中获取更多信息，以便更全面地了解患者的需求和期望。

医护人员的叙事意识使他们能够从更广阔的角度来看待患者的健康状况，通过细致的倾听，医护人员可以了解到患者在生活中的角色、社交关系、日常生活和心理状态等方面的信息。这有助于医护人员更准确地评估患者的健康问题，并为其制订个性化的治疗计划。

叙事意识不仅有助于医护人员更好地了解患者，还能够促进医患之间的沟通。当医护人员表现出对患者叙述的关注和兴趣时，患者更有可能感到被理解和重视，从而更加愿意开诚布公地与医护人员沟通。这种沟通的双向性有助于建立良好的医患关系，增强患者对医疗团队的信任感。

此外，叙事意识也能够帮助医护人员更好地表达自己的观点和建议。通过灵活运用叙事的方式，医护人员可以将复杂的医疗信息用易于理解的方式传达给患者和家属。这有助于减少术语和概念的障碍，使患者更好地理解治疗方案和医疗建议。

总之，叙事意识在医疗环境中具有重要意义。它使医护人员能够更加关注患者的个体差异，更深入地理解他们的需求，并以更具同理心的方式进行沟通。通过培养叙事意识，医护人员可以为患者提供更加个性化、人性化的医疗护理服务。

（二）情感共鸣与沟通

在临床叙事素养中，情感共鸣用于建立医护人员与患者之间的情感连接，使医护人员能够感同身受地理解患者的情感、体验和感受，从而与患者建立起真实而深刻的情感联系。

1. 情感共鸣：医患之间的紧密情感联系

情感共鸣在医疗环境中扮演着关键的角色。医患关系中的情感联系可以被视为一种纽带，它将医护人员和患者连接在一起。这种联系不仅仅是对患者的同情，更是对患者所经历的一系列身体和情感挑战的理解和回应。通过情感共鸣，医护人员能够赋予更多的人性和关怀，为患者提供更全面的支持和照顾。

2. 情感共鸣：改善医患沟通的关键

有效的医患沟通是医疗护理中的基石，而情感共鸣是改善沟通效果的关键之一。当医护人员能够感同身受地理解患者的情感和需求时，沟通也变得更加有深度和意义。情感共鸣使医护人员能够更好地回应患者的情感表达，使患者感到被重视和关心。这种情感连接有助于建立开放、诚实的对话，从而提高治疗计划的质量和患者满意度。

3. 情感共鸣：提升治疗效果的力量

情感共鸣不仅有助于改善医患关系，还对治疗效果产生积极影响。患者在感受到医护人员的情感支持和理解时，更有可能地积极参与治疗过程，遵循医嘱，并保持乐观的态度。情感共鸣可以减轻患者的焦虑和恐惧，创造一个温馨、安全的治疗环境，也会为治疗结果产生更多的积极影响。

4. 情感共鸣的重要性在医疗环境中的体现

情感共鸣在医疗环境中的价值体现在各个方面。从医患关系的角度来看，它加强了信任和尊重，为患者提供了一种被理解和支持的感觉；从治疗角度来看，促进了患者的积极参与，提高了治疗依从性，有助于更好地管理疾病和更快地康复。

5. 建立情感共鸣：医护人员的关键技能

情感共鸣并非天生具备，它是一种需要培养和发展的技能。医护人员可以通过积极倾听、表达同情、分享类似情感经历等方式来建立情感共鸣。这些技能不仅有助于提升医护人员的专业素养，还能够为患者提供更加人性化和有温度的医疗护理，为整个医疗团队的协作提供坚实基础。情感共鸣，作为医疗护理的一部分，不仅让治疗变得更有效，也使患者感到关心和关爱。

需要明确的是，情感共鸣并不要求医护人员亲身经历相同的疾病或情感。它更多的是一种意识和技能，通过积极倾听患者的需求和情感表达、表达同情和理解，以及分享类似的情感经历等方式来建立情感连接。这意味着医护人员可以在不必经历相同困境的情况下，依然能够与患者建立亲近的联系。

医护人员可以通过培养情感共鸣的能力，提供更温暖、人性化的医疗护理。这包括倾听患者的担忧和希望，以及回应他们的需求。通过与患者建立情感连接，增强医患之间的信任和理解，来提高治疗效果。因此，情感共鸣作为一种关键的医疗技能，不仅能够改善患者的医疗体验，还有助于提升整体医疗护理的质量。

（三）护理记录与信息传递

在临床叙事素养的框架下，叙事并不仅有口头交流，还有书面记录。护理记录是医护人员在护理过程中将患者情况、护理措施和观察结果等信息进行有效记录的重要手段，不仅有助于确保患者的连续性护理，也是医护人员之间有效信息传递的关键。

护理记录在临床叙事素养中具有重要意义。通过叙事性的护理记录，医护人员可以将患者的病情、治疗计划和护理反馈以更生动的方式表达出来，让信息变得更易于理解和沟通。这种记录方式不仅有助于医护人员之间的交流，还能够让其他参与患者护理的人员更好地了解患者的情况，保障医疗质量。

护理记录还能够提升医患之间的沟通效果。患者和家属可以通过护理记录了解到自己的病情、治疗进展和护理措施，从而更好地参与护理决策。护理记录可以作为患者故事的一部分，将患者的声音和需求传递给医护团队，实现更加个性化的护理。

护理记录也需要注意一些重要的方面。首先，护理记录需要准确、完整地反映患者情况，避免信息的遗漏或错误。其次，护理记录应该以患者为中心，关注患者的需求、体验和意愿，而不仅仅是医疗过程的描述；最后，护理记录需要规范化和标准化，以确保不同医护人员能够理解和使用这些信息。

在整个护理过程中，护理记录作为叙事的一种形式，有助于构建更加完整、连贯和准确的患者故事，促进医护人员之间的信息交流和患者参与，提升护理质量和患者体验。

二、培养临床叙事素养的重要性

培养临床叙事素养对医护人员来说具有重要而深远的意义。临床叙事素养不仅是技能的积累，更是一种医疗服务的理念和文化，它在多个方面影响着医疗体系的运作和患者的体验。

培养临床叙事素养有助于提升医疗服务的质量。有临床叙事素养的医护人员，能够更加敏感地听取患者的声音和需求，更好地理解患者的故事，从而制订更为个性化和有效的治疗方案。通过与患者建立情感共鸣，医护人员能够更准确地把握患者的情感状态，有效应对患者的焦虑和恐惧，提供更温暖、人性化的医疗服务。

临床叙事素养深刻影响着患者的医疗体验，在医疗过程中，患者不仅需要得到专业的医疗治疗，还需要得到关怀和尊重。通过运用叙事技巧，医护人员能够在护理中传递更多的关心和人文关怀，使患者感受到被理解和被重视，从而增强他们对医疗服务的满意度。

临床叙事素养对医疗团队的协作和沟通也具有积极影响。在医疗团队中，不同专业的医护人员需要紧密合作，共同制订综合性的治疗方案。通过叙事技巧，医护人员能够更好地相互交流、分享患者信息和治疗经验，促进医疗团队的有效协作，提高综合性医疗服务的质量。

总之，培养临床叙事素养不仅仅是为了提升医护人员的个人能力，更是为了创造更为温暖、人性化的医疗环境。它在医疗服务、患者体验和医疗团队协作等方面都具有深刻的影响，是现代医护工作中不可或缺的重要组成部分。

（一）加强患者关注与个性化护理

在医护工作中，加强患者关注并提供个性化护理是临床叙事素养的重要体现。医护人员通过培养临床叙事素养，能够更加敏感地关注每位患者的个体差异，深入理解他们的病情、需求和情感。通过有效的叙事交流，医护人员能够为每位患者量身定制更加个性化和精准的护理服务，从而提升患者的满意度和医疗效果。

加强患者关注意味着医护人员不仅仅将患者视为疾病的载体，更视为一个有情感、有需求的个体。通过与患者建立情感共鸣，医护人员能够更好地理解患者的情感状态和生活背景，从而更好地应对患者的焦虑、恐惧和痛苦。例如，在与患者交流中，医护人员可以运用叙事技巧，引导患者分享他们的病程经历和情感体验，进而为他们提供情感支持和鼓励。

同时，临床叙事素养也有助于提供更加个性化的护理服务。每个患者的病情和需求都是独特的，因此，标准化的护理模式并不一定适用于所有人。通过与患者建立更亲近的关系，医护人员可以更好地了解他们的生活习惯、家庭环境和价值观，为他们量身定制合适的治疗方案和护理计划。这种个性化的护理不仅能够提高治疗效果，还能够让患者感受到被关心和被尊重，从而增强他们的治疗信心。

总之，临床叙事素养的培养能够加强医护人员对患者的关注，更加注重患者的个体差异和情感需求。通过叙事交流，医护人员能够建立更亲近的关系，为每位患者提供更加个性化和关怀的护理服务，从而提升医疗效果和患者满意度。

（二）增进医患沟通与信任

在医疗环境中，有效的医患沟通是取得成功治疗和良好医患关系的关键。临床叙事素养在这一方面发挥着重要作用，它能够显著地改善医患之间的沟通效果，促进信任的建立，从而提升医疗服务的质量。

医护人员通过叙事技巧能够更加生动地传达医学知识和医疗信息，相比于枯燥的医学术语，以叙事方式呈现的信息更容易被患者理解和记忆。通过将医学知识嵌入具体的故事情境中，医护人员能够描述疾病的发展过程、治疗方法和预后情况，从而帮助患者更好地理解自己的疾病状态。这种方式不仅能够减少患者的困惑和焦虑，还有助于患者积极参与治疗决策，提高治疗依从性。

临床叙事素养还能够减少误解，建立医患之间的信任。医学领域的专业知识对患者来说常常是陌生的，因此医护人员需要以平易近人的方式进行解释和沟通。通过引用真实的案例或患者经历，医护人员可以用更贴近生活的语言表达医学概念，避免使用晦涩难懂的术语，从而降低误解的发生率。这种情感共鸣的沟通方式能够让患者感受到医护人员的关心和尊重，进而建立起对医护人员的信任感。

总之，临床叙事素养在医患沟通方面的作用不可忽视。通过叙事技巧，医护人员能够更好地传达医学知识，提高患者的理解度和参与度，减少误解和焦虑，同时，情感共鸣的叙事方式能够增进医患之间的信任，建立良好的医患关系，从而为成功治疗奠定坚实的基础。

（三）强化人文关怀与情感共鸣

在医疗环境中，医护人员不仅需要关注患者的生理健康，还应当关注他们的心理健康和情感需求。临床叙事素养强调医护人员与患者之间的情感共鸣，通过真挚的关怀和人文关怀，创造出温暖人心的护理环境，从而促进患者的康复和治疗效果。

情感共鸣是一种情感上的连接，让医护人员能够更好地理解患者的情感状态和需求。通过倾听患者的故事，医护人员能够更深刻地体会到患者所经历的困惑、恐惧和痛苦。这种情感共鸣不仅能让患者感受到被关注和被理解，还能够减轻患者的心理压力，促进他们更好地应对疾病。

强调人文关怀意味着医护人员将患者视为整个人，而不仅仅是一个疾病的载体。临床叙事素养鼓励医护人员通过叙事方式了解患者的生活背景、价值观和情感状态，以更全面的视角来护理患者。这种人文关怀不仅有助于提升患者的整体幸福感，还能够改善患者与医护人员之间的关系，建立起亲近和信任的纽带。

强化人文关怀和情感共鸣能够创造出更为温暖、人性化的护理环境，提升患者的心理健康和治疗效果。当医护人员能够在技术性护理之外，去关注患者的情感和需求时，患者不仅会感受到更多的关怀，还会更积极地参与治疗，加快康复进程。因此，临床叙事素养在强化人文关怀和情感共鸣方面具有重要的意义。

（四）促进医疗团队的协作与效率

医疗领域是一个高度协作的环境，医护人员之间需要紧密合作，以确保患者得到综合性、高质量的护理。临床叙事素养在这种协作中发挥着重要作用，通过叙事交流能够促进医疗团队的协作与效率。

叙事交流可以促使医疗团队成员更好地共享信息、经验和观点。当医护人员能够用生动的叙述方式来描述患者病情、治疗计划以及护理措施时，其他团队成员能够更快速地理解并参与讨论。这种共享信息的方式能够避免信息断层，降低因信息不足而产生的错误和误解。

除了信息共享，叙事交流还能够激发团队成员之间的创新和合作。医护人员可以通过分享不同的经验和观点，产生新的治疗策略和护理方法。这种创新和合作不仅提升了医疗团队的整体水平，还能够为患者提供更多样化和个性化的护理选择。

临床叙事素养也在多学科团队中起到关键作用，不同专业领域的医护人员需要协同工作，共同制订治疗计划和护理方案。通过叙事交流，不同专业的团队成员能够更好地理解彼此的角色和职责，从而提升协作效率，避免信息断层，确保患者得到全面的护理。

综上所述，临床叙事素养通过叙事交流来促进医疗团队的协作与效率，不仅有助于共享信息和经验，还能够激发创新和合作，提升医疗团队的整体水平，为患者提供更好的护理服务。

（五）增强医护人员的自我认知与成长

临床叙事素养的培养并不仅仅局限于与患者的沟通，它还在于医护人员自身的成长和进步。通过与患者的叙事互动，医护人员能够更深入地了解自己的职业角色和责任，从而增强自我认知与成长。

叙事互动不仅是医护人员了解患者的机会，也是他们认识自身职业特点和发展方向的途径。当医护人员开始关注患者故事中的细节时，不禁会反思自己的护理方式是否真正符合患者的需求。这种自我反思有助于他们更客观地评估自己的能力和表现，发现自身的优势和不足。

通过叙事互动，医护人员也能够积极寻求进步的机会。他们可能会从患者的故事中汲取经验和教训，发现自己在某些情况下可能存在的不足之处。这种反思和改进的过程，促使医护人员不断地提升自身的护理素养，为患者提供更优质的医疗服务。

除了个人层面，培养临床叙事素养还能够促进医护团队的集体成长，通过分享自己的叙事经验，医护人员可以互相学习和借鉴，共同进步。这种集体的成长和进步不仅有助于提升医疗服务的整体质量，也增强了团队的凝聚力和向心力。

综上所述，培养临床叙事素养不仅有助于医护人员更好地与患者互动，更能够增强他们的自我认知和成长。通过叙事互动，医护人员能够不断地反思、改进和学习，为个人和团队的发展注入源源不断的动力。

结语

第二章介绍了临床叙事素养的重要性以及培养临床叙事素养所带来的多重价值。从理解临床叙事素养的各个要点到探讨其在医护工作中的实际应用，这一章为我们揭示了临床叙事在医疗环境中的关键地位。

通过培养临床叙事素养，医护人员不仅可以加强与患者的关系，提升医疗服务的质量，还能够增进医患之间的沟通和信任，加强人文关怀和情感共鸣。同时，临床叙事素养也能够促进医疗团队的协作与效率，加强医护人员的自我认知与成长。这一章的内容进一步印证了临床叙事在提升医疗护理的方方面面都起着至关重要的作用。

在接下来的章节中，我们将更深入地探讨临床叙事的具体能力、策略、方式以及在不同场景的应用。通过这些内容的学习，我们将能够更全面地理解临床叙事实质，以及如何将其运用于医疗实践中，从而为患者提供更优质的护理服务。

第三章　临床叙事能力

➤ 学习目标

◆ 掌握

培养临床叙事能力的方法和实践，包括倾听、观察、叙事技巧的练习、反思和经验分享，以及学习叙事文化和心理学知识。

文化差异对叙事护理的影响，以及心理学知识在医护实践中的关键作用，包括理解患者情感与行为的背后原因。

◆ 了解

提升叙事技巧对专业发展的影响，包括患者满意度和治疗效果的提高，沟通与协作能力的增强，专业形象和口碑的塑造，以及个人和团队的发展。

如何建立信任和亲近感，促进治疗合作，提供情感支持和鼓励，以及实现更清晰的信息传递。

如何减少误解和冲突，促进医疗团队的协作，提高患者满意度，增强信任感，促进口碑传播，以及提升专业发展机会。

叙事能力如何推动个人和团队的发展，包括经验共享和传承，创新思维的激发，以及协作与合作的增进。

第三章将探讨临床叙事能力的培养方法与实践，以及提升叙事技巧对医护专业发展的影响。临床叙事能力作为医护人员必备的核心素养之一，不仅影响医患沟通的效果，还影响医疗服务的质量和患者体验。通过深入研究临床叙事能力的培养，我们能够更好地了解如何在实际工作中运用叙事技巧，建立更紧密的医患关系，提升医疗团队的协作效率，以及促进自身的职业成长。让我们一起深入探讨如何培养和应用临床叙事能力，为医护工作注入更多的人文关怀和情感共鸣。

一、培养临床叙事能力的方法与实践

在医疗领域中，培养临床叙事能力是医护人员持续发展的关键方向之一。临床叙事能力不仅是简单地将信息传递给患者，更是一种将医疗知识与情感交流相结合的高级技能。通过运用恰当的叙事方法，医护人员能够更有效地与患者沟通，建立信任，同时更深刻地理解患者的需求与情感。在这里，我们将探讨各种培养临床叙事能力的方法与实践，帮助医护人员在日常工作中更好地运用叙事技巧，为患者提供更加贴心和人性化的医疗护理。

（一）倾听与观察

在医疗实践中，倾听和观察是培养临床叙事能力的重要起点。医护人员应当以敏锐的感知力和开放的心态，认真倾听患者的故事。这包括他们的病史、症状描述、情感表达以及对医疗过程的期望和担忧。通过倾听，医护人员能够获得更多关于患者的个人信息，从而更好地了解他们的医疗需求。

观察也是临床叙事能力的关键组成部分。医护人员应当细致观察患者的面部表情、语气、身体姿态以及其他非语言信号。这些细微的线索往往能够揭示患者情感和需求的深层含义。例如，紧张的表情可能暗示着患者的焦虑情绪，而痛苦的表情则可能是疼痛的体现。通过观察这些细节，医护人员能够更全面地了解患者的状况，并在后续的交流中更加快速地应对他们的情感需求。

倾听和观察的能力不仅帮助医护人员获取更多信息，还表现出对患者的尊重和关注。当患者感受到自己被真正倾听和理解时，他们会更加愿意分享信息，建立起与医护人员的亲近感和信任。因此，倾听和观察作为培养临床叙事能力的基础，为医护人员创造了更有效的沟通基础，有助于构建更良好的医患关系。

（二）练习叙事技巧

在培养临床叙事能力的过程中，练习叙事技巧是一个至关重要的步骤。叙事不仅是一门艺术，更是一项可以通过持续练习不断提升的技能。医护人员可以在日常工作中积极尝试，将医学知识和护理信息以连贯、生动的方式传达给患者，从而逐渐形成自己独特的叙事风格。

在练习叙事技巧时，医护人员可以注意以下几点：

1. 简明扼要：叙事不应过于冗长，要善于总结和提炼关键信息。通过清晰的叙述，患者能更快地理解医学概念和治疗方案。

2. 生动形象：使用生动的语言和具体的例子，能够让患者更容易理解抽象的医学概念。比如，用通俗易懂的比喻来解释医疗流程，有助于消除患者的疑虑。

3. 情感表达：叙事不仅仅是信息传递，还有情感共鸣。医护人员可以在叙述中融入一些情感元素，传递对患者的关心和理解，从而增强医患之间的情感联系。

4. 倾听反馈：在练习叙事技巧时，接受患者的反馈是至关重要的。通过倾听患者的回应，医护人员可以了解自己的叙事方式是否清晰易懂，是否满足了患者的需求。

5. 不断改进：叙事技巧的提升需要不断地反思和改进。医护人员可以从每次叙事中吸取经验，思考如何更好地传达信息和与患者互动。

通过不断的练习，医护人员可以逐步提升叙事技巧，从而更好地与患者交流，传递医疗信息，建立起更加亲近和信任的医患关系。这也为他们在日常护理工作中创造更积极、温暖的医疗环境提供了有力支持。

（三）反思与分享经验

在培养临床叙事能力的过程中，定期的反思和经验分享是不可缺少的环节。通过反思，医护人员可以深入思考自己在叙事过程中的表现，了解哪些方面做得出色，以及哪些方面还需要改进和提升。这种自我反思有助于不断优化叙事技巧，逐步提升自身的叙事能力。

反思的过程可以包括以下几个步骤：

1. 回顾经验：回想最近的叙事经历，无论是与患者的交流还是与医疗团队的沟通，回顾自己的表现和所取得的效果。

2. 分析优势：思考自己在叙事中做得好的方面，例如清晰的表达、情感共鸣、有效的信息传递等。分析这些优势的原因和特点。

3. 发现改进点：定位自己在叙事中可能存在的不足之处，比如表达不够简明、情感表达不足等。思考如何改进这些方面，来提升叙事效果。

4. 制订改进计划：基于反思的结果，制订具体的改进计划。可以设定一些目标，例如提升情感共鸣能力、改进信息传递方式等。

5. 实施反馈：在实际叙事中应用改进计划，不断地调整和尝试。同时，注意观察患者和同事的反馈，了解改进是否取得了实际效果。

此外，经验分享也是培养临床叙事能力的重要方式之一。医护人员可以定期与同事交流叙事经验，分享自己在叙事中的挑战和成功。通过互相学习和借鉴，医护团队可以共同提升叙事能力，不断积累经验，共同进步。

综上所述，反思和分享是培养临床叙事能力的有效途径，能够帮助医护人员不断优化叙事技巧，提升沟通和护理质量，为患者提供更好的医疗体验。

（四）学习叙事文化和心理学知识

学习叙事文化和心理学知识是培养临床叙事能力的重要方面之一。叙事文化是社会和文化背景对叙事方式和理解的影响，而心理学知识则涉及人类情感、行为和认知的研究。通过了解这些知识，医护人员可以更深刻地理解患者的叙事和情感需求，从而提升叙事交流的成效。

1. 文化差异对叙事护理的影响：建立跨文化沟通的重要性

在叙事文化方面，不同文化和社会群体对于叙事的方式和侧重可能存在差异。这种差异源于各文化的传统、价值观、信仰体系以及社会背景。对于医护人员而言，了解并尊重患者的文化差异至关重要，因为这有助于建立更有效的沟通和更具同理心的医患关系。

（1）医护人员需要了解不同文化下的叙事传统

医护人员在提供医疗服务时，经常会面对有着不同文化背景的患者。这些患者可能有各自独特的叙事方式和传统，这些方式包括口头文化、书面文化、歌曲、绘画等。因此，了解并尊重不同文化下的叙事传统对于医护人员非常重要。

口头文化是许多文化传承的主流形式。一些文化依赖口头来传递历史、价值观和故事。医护人员需要注意，某些患者可能更愿意通过口头叙述来表达他们的病情和感受。在这种情况下，倾听患者的言辞、故事和表达方式是至关重要的，因为这有助于建立信任和理解。

书面文化也是文化传承的一种重要的叙事方式。一些文化可能更注重书面文件，如医疗记录、病例历史等。医护人员应该尊重并准确记录这些信息，确保文化差异不会影响到医疗诊断和治疗方案的制订。

音乐和绘画等艺术形式也可以作为叙事的方式。有些患者可能通过音乐、绘画或其他艺术形式来表达他们的情感和经历。医护人员可以鼓励患者在这些领域中表达自己，这有助于情感表达和释放。

总之，了解不同文化下的叙事传统是医护人员提供文化敏感性护理的重要一环。这不仅有助于更好地理解患者，还能够加强医患之间的沟通和信任，提高医疗服务的质量。因此，医护人员需要积极学习和尊重各种叙事方式，以更好地为患者提供关怀和支持。

（2）医护人员需要考虑不同文化中的价值观和敏感问题

某些话题在特定文化中可能被视为敏感或禁忌，而在其他文化中则可能更容易被接受。了解这些文化差异可以帮助医护人员在与患者交流时更为敏感和尊重，避免触碰到不适当或冒犯性的话题。这包括但不限于宗教信仰、性别角色、家庭结构、疾病观念等方面的文化因素。通过尊重和理解不同文化的价值观，医护人员可以更好地与患者建立信任和合作关系，提供更为个性化和文化敏感的医疗护理。

（3）了解患者的文化背景可以更好地与他们建立共鸣

了解患者的文化背景包括了解他们的宗教信仰、家庭结构、社会地位等因素。通过深入了解这些方面，医护人员可以更好地理解患者的生活背景、生活方式和核心价值观，从而更有效地与他们建立情感连接和共鸣。这种共鸣不仅有助于加强医患关系，还可以为患者提供更为贴近其文化和价值观的医疗护理，增强治疗的可接受性和成功性。通过关注和尊重患者的文化特点，医护人员提供更为个性化和文化敏感的医疗服务，为患者创造更好的医疗体验。

总之，跨文化的叙事护理需要医护人员具备文化敏感性和文化智慧。这不仅有助于避免误解或冲突，还能够增进患者与医护人员之间的信任和合作，提高医疗护理的质量和效果。因此，在叙事护理实践中，考虑文化因素是至关重要的。

2. 心理学知识在医护实践中的关键作用：理解患者情感与行为的背后原因

在医护实践中，心理学知识起着关键的作用，因为它有助于深入理解患者情感和行为的背后原因。医护人员可以通过学习心理学概念，如情感表达、情绪管理以及认知过程等，更全面地把握患者的情感波动和需求。例如，了解疾病与情绪反应之间的相互关系，可以使医护人员更加敏感地处理患者在治疗过程中的情感挑战。

实践表明，熟悉叙事心理学也是培养临床叙事技能的关键因素。叙事心理学研究了人们如何通过叙事来理解自己的生活经历，如何构建个人身份和寻找生活的意义。医护人员可以汲取叙事心理学的理论，来帮助患者更好地应对疾病、痛苦以及治疗的挑战，促进他们的心理康复。这种综合的心理学知识有助于医护人员提供更细致入微的护理，确保患者的身心健康能得到全面关注。

总之，学习叙事文化和心理学知识能够增强医护人员的叙事能力，使他们能够更准确地理解和回应患者的叙事需求，提升医患沟通效果，为患者提供更加个性化和人性化的护理。

二、提升叙事技巧对专业发展的影响

提升叙事技巧对于医护人员的专业发展具有重要意义。在医疗领域，良好的叙事技巧不仅能够提高沟通效果，还能够增强医患关系、加强团队合作，并为个人职业发展打开更广阔的机遇。医护人员通过不断完善自己的叙事技巧，不仅能够在临床实践中获得更多的成功，还能够为医疗行业的整体提升做出贡献。在探索提升叙事技巧对专业发展影响的过程中，有几个方面值得深入探讨。

在医疗领域，医护人员的专业发展不仅仅是技术层面的提升，更包括了人际交往、沟通能力以及情感共鸣等方面的成长。这些方面在很大程度上都与叙事技巧密切相关。因此，提升叙事技巧对医护人员的专业成长产生了深远的影响。

优秀的叙事技巧能够显著提高医护人员与患者之间的沟通效果。在医疗环境中，患者通常面临情感困扰、疾病痛苦等，这时医护人员的情感共鸣和叙事技巧可以使患者感受到被理解和关怀，从而增强患者对医疗团队的信任。这不仅可以增强患者体验感，还能够提高治疗的依从性和效果。

叙事技巧对于建立强大的医疗团队和提升协作能力至关重要。医疗工作常常需要多个专业人士的协同合作，而叙事技巧可以促进信息的传递和共享。医护人员可以通过叙事的方式向团队成员传达患者情况、治疗方案等，从而更好地解决问题，提高医疗质量。

叙事技巧在学术交流、病例讨论以及专业演讲中也起到了重要作用。医护人员能够运用生动的叙事将复杂的医学知识传达给同行和学生，提高知识传播的效率和趣味性。这不仅有助于个人在专业领域的影响力提升，还可以为行业的进步贡献一份力量。

总之，提升叙事技巧对医护人员的专业发展影响深远。通过更好地运用叙事技巧，医护人员能够在临床实践中实现更出色的表现，为患者提供更优质的医疗护理，同时也为自身的专业发展打开更多的机会和可能性。

（一）提高患者满意度和治疗效果

在医疗服务中，患者满意度不仅是衡量医院综合实力的重要指标，也直接影响着患者的治疗效果和康复速度。而优秀的叙事技巧在提升患者满意度和治疗效果方面发挥着关键作用。

1. 建立信任和亲近感

医护人员通过叙事能够更好地与患者建立联系，从而增强患者的信任感和安全感。当患者感受到医护人员真诚的情感共鸣，他们也更愿意分享自己的病史、痛苦以及治疗期望，为医护人员提供更多的信息。医护人员通过细致的倾听和有针对性的叙事，向患者解释医学知识、治疗方案以及可能的风险，帮助患者做出明智的决策。

2. 促进治疗合作

在治疗过程中，患者的积极合作和信任是至关重要的。通过合适的叙事方式，医护人员可以向患者传递治疗目标、进程和期望的效果，让患者更加理解和认同治疗方案。这种积极的治疗态度对于促进治疗效果具有积极影响，有助于加速康复和恢复健康。

3. 提供情感支持和鼓励

叙事还能够在治疗的过程中为患者提供情感支持和鼓励。医护人员可以通过分享其他患者的成功案例，或者讲述积极向上的叙事，激发患者的乐观情绪和积极心态，促进身心康复。

综上所述，优秀的叙事技巧不仅可以增进医患之间的情感联系，提高患者的满意度，还能够让患者积极参与治疗，从而达到更好的治疗效果。医护人员通过精湛的叙事技巧，能够在患者的治疗过程中播下信任、理解和希望的种子，共同创造一个更好的医疗体验。

（二）增强沟通与协作能力

在医疗环境中，有效的沟通和协作是医护团队顺利工作的关键。叙事技巧的提升不仅能够改善医患之间的沟通，还在医疗团队中起到了促进协作的重要作用。

1. 更清晰的信息传递

医护人员通过精准的叙事，更清晰地传达医学知识、治疗方案和医疗指导。他们能够将复杂的医学术语转化为更易于理解的语言，使患者能够明确地理解自己的病情和治疗计划。这种明确的叙事方式能够减少患者对医学信息的误解，降低因为信息不准确而导致的误解。

2. 减少误解和冲突

叙事技巧的提升还有助于减少误解和冲突，增进医患之间的信任。医护人员能够更加恰当地表达自己的意图，防止因为交流不畅而产生的误解和不满。此外，通过情感共鸣和倾听，医护人员还能够更好地理解患者的需求和感受，进一步加强医患关系，减少摩擦和冲突。

3. 促进医疗团队的协作

在医疗团队中，提升叙事技巧能够促进更好地合作。医护人员通过有效的叙事，能够清晰地传递工作信息和需求，帮助团队成员更好地理解任务和目标。这有助于协调团队的工作，减少因为信息不对称而导致的问题，提高工作效率。

综上所述，叙事技巧的提升对于医护人员的沟通能力和协作能力有着积极影响。通过叙事，医护人员能够建立更好的医患关系，减少误解和冲突，同时也促进了医疗团队的协作和合作，为患者提供更优质的医疗服务。

（三）塑造专业形象和口碑

在医疗领域，医护人员的专业形象和口碑对于医疗机构的声誉和吸引力有着重要影响。而拥有出色的叙事技巧，能够在很大程度上塑造医护人员的专业形象，进而提升医疗机构的口碑。

1. 提高患者满意度

拥有良好的叙事技巧的医护人员能够与患者建立更深层次的联系。他们能够倾听患者的需求、顾虑和经历，并以温暖和关怀的方式回应。这种积极的沟通方式提高了患者的满意度，使他们更愿意将医疗机构推荐给亲朋好友，从而提升了口碑。

2．增强信任感

通过精湛的叙事技巧，医护人员能够传递出专业性和关注的形象。患者往往更倾向于信任那些能够理解他们需求的医护人员，这种信任感可以显著影响医疗机构的口碑。当患者感受到医护人员的关心和专业性时，他们更有信心接受治疗并留在医疗机构。

3．促进口口相传

叙事技巧不仅在临床环境中有用，还在患者之间口口相传时发挥作用。当患者在家庭和社交圈中分享积极的医疗经历时，会让医疗机构口碑再上一层楼。医护人员的温暖和关怀，以及有效的叙事，可以成为患者口中的亮点，进而影响更多人的选择。

4．提升专业发展机会

拥有出色叙事技巧的医护人员往往更容易在职业生涯中获得机会。他们可以更好地代表医疗机构参与学术演讲、病例讨论等活动，提高专业影响力。这不仅对个体医护人员有利，还为医疗机构带来了积极的宣传和声誉。

综上所述，叙事技巧对医护人员的专业形象和口碑具有深远的积极影响。通过建立更亲近的患者关系、提高信任感、促进口口相传以及提升专业发展机会，叙事技巧不仅有助于医护人员在职业生涯中取得成功，还能够提升医疗机构的声誉和吸引力，为可持续发展做出贡献。

（四）推动个人和团队的发展

叙事技巧的提升不仅仅影响个体医护人员的发展，还有助于推动整个团队的进步和发展。在医疗团队中，医护人员的叙事交流能够产生多重影响，从而促进团队的整体素质和协作水平的提高。

1．经验共享和传承

医护人员之间的叙事交流能够促进经验的共享和传承。每个医护人员都有自己的丰富临床经验和专业知识，通过分享自己的叙事，可以让团队成员从彼此的经验中学习，避免重复犯错，从而提高整体护理质量。通过交流分享，团队成员可以在实践中受益，并从中汲取灵感和启发，促进自身能力的提升。

2. 创新思维的激发

叙事交流能够激发创新思维，推动团队的创新发展。医疗团队面对各种复杂情况和问题，需要不断地寻找创新的解决方案。通过叙事交流，团队成员可以分享自己的想法和见解，激发出不同的观点和思路。这种多元化的思维碰撞有助于找到更加有效和创新的方法，从而提升团队的整体素质和能力。

3. 协作与合作的增进

叙事交流还能够增进团队之间的协作和合作。当团队成员能够以分享的态度倾听和交流，他们更容易理解彼此的观点和需求。这种开放性的交流有助于建立更紧密的合作关系，减少误解和冲突，提升团队的协同效能。团队成员可以互相支持、互相学习，从而形成一个更加凝聚力强大的医疗团队。

综上所述，叙事技巧不仅对个体医护人员的发展有着积极的影响，更能够推动整个医疗团队的发展。通过叙事交流，团队成员可以共同分享经验、激发创新思维、增进协作合作，从而提高团队的整体素质和协作水平，为医疗工作的优化和进步作出贡献。

结语

第三章探讨了培养临床叙事能力的方法与实践，从倾听和观察、叙事技巧的练习、反思和经验分享，到学习叙事文化和心理学知识，深入探讨了如何提升医护人员在叙事方面的能力。这些方法不仅在个人层面带来了积极影响，也对专业发展和团队协作产生了重要的影响。

通过倾听和观察，医护人员可以更深刻地理解患者的需求和情感，从而为他们提供更加个性化和关怀的医疗服务。通过反复练习叙事技巧，医护人员可以逐渐提升自己的表达能力，更好地传递医学知识和情感交流。通过与同事分享经验，医护人员能够互相借鉴、互相学习，促进整体的叙事能力的提升。此外，了解叙事文化和心理学知识，有助于医护人员更好地理解患者的叙事需求，从而更有针对性地进行叙事交流。

提升叙事技巧对于医护人员的专业发展具有深远的影响。它不仅能够提高患者的满意度和治疗效果，还能够增强沟通与协作能力，塑造专业形象和口碑，推动个人和团队的发展。优秀的叙事能力不仅能够在医护工作中展现出色，也能够为个人的职业生涯注入更多的活力和动力。

综上所述，培养临床叙事能力是医护人员不断提升自身素养和专业水平的重要途径之一。通过多样化的方法与实践，医护人员可以更好地理解患者、提高患者满意度，增强沟通与协作能力，为医疗工作和团队发展作出更大的贡献。

第四章 临床叙事策略

> ## 学习目标

◆ 掌握

选择有效的临床叙事策略，包括故事叙述、情感共鸣、教育和启发、鼓励和支持等，来提升患者体验和医疗质量。

使用故事叙述策略来增强患者对信息的理解，建立情感连接，激发他们的兴趣和合作意愿。

运用情感共鸣策略建立深厚的情感联系，促进治疗效果，并保持叙事的真实性和适度。

教育和启发患者通过叙事性的信息传递，激发参与的积极性，并将医学知识与叙事技巧相结合，以提高医疗效果。

通过鼓励和支持策略传达希望和勇气，增强情感联系，同时保持平衡和适度，以提供全面的护理支持。

◆ 了解

如何根据患者的特点，考虑其文化背景、教育水平和性格特点，制订个性化的叙事方法和治疗计划，以满足患者的需求。

如何在叙事中灵活运用不同的叙事元素，包括情感、幽默、启发、个人故事和情节张力，以提高叙事的效果和吸引力。

如何鼓励患者分享他们自己的叙事，以建立更紧密的医患关系和促进治疗过程的顺利进行。

第四章将深入探讨临床叙事的策略，旨在帮助医护人员更加有针对性地运用叙事技巧，以实现更有效的医疗交流和护理实践。叙事策略是在特定情境下，根据患者的需求、情感状态以及沟通目的，精心选择和应用叙事技巧的过程。通过灵活运用不同的叙事策略，医护人员可以更好地与患者建立联系、传递信息，以及增强医疗效果。本章将探讨一系列在临床实践中应用的叙事策略，以帮助医护人员更好地应对各种医疗场景和患者需求。从情感沟通到信息传递，从团队合作到危机处理，不同的叙事策略将在医护人员的日常工作中发挥重要作用，为提升医疗服务的质量和效果贡献力量。

一、有效的临床叙事策略选择

在医疗领域，有效的临床叙事策略选择对于医护人员的沟通和护理工作十分重要。每位患者都是独特的个体，拥有不同的背景、情感和需求。因此，医护人员需要根据每个患者的情况，精心选择和应用合适的叙事策略，以确保信息传达准确、沟通顺畅，同时建立起温暖而有效的医患关系。我们将探讨一系列有效的临床叙事策略，帮助医护人员在各种医疗场景中更好地与患者交流，并取得更显著的治疗效果。无论是面对疾病诊断、治疗计划还是患者情感需求，选择合适的叙事策略都能够为医护人员提供更多的应对工具，提升医疗服务的质量和患者的整体体验。

（一）故事叙述

故事叙述作为一种有效的临床叙事策略，在医疗沟通中扮演着重要的角色。医学信息往往复杂而抽象，对于非医学背景的患者来说，理解起来可能会有困难，而将这些信息以故事的形式呈现，就像是为这些信息赋予了生命，使其变得更加生动和易于理解。

1. 增强信息理解

在故事叙述中，医护人员可以将患者的病情、诊断、治疗计划和预期康复过程编织成一个连贯的故事线索。这种叙事方式有助于患者将零散的医学知识整合在一起，形成一个更完整的认知图景。例如，医护人员可以用故事的方式描述一个患者的健康旅程，从最初的症状到诊断，再到治疗和康复，仿佛讲述着一个医学故事。这样的叙事不仅帮助患者了解疾病的来龙去脉，还能够增强他们对治疗的信心。

2. 建立情感连接

故事叙述不仅是信息的传递，还是情感的交流。通过故事叙述，医护人员能够加强患者与自己之间的情感共鸣。一个温暖的故事能够打破医患之间的冰冷壁垒，让患者感受到医护人员的关怀和支持。通过故事叙述，医护人员能够传递更多的情感元素，使医患关系更加紧密和温馨。

3. 激发兴趣和合作

故事是人类最古老的交流方式之一，它能够引起听众的兴趣和共鸣。医护人员可以利用故事叙述来吸引患者的注意力，让他们更主动地参与治疗过程。一个引人入胜的医学故事不仅可以提升患者的治疗体验，还能够让他们更积极地遵守医嘱和建议。

综上所述，故事叙述作为一种临床叙事策略，具有激发患者兴趣、提升医学信息理解和增强情感共鸣的优势。通过将医学知识融入生动的故事情节中，医护人员能够更好地与患者进行有效沟通，促进治疗计划的顺利实施。

（二）情感共鸣

情感共鸣是一种卓有成效的临床叙事策略，它能够深化医患关系，让患者在医疗过程中感受到更多的人性关怀和理解。通过在叙事中表达自己的情感和体验，医护人员能够更好地与患者产生情感共鸣，从而建立起更加亲近和信任的关系。

1. 建立情感连接

情感共鸣的核心是将医护人员的情感与患者的情感相连接。当医护人员能够在叙事中体现出对患者痛苦、希望和挣扎的理解时，患者会感受到自己不再孤单，了解有人真正关心和理解自己的处境。举例来说，医护人员可以通过分享类似的经历或者真诚地表达对患者的情感，让患者感到自己并不是唯一一个经历困难的人，从而减轻患者的心理负担。

2. 促进治疗效果

情感共鸣不仅在医患关系中起到了积极的作用，还有助于提升患者的治疗效果。当患者感受到医护人员的情感关怀时，他们更可能积极参与治疗、配合医嘱，从而促进康复进程。医护人员的情感共鸣能够让患者产生更强烈的归属感，感受到医疗团队的支持，增加他们战胜疾病的信心。

3. 真实而适度

情感共鸣并非简单的模仿或虚假的情感表达。它需要医护人员真实地投入，理解患者的情感体验，以及在合适的时机进行情感共鸣的表达。同时，医护人员也需要保持适当的专业距离，避免过于情感化影响判断和决策。

综上所述，情感共鸣作为一种临床叙事策略，能够深化医患关系，增强患者的信任和治疗配合度。通过真实的情感表达，医护人员能够创造出更温暖人心的护理环境，提升医疗体验和治疗效果。

叙事案例：

在一家三甲医院的癌症治疗中心，有一位名叫莉莉的癌症患者。她被诊断患有晚期乳腺癌，面临着漫长的治疗过程和不确定的未来。莉莉感到非常沮丧和孤独，她觉得自己无法与任何人分享自己的痛苦和恐惧。

一天，一位名叫大琳的护士长，主动走到了莉莉的病床。艾莉丝告诉她自己曾经是一名癌症患者，曾经也面临过治疗的艰辛和不安。她与莉莉分享了自己的癌症经历，包括治疗过程中的艰辛和恢复的过程。

大琳并没有试图安慰或教育莉莉，而是坦诚地表达了自己的情感和恐惧。她说："我知道这很难，我也曾经感到绝望，但我想告诉你，你不是一个人。我们可以一起度过这个艰难的时刻，你可以向我倾诉任何你想说的话。"

莉莉听着大琳的话，眼中充满了泪水。她觉得自己终于找到了一个可以理解她内心痛苦的人，一个可以与她建立情感连接的人。从那一天起，莉莉和大琳之间建立了深厚的情感联系，她不再感到孤独和绝望。她开始积极面对治疗，因为她知道有一个理解她的朋友在支持着她。

案例分析：

这个案例展示了情感共鸣的力量，通过分享自己的经历和情感，大琳帮助莉莉建立了情感联系，让她感到被理解和支持。这种共鸣不仅改善了莉莉的心理状态，还提高了她对治疗的信心，展示了情感共鸣在医疗环境中的重要性。

（三）教育和启发

教育和启发是临床叙事中的一项重要策略，它能够将医学信息传达给患者，并激发他们积极参与治疗和健康管理。通过将医学知识融入生动的叙事中，医护人员能够更有效地向患者解释疾病的本质、治疗方案的重要性以及健康管理的方法。

1. 故事性的信息传递

故事是人类理解信息和记忆信息的重要途径。将医学信息包装成一个生动的故事，可以让患者更容易理解和接受。例如，医护人员可以通过一个具体的案例，向患者描述某种疾病的发病机制、症状表现以及可能的治疗方法。这种故事性的叙述方式能够激发患者的兴趣，让他们更愿意深入了解自己的疾病。

2. 激发积极参与

教育和启发叙事还能够激发患者积极参与治疗和健康管理。通过强调治疗的重要性，以及患者自身参与所能带来的积极影响，医护人员可以鼓励患者积极配合医嘱，采取积极的健康行为。例如，通过分享成功的康复案例，医护人员可以激发其他患者的信心，让他们相信自己也可以克服困难，取得好的治疗效果。

3. 医学知识与叙事技巧的结合

在教育和启发叙事中，医护人员需要将医学知识与叙事技巧结合起来，来达到更有效的沟通和教育效果。这种结合要求医护人员在叙事过程中不仅能够传达信息，还需要考虑患者的理解和参与，确保信息的准确性、清晰度以及与患者的需求相契合。

其一，医护人员必须拥有扎实的医学知识基础。他们需要深刻理解疾病、治疗方法、药物效应等医学领域的核心概念。这样，他们才能够在叙事中提供准确、权威的信息，回答患者可能提出的问题，并解释复杂的医学概念。医学知识的充分掌握不仅有助于建立医患信任，还能够让患者更加信服医护人员的建议和治疗方案。

其二，医护人员需要精通叙事技巧。这包括故事结构的构建、语言表达的技巧、情感引导的能力等。通过合理的叙事结构，医护人员能够将医学知识以一种生动而连贯的方式呈现，引发患者的兴趣和共鸣。叙事技巧也包括能够以清晰、简洁的语言传达复杂概念，避免医学术语的混淆和误解。同时，医护人员还需要善于情感引导，来建立情感连接，激发患者的积极情感和主动参与。

其三，医护人员需要灵活运用医学知识和叙事技巧，根据不同患者的特点和需求进行个性化的教育和启发。不同患者可能具有不同的对医学背景知识、文化背景和认知水平，因此医护人员需要调整叙事方式和内容，确保信息易于理解和接受。这种个性化的教育和启发叙事能够更好地满足患者的需求，提高他们的健康素养，增强治疗和康复的效果。

综上所述，医学知识与叙事技巧的结合对于教育和启发叙事至关重要。它不仅要求医护人员具备丰富的知识储备，还需要他们掌握叙事的艺术，以及在实际操作中能够灵活运用这些技能，为患者提供更有效、个性化的医疗教育和启发。这种结合有助于提高患者的健康意识，增强医患信任，促进治疗和康复的成功。

叙事案例：

在一所小学里，有一个名叫小米的小女孩，她被诊断患有糖尿病。当医生告诉她和她的家人这个消息时，他们感到非常震惊和不安。小米的父母担心她将不得不面对终身的疾病管理和限制。

然而，医护团队采用了一种教育与启发的叙事方式，以帮助小米和她的家人理解并积极面对这一挑战。医护人员分享了一个关于一位名叫小杰的男孩的故事，他也患有糖尿病，但已经成功地管理了多年。

小杰的故事讲述了他是如何在被诊断后，通过学习关于糖尿病管理的知识，掌握了自己的健康。他学会了监测血糖水平、合理饮食、参加适当的运动，以及如何正确应对糖尿病引发的任何问题。小杰还分享了他的成就，包括在学校中表现出色，积极参与体育和社交活动。

医护人员告诉小米和她的家人，尽管糖尿病需要一些改变和管理，但通过教育和积极参与，他们可以像小杰一样过上健康、积极的生活。他们强调了糖尿病不是生活的终结，而是一个管理的机会，可以帮助他们更好地了解自己的身体和健康。

案例分析：

这个案例通过教育与启发的叙事方式，向患者和家人传达了积极的信息，鼓励他们积极面对疾病，学习如何管理和改善自己的健康。这种叙事方式有助于患者和家人更好地理解他们所面临的挑战，并为他们提供了希望和信心，使他们能够更好地适应疾病管理。

（四）鼓励和支持

在临床叙事策略中，鼓励和支持是一种温暖而有力的方式，能够在患者面临困难和挑战时给予积极的心理支持和动力。通过分享其他患者的成功经历，医护人员可以为患者树立榜样，激励他们克服困难，保持积极的态度。

1. 传达希望和勇气

在医疗领域中，鼓励和支持叙事扮演着传达希望和勇气的重要角色。医护人员通过这种叙事方式，向患者呈现了治疗过程中可能出现的积极结果，为他们注入了希望和勇气。这一过程通常包括分享其他患者的成功经历，以及强调克服困难和战胜疾病的真实可能性。

医护人员的故事和案例分享可以让患者更深刻地理解疾病治疗的成功路径。他们听到那些曾经面临相似挑战的人如何克服了困难、战胜了疾病，取得了康复和健康的胜利。这些成功故事不仅仅是抽象的理论，更是鲜活的例证，让患者能够将希望具体地联系到他们自己的处境中。

在面对健康问题和治疗时，患者通常会经历焦虑、恐惧和不安。医护人员通过鼓励和支持叙事，帮助患者克服这些负面情感。他们可以与患者分享类似病例的成功转折，解释治疗的潜力，以及表达对患者未来康复的信心。这种积极的信息传递不仅提高了患者的心理状态，也增强了他们的内在动力，让他们相信自己也能够战胜目前的困难。

总之，传达希望和勇气的鼓励和支持叙事在医疗领域中至关重要。它为患者提供了一盏明灯，引领他们走出困境，坚持治疗，追求康复。这种积极的叙事方式不仅激发了患者的信心，也有助于建立更紧密的医患关系，共同迎接治疗和康复的挑战。

2. 增强情感联系

鼓励和支持叙事不仅仅传达了医护人员对患者的关心和支持，还在很大程度上增强了患者与医护人员之间的情感联系。这种情感联系是建立在共鸣和理解的基础上，通过分享他人的成功经历，医护人员向患者传递了一种更深切的情感连接，有助于拉近医患之间的距离。

患者通常在面临健康问题和治疗时感到焦虑、恐惧和孤独。医护人员的鼓励和支持叙事提供了一种情感支持系统，让患者明白他们并不孤单。通过听取医护人员分享的成功案例，患者能够看到其他人曾经面临过类似的挑战，并成功地克服了它们。这种认知让患者感到他们不再是孤立的，而是与其他人分享类似经历的一部分。

情感联系的增强有助于建立更紧密的医患关系。患者感受到医护人员的真诚关怀和情感投入，这种信任和亲近感有助于建立积极的治疗氛围。患者更愿意与医护人员分享他们的感受、疑虑和需求，这种开放性的沟通进一步促进了医疗团队的理解和协作。

总的来说，通过增强情感联系，鼓励和支持叙事为医患关系的建立和维护提供了坚实的基础。它不仅有助于患者积极面对治疗，还让他们感到自己被关心和理解。这种情感联系不仅提高了患者的满意度，也促进了治疗的进展，对整个医疗过程产生了积极的影响。

3. 平衡与适度

在鼓励和支持叙事过程中，医护人员必须维持平衡和适度的表达。尽管积极的鼓励能够带来积极的影响，但如果过度乐观，可能会使患者感到不真实或面临巨大的压力。因此，医护人员需要根据患者的具体情况和情感状态，选择适当的叙事内容和表达方式，以确保鼓励和支持的信息对患者产生积极的效果。

维持平衡意味着医护人员应该在鼓励中保持现实性，不夸大事实或过分美化情况。他们应该向患者传达希望，但同时也要传达治疗的挑战和不确定性。这种坦诚有助于建立信任，避免患者对治疗的期望过高或不切实际。

适度的表达则需要医护人员敏锐地感知患者的情感状态。有些患者可能更愿意听取乐观的信息，而有些人可能更需要听取更为现实的建议。医护人员应该在与患者的互动中灵活应对，根据患者的需求提供适度的鼓励和支持。

总而言之，平衡和适度是鼓励和支持叙事中的关键要素。医护人员的目标是在建立情感联系的同时，提供现实和有益的信息，以促进患者的积极面对治疗和康复过程。通过维持平衡和适度，医护人员可以更好地满足患者的需求，提供个性化的支持。

综上所述，鼓励和支持叙事是一种能够激发患者内在力量和积极态度的重要策略。通过分享成功经历，医护人员为患者带来了希望和动力，鼓励他们积极面对治疗的挑战，最终取得更好的治疗效果。

叙事案例：

患者安*莉是一位年轻的乳腺癌患者，她刚刚接受了乳房切除手术。手术后的康复期对她来说充满了不确定性和挑战。医护团队决定与安*莉分享一个鼓励与支持的叙事案例，以帮助她应对这一挑战。

医生与安*莉分享了一个关于另一位患者艾丽斯的故事，她也曾经是一名乳腺癌患者。艾丽斯在接受了类似的手术后，经历了康复的各种挑战，包括身体上的疼痛和情感上的不安。然而，艾丽斯在治疗过程中展现了坚韧和乐观的态度。她积极参与康复计划，定期进行康复训练，还加入了一个癌症康复支持小组。

医生告诉安*莉，尽管康复过程可能会有困难，但像艾丽斯这样的患者的故事表明，坚持和积极面对治疗可以带来积极的结果。医生鼓励安*莉相信自己的能力，知道自己不是孤独的，整个医疗团队都会全力支持她。

安*莉听完这个故事后，感到自己有了更多的信心和勇气。她开始积极参与康复计划，也表达了加入癌症康复支持小组的兴趣。她知道自己不是唯一面对这一挑战的人，而且在医护人员的支持下，她可以克服困难，迎来更健康的未来。

案例分析：

这个案例强调了医护人员如何通过分享真实的故事，传达鼓励和支持，激发患者的积极态度，帮助他们更好地应对治疗过程中的挑战。通过共享成功的康复故事，患者可以感到自己不是孤独的，有希望和勇气面对未来。这种鼓励与支持的叙事方式在医疗实践中起到了积极的作用，提高了患者的信心和治疗效果。

二、个体化的叙事方法应用

在医疗环境中，每位患者都是独一无二的个体，拥有不同的背景、需求和故事。个体化的叙事方法在临床实践中起着至关重要的作用，它强调将叙事策略和技巧针对每位患者进行调整和应用，来满足其个性化的医疗需求。个体化的叙事方法不仅能够提升医护人员的临床效果，还能够增强患者的参与感和满意度。接下来将探讨个体化的叙事方法在临床实践中的应用和意义。

（一）考虑患者特点

在医护人员运用个体化的叙事方法时，首要的是充分考虑每位患者的个人特点。患者的文化背景、教育水平、性格特点等都会影响他们对医学信息和护理过程的理解和接受。因此，在叙事中融入这些因素，以及根据患者的情况进行调整，是个体化叙事的重要策略之一。

1. 文化背景的重要性

文化背景不仅包括了语言、宗教、习俗等方面的元素，还涵盖了患者的价值观、信仰体系以及生活方式。这些因素在叙事过程中可以对患者的理解和治疗计划产生深远的影响。

第一，语言是文化的核心组成部分，而且是有效沟通的关键。医护人员需要确保他们与患者之间的语言沟通是流畅的，以便准确传达医学信息和了解患者的需求。

第二，了解患者的宗教信仰可以帮助医护人员在治疗过程中尊重和满足患者的宗教需求，如特殊的宗教仪式或节假日庆祝。习俗和文化实践也可能影响患者对疾病和治疗的看法，以及他们对健康和生活方式的期望。

第三，文化背景还会影响患者对某些医疗主题的态度和敏感度。在某些文化中，某些主题可能被视为敏感话题，例如性健康或家庭计划。医护人员应该避免触碰这些话题，以维护患者的尊严和舒适感，同时确保治疗过程中没有不必要的紧张或冲突。

总之，了解患者的文化背景是一项关键的医疗实践技能。它有助于医护人员更好地与患者建立联系，确保沟通的有效性，尊重患者的价值观和信仰，以及提供个性化的医疗护理。文化敏感性在医疗叙事中是不可或缺的，有助于建立信任和合作的医患关系，提高患者的满意度和治疗效果。

2. 教育水平的个性化

患者的教育水平和医学知识差异巨大，因此医护人员在叙事时必须具备适应性和个性化的能力。对于那些具有高学历和医学知识的患者，医护人员可以采用更专业和深入的叙事方式，使用医学术语和详细的信息来满足他们对疾病和治疗的深刻了解需求。这种方式有助于建立患者的信任感，因为他们能感受到医护人员对他们能够理解和满足高水平的需求。

对于教育水平较低或医学知识有限的患者，医护人员应采用更加简单、易懂的语言，避免使用晦涩难懂的医学术语。在这种情况下，叙事应该注重清晰和直接，以确保患者能够准确理解医学信息，并能够有效参与治疗和决策过程。医护人员需要倾听患者的问题和疑虑，并提供明确的解释，来帮助他们做出明智的决策。

个性化的叙事方法还包括考虑患者的信息获取偏好。一些患者可能更喜欢口头解释，而其他人则更喜欢以书面形式获取信息。医护人员可以根据患者的偏好提供信息，以确保他们能够最有效地理解和吸收医学知识。

总而言之，教育水平的个性化是医疗叙事中不可或缺的因素。医护人员需要灵活运用不同的叙事方式，以满足患者的需求，确保医学信息的准确传达，从而促进更好的医患交流和治疗效果。这种个性化的叙事方法有助于建立更加信任和尊重的医患关系，提高患者的满意度和依从性。

3. 考虑性格特点

患者的性格特点在叙事中是一个重要的因素，因为不同的人对情感和信息的处理方式各不相同。有些患者可能更情感化，他们更容易受到感动和温情的叙事方式的影响。对于这些患者，医护人员可以选择包含感人故事和情感元素的叙事，来触发他们的共鸣和情感反应。通过分享其他患者的故事，来传递希望和鼓励，激发患者内心的积极情感，让他们感到自己并不孤单，可以克服困难。

另一方面，有些患者可能更加理性，他们更注重基于事实和数据的信息。对于这类患者，医护人员可以提供更多的科学依据和医学数据，来支持治疗方案和决策。这种叙事方式有助于满足他们对逻辑和证据的需求，让他们更有信心地参与治疗决策。

在叙事中考虑性格特点需要医护人员具备敏感性和观察力。通过与患者建立信任和深入了解他们的性格特点，医护人员可以选择最合适的叙事策略，以确保信息传达的最大效果。这种个性化的叙事方法有助于患者更好地理解和接受医学信息，提高医患沟通的效果，从而促进更好的治疗结果。

总的来说，考虑患者的性格特点是医疗叙事中的一项关键策略。通过适应不同患者的情感和信息处理方式，医护人员可以提供更个性化、有效和有意义的医疗叙事，为患者提供更好的医疗体验和治疗效果。这种关注患者个体差异的叙事方法有助于建立更紧密的医患关系，提高患者的满意度和依从性。

4. 个性化叙事的目标

在医护人员考虑个性化叙事时，明确个性化叙事的目标是至关重要的。不同患者可能有不同的需求和期望，因此医护人员需要确定他们希望通过叙事达到的具体目标。

首先，个性化叙事的一个目标可能是增加患者对治疗计划的理解。有些患者可能对医学信息和治疗方案感到困惑或不确定，需要更详细和清晰地解释。在这种情况下，医护人员可以选择以教育性的叙事方式，将医学知识以简单明了的语言传达给患者，帮助他们更好地理解疾病、治疗选项和预后，以便做出明智的决策。

另一个目标可能是提供情感支持和共鸣。一些患者可能在面对疾病和治疗时感到沮丧、焦虑或孤独。医护人员可以通过分享其他患者的情感故事和成功经历，传达希望、勇气和支持。这种情感共鸣的叙事方式有助于激发患者内心的情感，让他们感到自己不孤单，有人理解并支持他们。

个性化叙事的目标还包括促进患者的自主性和参与感。有些患者可能希望更多地参与医疗决策，了解不同治疗选项的优劣，并在治疗计划中发挥更大的作用。在这种情况下，医护人员可以采用启发式的叙事方式，引导患者思考和探索不同的选择，让他们感到自己有决策权和掌控感。

个性化叙事的目标还可能包括提高患者的医疗素养和自我管理能力。医护人员可以通过教育性的叙事方式，帮助患者学习如何更好地管理疾病、遵循医嘱和采取健康行为。这种叙事方法有助于培养患者的健康意识，使他们能够更好地照顾自己。

总体来说，明确个性化叙事的目标有助于医护人员选择适当的叙事方法和策略，来满足患者的需求和期望。不同的目标可能需要不同的叙事重点，从而更好地实现医患沟通的效果，提高患者的满意度和治疗结果。

综上所述，个性化叙事是提高医疗护理效果的关键策略之一。通过深入了解患者的文化、教育水平和性格特点，医护人员可以调整叙事方式，使之更贴近患者的需求和体验，从而提供更为个性化和有针对性的医疗服务。

（二）制订个性化的治疗计划

在医疗实践中，制订个性化的治疗计划对于患者的健康和治疗效果至关重要。个性化的治疗计划需要综合考虑患者的身体状况、疾病特点、生活方式、心理需求以及偏好等多个因素。在这一过程中，采用叙事方式不仅有助于更好地呈现治疗计划，还可以提高患者的治疗参与度和满意度。

1. 叙事串联治疗步骤

叙事串联治疗步骤可以帮助患者更好地理解复杂的治疗过程。这种方法通过将治疗计划以故事的形式呈现，将各个治疗步骤连接在一起，从而让患者更清晰地把握整体流程，降低治疗过程中的焦虑和不确定感。

第一，医护人员可以通过叙述诊断的过程来开始叙事。这可以包括患者的症状如何被发现，经历了哪些检查和测试，以及最终的诊断结果。通过生动地叙述这一部分，医护人员可以帮助患者了解他们为何需要接受治疗，理解疾病的性质和严重程度。

第二，叙事可以进入治疗方案的阶段。医护人员可以详细描述治疗选项，包括药物治疗、手术、康复计划等。这里的关键是以易于理解的方式传达医学信息，解释每种治疗方法的优点和风险，以便患者能够参与决策并做出明智的选择。

第三，叙事可以转向康复阶段。医护人员可以描述治疗后的恢复过程，包括需要采取的生活方式变化、康复计划、定期随访等。这部分的叙事可以强调治疗的希望和目标，鼓励患者积极参与康复过程，减轻他们的焦虑和恐惧。

第四，叙事可以涵盖可能的预期效果。医护人员可以分享其他患者的成功案例，描述治疗的积极结果，并强调患者积极配合治疗的重要性。这种叙事方式有助于为患者创造积极氛围，激发他们克服困难的勇气。

总之，叙事串联治疗步骤是一种将治疗过程以连贯、易于理解的方式呈现给患者的方法。通过将各个治疗阶段融入一个连贯的故事中，医护人员可以帮助患者更好地理解和应对治疗过程，增强他们的信心和合作意愿，从而取得更好的治疗效果。

2. 融入患者的参与和选择

融入患者的参与和选择能够极大地增强患者对治疗计划的理解和接受度。医护人员可以通过叙事的方式，将患者视为治疗决策的合作伙伴，强调他们在制订个性化治疗方案中的重要性。

第一，医护人员可以与患者一起讨论不同的治疗选项。这包括详细介绍每种选项的优点、风险和可能的结果。通过清晰而生动的叙述，医护人员可以帮助患者了解每个选项的特点，以及它们对患者个人状况的适用性。这种参与式的叙事使患者有机会提出问题、表达疑虑，并参与决策过程。

其二，叙事可以突出强调患者的个人选择权。医护人员可以强调治疗决策是一个共同制订的过程，患者的声音和偏好至关重要。通过叙事，患者可以感受到他们的意见被尊重和重视，从而增强了他们的自主性和参与感。这有助于建立一个信任和合作的医患关系，患者更有可能积极参与治疗计划的制订和执行。

第三，叙事还可以突出治疗计划的个性化。医护人员可以通过叙述患者的特定情况和需求，强调治疗方案的个性化定制。这种叙事方式让患者感到治疗计划是根据他们的具体情况制订的，符合他们的期望和需求，从而增加了治疗计划的可接受性和可执行性。

总之，融入患者的参与和选择是一种能够增强患者积极性和增加治疗计划接受度的叙事策略。通过将患者视为决策过程的参与者，并强调他们的权利和偏好，医护人员可以在叙事中传达出治疗计划的个性化和合作性质，从而帮助患者更好地理解和参与治疗。

3. 传达风险与挑战

叙事方式不仅可以传达治疗计划的好处和积极面，还能够有效地传达其中的风险和挑战，帮助患者做出明智的决策。医护人员可以通过叙述其他患者的经历，将潜在的问题和可能有的并发症以生动的方式呈现出来。这种叙事方式有助于患者更全面地了解治疗计划，也成为其提供决策的参考依据。

在叙事中，医护人员可以坦诚地讨论治疗过程中可能出现的挑战和不确定性。通过以坦诚和关怀的态度讲述这些问题，医护人员能够提醒患者在治疗过程中保持警惕，主动应对可能的困难。这种叙事方式不仅有助于患者的防范意识加强，还表现出医护人员的专业责任感和对患者的关心。

叙事中强调风险和挑战也有助于建立更为真实和诚实的医患关系，患者往往会更加信任医护人员，因为他们感受到了医护人员的坦诚和透明度。这种信任关系有助于患者更好地理解治疗计划，并与医护人员密切合作，共同应对可能的挑战。

总之，通过叙事方式传达治疗计划中的风险和挑战是一种重要的策略，它有助于患者更全面地了解治疗过程，并在决策中考虑到潜在的问题。这种叙事方式提醒患者保持警惕，同时也强调医护人员的专业责任和对患者的关怀。

4. 个性化治疗计划的目标

个性化治疗计划的目标是在医学上提供最佳的医疗护理，同时充分考虑患者的特定需求和期望。这意味着医护人员需要与患者建立密切的合作关系，以确保治疗计划不仅在医学上有效，还能够融入患者的生活方式和价值观。叙事方式在实现这一目标方面发挥了重要作用。

（1）叙事方式有助于医护人员更深入地了解患者的需求和期望

通过与患者的对话和倾听他们的叙述，医护人员可以获得关于患者生活、家庭、职业和社会背景的关键信息。这种了解有助于医护人员调整治疗计划，以满足患者的个性化需求。例如，一位患者可能因工作需求而需要某个特定时间安排的治疗，而另一位患者可能更注重治疗对家庭生活的影响。通过叙事方式，医护人员能够捕捉到这些关键信息，从而制订更符合患者实际情况的治疗计划。

（2）叙事方式有助于在治疗计划中融入患者的价值观和信仰

不同患者可能拥有不同的宗教信仰、道德观念和价值观，这些因素会影响他们对医疗决策的看法。医护人员可以通过叙事方式引导患者思考治疗选择与其个人价值观的关系。例如，一位患者可能因宗教信仰而对某些治疗选择有疑虑，而医护人员可以通过叙事方式提供相关信息，帮助患者在考虑宗教信仰的同时做出明智的决策。这种方式使治疗计划更具个性化，更尊重患者的信仰和价值观。

（3）叙事方式可以激发患者的积极性和主动参与

通过将治疗计划呈现为叙事，医护人员可以帮助患者更好地理解治疗的意义和目标。患者能够更容易地将治疗过程融入自己的生活，因为他们能够在叙事中看到自己在治疗过程中的角色和责任。这种积极参与有助于患者更好地遵循医嘱，积极配合治疗，提高治疗效果。

总之，叙事方式为实现个性化治疗计划的目标提供了工具。它有助于医护人员更深入地了解患者的需求和期望，融入患者的价值观和信仰，激发患者的积极性和主动参与。通过叙事方式，医护人员能够为每位患者提供更为个性化和贴心的医疗护理，从而提高治疗效果和患者满意度。

综上所述，制订个性化的治疗计划并采用叙事方式呈现，有助于提高患者的治疗参与度、理解度和满意度。这种个性化的医疗护理方法不仅关注患者的身体健康，还关注他们的心理需求和个人偏好，从而提高了整个治疗过程的质量和效果。

（三）灵活运用不同的叙事元素

在临床叙事中，灵活地运用不同的叙事元素是一项关键的策略。叙事元素包括情感、幽默、启发等，它们能够赋予叙事更多的吸引力、情感共鸣和说服力，从而更有效地传递信息和达到预期的效果。

1. 情感

情感是叙事中最强大的元素之一。通过在叙事中表达情感，医护人员更容易地触动患者的内心，建立更紧密的联系。情感可以表现为共情、理解、同情和关怀。医护人员可以与患者分享他们的情感体验，例如对患者的困境和挣扎表示理解和支持。这种情感共鸣有助于患者感到自己不孤单，有人关心和理解他们的处境。

2. 幽默

幽默可以减轻紧张和焦虑，提升患者的情绪状态。适度的幽默可以缓解医疗环境中的紧张氛围，帮助患者更轻松地应对治疗过程。然而，医护人员需要谨慎使用幽默，确保不会冒犯或伤害患者的感情。

3. 启发

启发是激发患者积极行动和希望的重要元素。医护人员可以通过分享成功康复的案例或其他患者的经历，激励患者克服困难，坚持治疗，保持积极的态度。这种叙事方式能够增强患者的信心，让他们相信自己也能够战胜疾病。

4. 个人故事

将治疗过程包装成个人故事可以使患者更容易理解和记忆。医护人员可以通过描述其他患者的成功经历，或将治疗过程与患者的生活经历相联系，以增加叙事的相关性和可信度。个人故事可以让患者更好地将治疗计划融入他们自己的生活中。

5. 情节张力

在叙事中创建情节张力可以吸引患者的注意力，让他们更专注地听取信息。通过在叙事中引入问题、冲突或未知因素，医护人员可以激发患者的好奇心，引导他们主动探索治疗选项和信息，从而提高治疗计划的参与度。

总之，叙事元素是临床叙事中的关键工具，可以根据患者的需求和情境来灵活运用。通过恰当地使用情感、幽默、启发、个人故事和情节张力等元素，医护人员可以更有效地传递信息、建立信任，并提高患者的治疗参与度，从而为更好的医疗结果铺平道路。

（四）鼓励患者分享叙事

在临床叙事策略中，医护人员不仅可以叙述故事，还可以积极鼓励患者分享他们自己的叙事。这种双向的叙事交流有助于建立更为紧密的医患关系，深化医护人员对患者需求和体验的理解，从而更好地为患者提供个性化的医疗服务。

患者的叙事能给医护人员提供宝贵的信息，帮助他们了解患者的病史、症状和治疗历程。通过鼓励患者分享他们的感受、困惑、期望和恢复经验，医护人员可以更准确地评估患者的健康状况，制订更合适的治疗计划。同时，患者的叙事还能够揭示他们的心理和情感需求，帮助医护人员更好地提供心理支持和人文关怀。

通过鼓励患者分享叙事，医护人员能够营造出一种平等和尊重的医患关系。患者感受到他们的声音被听到和重视，有助于增强他们对医疗团队的信任和合作意愿。另外，患者的叙事也能够启发其他患者，让他们在相似的情况下更有信心应对疾病和治疗。

鼓励患者分享叙事同时需要医护人员耐心倾听，创造一个开放的交流环境。医护人员可以通过开放性问题、鼓励性语言和尊重的态度，引导患者表达他们的想法和感受。同时，医护人员也可以适时分享其他患者的成功故事，激励患者积极面对治疗和康复过程。

综上所述，鼓励患者分享叙事是一种有益的临床叙事策略，有助于深化医患交流，更全面地了解患者，提供更贴近他们需求的医疗服务。同时，患者的叙事也能够为其他患者带来启发，构建一个更加积极的医疗环境。

结语

第四章探讨了临床叙事策略的重要性以及个体化应用的方式，强调了在医护实践中如何通过不同的叙事方法和元素来有效地与患者沟通，建立信任，提升护理质量。临床叙事策略的灵活运用可以使医护人员更具感染力地传达医学知识，同时深化与患者的联系，促进医疗团队的协作，以及提升医疗机构的声誉。

在医疗领域，叙事并不仅仅是一种技能，更是一种关怀和共鸣的表现。通过各种叙事策略，医护人员能够更好地理解患者的需求、情感和体验，进而提供更为个性化和温暖的医疗服务。个体化的叙事方法能够根据患者的特点和情况进行调整，使叙事更具针对性和有效性。鼓励患者分享叙事则进一步拉近医患之间的距离，增进互信，创造出更加积极的医疗环境。

无论是通过情感共鸣、教育启发还是个体化应用，临床叙事策略的运用都是一种医护人员关心患者、尊重患者的体现。这一章的内容提醒我们，在医疗实践中，技术和药物治疗固然重要，但情感沟通、人文关怀同样不可或缺。通过精心设计的叙事策略，我们可以更好地传递治疗信息，建立更为紧密的医患关系，为患者提供更全面的支持。

综合而言，临床叙事策略不仅是医护人员技能的一部分，更是医疗过程中的情感连接和关怀展现。这一章的内容为我们提供了丰富的思考，如何通过叙事在医疗实践中创造更温暖、更有意义的护理体验。

第五章　临床叙事方式

➤ 学习目标

◆ 掌握

不同的临床叙事方式，包括个案叙事、康复叙事和情感共鸣叙事，以及它们的特点和应用领域。

个案叙事的关键要素，包括案例选择、生动的叙述、强调治疗过程、积极地收尾和个性化互动，来提供有效的护理。

康复叙事的要点，包括案例选择与相关性、康复历程的详细描述、强调坚持和努力、积极的康复结果以及实际的康复建议。

情感共鸣叙事的技巧，以建立深厚的情感联系，促进患者的治疗效果，并提供情感支持。

基于情境的叙事技巧应用，包括信息传递与解释、疼痛管理与舒缓护理、希望和激励叙事、术前和术后护理、临终关怀和家庭支持。

◆ 了解

如何选择适当的临床叙事方式，以满足不同情境和患者的需求。

如何运用情境化的叙事技巧来传递医学信息、进行疼痛管理和舒缓护理、提供希望和激励、进行术前和术后护理，以及提供临终关怀和家庭支持。

第五章将探讨不同的临床叙事方式，即在医疗实践中如何将叙事技巧运用于不同的情境和目的。叙事作为一种强大的沟通工具，在医疗领域有着多样化的运用方式，可以用来传递医学知识、建立医患信任、促进患者的参与等。本章将介绍几种常见的临床叙事方式，以及它们在医护实践中的具体应用，以便医护人员在不同情境下更好地运用叙事技巧，提升护理效果和患者体验。无论是在诊断解释、治疗计划讨论，还是在面对疾病恢复等阶段，适当的叙事方式都可以成为医护人员与患者建立联系的桥梁，增强医患之间的共鸣与信任。本章将从多个角度探讨临床叙事方式的应用，为医护人员提供更具体的指导，以便在不同情景下灵活地使用叙事技巧，更好地服务患者。

一、探索不同的临床叙事方式

在临床实践中，医护人员可以探索多种叙事方式，以更好地满足患者的需求和情境。在这里，我们将进一步探索在医疗实践中应用不同的临床叙事方式。在医护工作中，不同的情境和目的需要灵活的叙事策略来传达信息、建立联系和促进治疗。本章将介绍几种常见的临床叙事方式，如解释性叙事、支持性叙事、教育性叙事等，每种方式都有其独特的特点和应用场景。通过了解这些不同的叙事方式，医护人员将能够更好地根据具体情况选择合适的叙事策略，以提升医疗沟通的效果和患者体验。通过灵活运用叙事技巧，医护人员可以更有力地传递信息、建立信任，并在患者的治疗旅程中发挥积极的作用。让我们深入探索这些临床叙事方式，了解它们的特点和应用，以便在不同情境下更好地运用叙事技巧，为患者提供更优质的医疗护理。

（一）个案叙事

个案叙事是一种在医疗和临床实践中常用的强大叙事方式，通过具体的病例和患者经历，向患者传递信息、鼓励和启发。这个叙事方式的目标是帮助患者更好地理解疾病、治疗和康复过程，激发他们积极参与治疗并保持乐观态度。

1. 案例选择

在使用个案叙事时，医护人员需要仔细选择与患者状况相似或相关的案例。可以是一个成功康复的病例，一个在面对类似挑战时表现出色的患者，或者一个展示治疗效果的故事。确保案例与患者的情境和需求相匹配，以增加患者的情感共鸣和理解。

2. 生动的叙述

为了让个案叙事更有吸引力，医护人员需要生动地呈现病例的细节和情节。这包括描述病情的起因、发展过程、症状，以及治疗过程的关键步骤和挑战。通过生动的叙述，患者更容易投入叙事中，深入了解治疗的复杂性和可能的变化。

3. 强调治疗过程

个案叙事的重点通常在于治疗的过程，而不仅仅是结果。医护人员可以分享患者在治疗期间所做的努力、挑战和决策。这有助于患者理解治疗的长期性和复杂性，以及在康复过程中可能出现的起伏。

4. 积极地收尾

个案叙事应该以积极的方式结束，强调治疗成功和患者的康复。这可以激发患者的信心，让他们相信自己也可以克服困难，取得好的治疗效果。同时，医护人员也可以提供鼓励和支持，让患者知道他们不是独自面对挑战。

5. 个性化和互动

医护人员可以与患者互动，让他们参与到叙事中。可以提出问题、讨论选项，或者鼓励患者分享他们自己的反应和感受。个性化和互动能够增强患者的治疗参与感，使叙事更具个体化和实用性。

通过精心选择、生动叙述、强调治疗过程和积极的结尾，医护人员可以将个案叙事转化为工具，用来鼓励、教育和启发患者。这种叙事方式有助于患者更好地理解治疗过程，增强他们的治疗信心，提高医患互动的质量，从而为更好的医疗结果铺平道路。

（二）康复叙事

康复叙事是一种针对康复阶段的患者的特定叙事方式，它通过分享其他康复患者的成功经验，鼓励和支持患者坚持康复训练，实现更好的生活质量。在康复过程中，患者常常面临身体和心理的双重挑战，而康复叙事正是为了帮助他们克服这些挑战，保持积极的态度。

1. 案例选择与相关性

医护人员需要仔细选择与患者康复需求相关的案例。可以是类似康复项目或康复挑战的案例，确保患者能够在故事中找到共鸣和启发。相关性是增强康复叙事效果的关键因素。

2. 康复历程的详细描述

在康复叙事中，医护人员应生动地描述康复历程的细节。包括康复训练的起点、目标、时间表以及所取得的里程碑。通过详细的描述，患者可以更好地理解康复过程的长期性和可能的变化。

3. 强调坚持和努力

康复叙事的核心是鼓励患者坚持康复训练。医护人员可以强调成功案例中患者的坚持和努力。这有助于激发患者的动力，让他们相信自己也能够克服困难。

4. 积极的康复结果

康复叙事应该以积极的方式结束，强调康复成功和患者的改善，这可以激发患者的信心，让他们相信康复是可能的，同时可以提高他们的生活质量。

5. 实际的康复建议

除了分享成功经验，医护人员还可以提供实际性的康复建议和技巧。比如康复训练的最佳实践、疼痛管理策略，以及康复中可能遇到的挑战和如何应对这些挑战。

通过这些方法，康复叙事可以成为一种强大的工具，用来激励、支持和教育康复阶段的患者。这种叙事方式有助于患者更好地理解康复过程，增强他们的康复信心，提高医患互动的质量，最终为更好的康复结果创造条件。

（三）情感共鸣叙事

情感共鸣叙事是一种强调医护人员与患者之间情感连接的叙事方式。通过表达自己的情感和体验，医护人员与患者建立情感共鸣，从而促进更深入、更有意义的沟通。这种叙事方式强调了人性化的医疗关系，能够在医疗过程中创造出更温暖、更有支持性的氛围。

情感共鸣叙事关注医护人员与患者之间的情感互动。在这种叙事中，医护人员不仅仅是信息的传递者，更是情感的表达者。他们可以在叙事中分享自己的情感和体验，如对患者的关心、理解、鼓励，甚至是一些自己的医疗经历。通过将情感融入叙事中，医护人员可以让患者感受到他们的关心和理解，从而在情感上更加融洽。

情感共鸣叙事具有促进深入沟通的作用。当患者感受到医护人员的情感共鸣时，他们更愿意打开心扉，分享自己的情感和体验。这为医护人员了解患者的需求、担忧和希望提供了机会。同时，医护人员也能够通过情感共鸣叙事，更准确地表达自己的观点和建议，加深患者对治疗方案的理解和配合。

总的来说，情感共鸣叙事是一种通过情感连接医护人员与患者的叙事方式。通过表达情感和体验，医护人员能够创造出更加温暖、支持性的医疗环境，促进患者与医护之间的深入沟通。这种叙事方式有助于提高患者的满意度，加强医患关系，同时也能够帮助医护人员更好地理解患者需求，为他们提供更贴心的护理服务。

二、基于情境的叙事技巧应用

在特定情境下，医护人员可以灵活运用基于情境的叙事技巧，以更好地达到沟通的效果。基于情境的叙事技巧是一种将叙事方式与具体情境相结合的方法，可以更好地适应不同的医疗环境和患者需求。医护人员根据不同的情境，灵活地运用叙事技巧，来达到更有效的沟通和交流效果。这种叙事方式强调了个性化和实用性，能够更准确地满足患者的需求和期望。在这里，我们将探讨如何在不同情境中应用基于情境的叙事技巧，以提升医疗服务的质量和效果。

（一）信息传递与解释

在医疗环境中，将复杂的医学信息传达给患者是一项具有挑战性的任务。很多患者可能对医学术语和过程感到陌生，难以理解诊断和治疗的具体内容。然而，基于情境的叙事技巧可以在信息传递与解释中发挥巨大作用。

1. 情境化的医学信息

基于情境的叙事技巧的核心在于将抽象的医学知识融入具体的故事情节中。这种方法将医学术语和概念转化为患者熟悉的故事框架，使其更加有意义。例如，医生可以运用个案叙事，讲述类似患者的成功治疗经历，强调治疗的效果和可能的好处。这样的叙事方式能够让患者更容易地理解和接受所面临的情况。

叙事案例：

在一家医院里，有一位名叫李*斯的年轻患者，他被诊断出患有糖尿病。李*斯对糖尿病的诊断感到非常困惑和焦虑，因为他对这种疾病知之甚少。医生决定采用情境叙事的方式，以帮助李*斯更好地理解和管理他的糖尿病。

医生告诉李*斯一个关于一位类似年龄的患者的故事。这位患者也曾被诊断出患有糖尿病，当时他也感到非常担心。但他决定积极面对这一挑战，并开始了与糖尿病专家一起的治疗旅程。

在治疗过程中，这位患者学会了如何测量自己的血糖水平，控制饮食，定期锻炼，以及按照医嘱服药。虽然一开始很困难，但他坚持不懈，每天都在记录血糖水平和饮食。随着时间的推移，他的努力开始见效，他的血糖水平逐渐稳定了下来。

这位患者的坚持和治疗计划的执行使他的生活质量得到改善。他的能量增加了，体重下降了，他也不再感到频繁的疲劳和口渴。最重要的是，他学会了如何管理自己的糖尿病，以便继续过上健康而充实的生活。

医生告诉李*斯，这位患者的故事是一个成功的案例，展示了通过积极的态度和执行治疗计划，糖尿病患者可以过上正常而健康的生活。医生解释说，李*斯也可以通过学习如何管理糖尿病，与医疗团队合作，并坚持治疗计划来取得相似的好结果。

通过这个故事，李*斯更容易地理解了自己的糖尿病诊断，并感到更有信心积极应对。他开始积极参与治疗过程，学会了如何测量血糖，控制饮食，锻炼身体，以及与医疗团队保持联系。这个情境叙事案例帮助李*斯理解了治疗的重要性，并激发了他的希望和动力，以更好地管理自己的糖尿病。

2. 解释医疗流程

基于情境的叙事技巧还可以用于解释医疗流程和手续。通过故事的方式向患者描述一个医疗过程，医护人员可以详细展示从患者进入手术室到手术结束的每个阶段，以及术后护理。这种叙事不仅可以减少患者的焦虑和紧张感，还能够让患者对整个过程有更清晰的认知。

叙事案例：

沙*诺是一位需要接受阑尾切除手术的患者。她从未经历过手术，因此感到非常紧张和不安。医生决定使用情境叙事的方法，以详细描述手术过程，从而减轻她的焦虑。

医生告诉沙*诺，手术的整个过程可以比作一场小型的探险。他开始叙述整个过程，从她进入手术室的那一刻开始。

首先，医生描述了手术室的环境，解释了房间里的各种设备和医护人员的角色。他强调了手术室的清洁和安全标准，以确保患者的安全。

接下来，医生描述了麻醉师的工作。他告诉沙*诺，麻醉师会给她注射一种药物，让她在手术期间完全不感到疼痛，就像进入了一个深深的睡眠。这样，她将不会感到手术过程。

医生继续解释说，一旦她进入麻醉状态，医生将进行小切口，然后小心地移除她的阑尾。手术过程将会持续一段时间，但在她的感觉中，仿佛只是一瞬间。医生还提到，他和整个手术团队都非常有经验，会确保手术进行得非常顺利。

医生强调了手术的安全性和有效性，并告诉沙*诺，在手术结束后，她将被送到恢复室，医护人员会继续关注她的状况。他还详细描述了术后护理和康复计划，以确保她可以尽快康复并返回正常生活。

通过这个情境叙事案例，沙*诺更清晰地理解了手术的各个阶段，减轻了焦虑感。她感到更有信心，知道自己将在专业医疗团队的照顾下度过手术，这让她更加放心和积极面对即将到来的手术。情境叙事成功地减少了患者的不安感，提高了对医疗流程的理解和接受。

3. 建立医患关系

基于情境的叙事技巧有助于建立更紧密的医患关系。通过温暖、易于理解的方式传达信息，医护人员能够更好地满足患者的需求，使他们更加了解和信任医疗过程。这有助于提高患者的满意度和治疗效果。

叙事案例：

李*立是一位患有高血压的中年男性。他一直在与医生合作管理这一慢性疾病，但他感到有点疲倦和沮丧，因为他觉得他的疾病无法完全掌控。

李*立的医生决定使用情境叙事的方法来改善医患关系。医生首先向李*立讲述了一位患有高血压的其他患者的真实故事。这位患者曾经也感到绝望和无助，但通过与医疗团队的合作，她成功地控制了自己的高血压，过上了更健康的生活。

医生以这位患者的经历为例，强调了治疗和生活方式改变的重要性。他解释说，有相似问题的患者的成功案例证明了高血压是可以管理和控制的。他强调了医疗团队和患者之间的合作，以及患者积极参与治疗计划的重要性。

医生还分享了一些关于自己的经历，包括他作为医生的职业生涯和与其他患者建立的联系。他强调了自己对患者的关心和承诺，表示愿意一直陪伴李*立在高血压管理的道路上。

李*立感到非常感动和理解，他觉得自己不再孤单。这次与医生的交流让他更加信任医疗团队，同时也更加积极地投入高血压管理中。他开始遵循医生和患者的建议，改变了生活方式，定期监测血压，逐渐取得了良好的控制效果。

通过情境叙事技巧，医生成功地建立了与李*立更紧密的医患关系。这种关系的建立促使李*立更积极地参与治疗，提高了治疗的效果，同时也提高了他对医疗团队的满意度。这个案例展示了情境叙事如何帮助改善医患关系，从而实现更好的医疗结果。

总之，基于情境的叙事技巧是一种强大的工具，在医学信息传递与解释中发挥巨大作用。通过将医学信息融入故事情节中，医护人员可以更好地满足患者的需求，使他们更加了解和信任医疗过程。这不仅有助于建立更紧密的医患关系，还能提升患者的满意度和治疗效果。

（二）疼痛管理与舒缓护理

在疼痛管理和舒缓护理中，通过叙事方式帮助患者放松心情，减轻痛苦感。

1. 自然景观叙事

基于情境的叙事技巧在疼痛管理和舒缓护理中扮演着关键角色，尤其是自然景观叙事。以下是一个更为详细的说明和案例：

在医疗环境中，患者可能会经历各种疼痛和不适，这对他们的身体和心理健康都造成了负面影响。在这种情况下，医护人员可以采用自然景观叙事的方法来帮助患者放松身心，减轻疼痛感。

自然景观叙事是将患者的想象力带入美丽和宁静的自然环境中。医护人员可以使用富有描述性的语言，讲述海滩上的细沙、林间的青翠、湖泊的宁静等情景。他们可以引导患者想象自己置身于这些场景中，感受阳光、微风和大自然的宁静。

例如，一位护士可能对正在接受化疗治疗的癌症患者说："请您闭上眼睛，想象自己站在一片金黄色的麦田中。您可以感受到温暖的阳光洒在您的皮肤上，微风轻轻吹拂着您的脸庞。您听到了麦浪在风中沙沙作响，这个场景充满了宁静和舒适。"

这种叙事方式不仅可以分散患者的注意力，减轻他们对疼痛的感知，还可以提供一种愉悦和轻松的情绪体验。它有助于降低紧张情绪和焦虑感，帮助患者更好地应对疼痛。同时，这种叙事也为患者提供了一种情感支持，让他们感到他们不是孤单的，医护人员关心着他们的身心健康。

总的来说，自然景观叙事是一种有力的工具，可以在疼痛管理和舒缓护理中提供帮助。通过创造美丽和宁静的叙事环境，医护人员可以帮助患者减轻疼痛感，放松身心，提升整体的治疗体验。这种叙事方式不仅改善了患者的舒适度，还有助于促进康复和愈合。

2. 情感放松叙事

情感放松叙事是在疼痛管理和舒缓护理中应用的另一种基于情境的叙事技巧。以下是更详细的描述和案例：

在医疗环境中，患者常常伴随着焦虑、紧张和疼痛。情感放松叙事旨在通过情感引导，帮助患者放松身心，减轻疼痛和焦虑感。

医护人员可以通过叙事方式，引导患者关注他们的情感体验，并通过情感释放来减轻疼痛感。例如，一位护士可能对正在接受康复治疗的患者说："请您闭上眼睛，深呼吸，尽量放松自己。想象您正在一片宁静的森林中，四周是高大的树木，阳光透过树叶洒在您身上。现在，请将您体内的紧张和不适的情感视为一团黑云，每一次呼气都是一缕温暖的风吹走一部分黑云。"

这种叙事方式通过情感引导，帮助患者主动参与放松过程，将注意力从疼痛上转移到情感的体验上。它有助于患者降低焦虑和疼痛感，提升情感舒适度。

情感放松叙事也可以让患者感到自己对疼痛有一定程度的掌控，通过情感引导，患者可以学会自我调节情感和疼痛感受，增强他们的自信心和控制感。这对于长期疼痛管理和康复非常有益。

总的来说，情感放松叙事是一种强大的叙事技巧，可以在疼痛管理和舒缓护理中帮助患者放松身心，减轻疼痛感受。通过情感引导，患者能够更好地理解和应对他们的情感和疼痛，从而提升整体的治疗效果和舒适度。这种叙事方式为患者提供了一种主动参与治疗的方式，增强了他们的情感支持和自我管理能力。

（3）希望和激励叙事

在疼痛管理和舒缓护理中，希望和激励叙事是一种有力的策略，可以提高患者的情绪状态，增强他们的治疗信心。以下是更详细的描述和案例：

疼痛和不适可能会让患者感到沮丧和绝望，而希望和激励叙事的目标是通过积极的故事和情感引导，唤起患者内在的力量和信念。医护人员可以通过讲述那些曾经经历过疼痛但最终克服它的患者的故事，鼓励和激励其他患者。

例如，一位医生可以向正在接受癌症治疗的患者讲述一个癌症幸存者的故事，强调他们在治疗过程中的坚忍和积极态度。这种叙事方式能够让患者感受到希望和鼓励，相信自己也能够战胜疾病。医护人员可以说："有一位患者，和您一样面临着巨大的挑战，但他坚持不懈地接受治疗，保持了积极的心态，如今已经康复了。这个故事告诉我们，即使在最艰难的时刻，希望和坚持也能战胜一切。"

希望和激励叙事不仅可以提高患者的情绪，还可以增强他们的治疗信心。患者会感受到医护人员对他们的关心和支持，这有助于建立更紧密的医患关系。这种叙事方式可以鼓舞患者积极面对治疗过程中的挑战，提高治疗的成功率。

因此，希望和激励叙事是在疼痛管理和舒缓护理中非常有效的策略。通过积极的故事和情感引导，医护人员可以唤起患者内在的力量和信念，提高他们的情绪状态和治疗信心。这种叙事方式有助于改善患者的整体体验，促进治疗的成功和康复。

总的来说，基于情境的叙事技巧在疼痛管理和舒缓护理中具有重要的应用价值。通过创造积极的叙事环境，医护人员可以帮助患者在身体和心理上获得放松和舒适，从而促进康复。

（三）术前和术后护理

在术前和术后的护理过程中，采用基于情境的叙事技巧对患者进行信息传递和情感支持是至关重要的。

1. 帮助患者舒缓术前紧张情绪的叙事方式

术前护理阶段是患者常常感到紧张和不安的时刻。医护人员可以通过叙事的方式向患者传达手术过程、可能的风险和术后恢复的期望。通过将这些信息嵌入一个连贯的叙事中，医护人员可以帮助患者更清楚地了解手术的必要性和具体步骤，从而减轻他们的紧张情绪。

例如，医护人员可以用叙事方式说："您可以想象一下，手术室是一个专门的团队工作的地方，就像电影里的太空探险队一样。医生和护士都是经验丰富的专业人士，他们会确保手术过程顺利进行。"

2. 通过叙事帮助患者应对术后康复和不适

术后护理同样可以受益于叙事技巧的应用。医护人员可以通过叙事向患者传达术后恢复的预期时间表、需要注意的事项以及应对可能出现的不适或并发症的方法。这种情境化的叙事方式可以帮助患者更好地准备自己的术后生活，减少对未知情况的恐惧感。

例如，医护人员可以用叙事方式说："术后的前几天可能会感到有些不适，就像进行了一次冒险后需要一些时间来适应新环境一样。这是正常的，我们会一直陪伴您，确保您的康复顺利。"

综上所述，基于情境的叙事技巧在术前和术后护理中的应用可以帮助患者更全面地理解和应对手术过程，减少他们的紧张和不安情绪，从而提升治疗效果和患者满意度。这种叙事方式有助于建立更紧密的医患关系，让患者感受到医护人员的关心和支持。

（四）临终关怀和家庭支持

在临终关怀和家庭支持中，运用温馨的叙事方式，帮助家属理解和接受亲人的离世，并为他们提供情感支持和安慰。

临终关怀和家庭支持使医护人员在面对患者生命的最后阶段时，显得尤为重要。在这个关键时刻，基于情境的叙事技巧可以发挥重要作用，帮助家属理解和接受亲人的离世，同时为他们提供情感支持和安慰。

在临终关怀和家庭支持领域，情境化的叙事技巧发挥着关键作用。这种技巧能够通过情感共鸣和情感连接，在最艰难的时刻为患者和家属提供支持和安慰。以下是一些关于如何应用情境化叙事技巧的示例，以帮助家属理解和接受亲人的离世。

1. 分享珍贵的回忆和时刻

医护人员可以与家属分享关于患者生命中的珍贵瞬间和快乐回忆的故事。这些故事可以帮助家属回顾和珍惜与亲人在一起的时光，减轻他们的悲伤。例如，医护人员可以说："您的亲人曾经告诉我，最快乐的时刻是在家庭聚会中，和家人们分享温馨的时光。这些美好的回忆将永远留在我们心中。"

2. 解释自然的死亡过程

家属通常对死亡的过程感到不安和害怕。通过叙事，医护人员可以以温和的方式解释死亡的自然过程，使家属更容易接受。例如，他们可以说："就像白天慢慢变成夜晚一样，生命也有其自然的过渡。您的亲人正在经历这个自然的过程，我们将竭尽所能来确保他们感到安心。"

3. 建立情感连接和支持

医护人员在与家属互动时可以通过表达自己的情感和关怀来建立情感连接。他们可以分享自己与患者互动的温馨瞬间，以及对家属的理解和支持。例如，医护人员可以说："我也曾与您的亲人度过很多宝贵的时光，他们是一个特别的人。我深切理解您此刻的心情，我们会一起度过这个时刻。"

在临终关怀和家庭支持中，情境化的叙事技巧不仅可以帮助家属理解和接受亲人的离世，还能够为他们提供情感支持和安慰。这种温暖和人性化的方法有助于缓解家属的悲伤和焦虑，使整个过程更加温馨和宽容。

结语

第五章的内容涵盖了不同的临床叙事方式，从个案叙事到基于情境的叙事技巧，探讨了在各种医疗情境下如何运用叙事来提升医疗服务的质量和效果。通过不同的叙事方式，医护人员能够更好地与患者和家属建立连接，传递信息，提供支持，以及创造温暖的医疗环境。

个案叙事能够通过具体的案例来鼓励患者，增加他们的治疗参与感；康复叙事能够在康复阶段激励患者，帮助他们实现更好的生活质量；情感共鸣叙事能够在医患之间建立情感联系，促进深入的沟通。而基于情境的叙事技巧则使医护人员能够在特定情境下更有针对性地运用叙事，如在信息传递、疼痛管理、术前术后护理和临终关怀中。

　　这一章的内容展示了叙事在医疗实践中的灵活性和应用价值。无论是传递医学知识、提供情感支持还是鼓励患者积极参与治疗，叙事都扮演了至关重要的角色。通过巧妙地选择和运用不同的叙事方式，医护人员可以为患者创造更加温暖、关怀和有效的医疗体验，从而提升整体的医疗服务质量。

第六章　临床叙事类型

➤ 学习目标

◆ 掌握

各类临床叙事类型的概述，包括病例叙事、康复叙事、患者经历叙事和专业知识叙事，理解它们的不同特点和用途。

病例叙事的特点与运用，包括如何有效地运用病例叙事来具体化医学知识、建立信任、个性化治疗等。

康复叙事的特点与运用，包括如何使用康复叙事来鼓励和支持患者、建立共鸣、提供希望等。

取舍与结合不同类型的叙事方式，以适应不同情境和患者需求，突出治疗方案与效果，同时提供情感支持和康复支持。

◆ 了解

如何区分病例叙事和康复叙事，以及它们在医疗环境中的不同运用。

在不同情境下，如何结合不同的叙事方式，以更好地满足患者的需求和期望。

第六章将探讨不同的临床叙事类型，涵盖了医疗实践中各种情境和需求。通过深入研究这些叙事类型，医护人员可以更好地理解如何在特定情况下运用不同的叙事策略和技巧，以满足患者的需求，促进医患关系的建立，并提升医疗服务的质量。不同类型的临床叙事为医护人员提供了灵活性和创造性，使他们能够更好地应对不同的挑战和场景，为患者提供更加个性化和有效的护理。让我们一同探索这些临床叙事类型，了解它们的特点、应用和效果。

一、各类临床叙事类型概述

在临床叙事中，存在多种类型的叙事，每种类型都有其独特的特点和应用场景。在这里，将深入探讨临床叙事的多样性，介绍不同的临床叙事类型及其在医疗实践中的应用。在医护工作中，不同的患者和情境需要不同的叙事方法，可以更好地满足他们的需求和期望。从个案叙事到康复叙事，从情感共鸣叙事到信息传递叙事，每一种叙事类型都具有独特的特点和价值。通过对各类临床叙事类型的深入了解，医护人员将能够在实际工作中更加灵活和智慧地运用不同叙事方法，提升医患关系、改善患者体验，并为医疗服务的提供全面而人性化的支持。让我们逐一探索这些临床叙事类型，以便更好地应对复杂多变的临床环境。

（一）病例叙事

病例叙事是将医学病例转化为故事的方式，帮助患者更好地理解疾病的过程、诊断和治疗方案。通过病例叙事，医护人员可以将抽象的医学概念变得更具体和生动，提高患者的治疗依从性。

病例叙事在临床叙事实践中时时都会发生，它将冰冷的医学数据和专业术语转化为一个生动的、具有情感色彩的故事，使患者能够更深入地理解自己的疾病情况。将疾病过程、诊断和治疗方案融入一个具体的故事情境中，病例叙事能够帮助患者建立起对医学知识的认知，并将其置于更广阔的背景中。

医护人员在运用病例叙事时，可以选择一个与患者相似的病例，描述该患者的病程、治疗过程以及最终的康复情况。这样的叙事方式能够让患者在情感上产生共鸣，因为他们能够将自己置于故事主人公的角色中，更容易理解和接受信息。通过病例叙事，医护人员可以把医学知识"人性化"，让患者感受到关怀和支持，进而提高患者的治疗依从性。

此外，病例叙事也有助于患者更好地理解疾病的发展过程和可能的并发症。通过描述实际案例中可能遇到的挑战和困难，医护人员可以帮助患者制订更合理的治疗期望，并减少因信息不足而产生的焦虑和恐惧感。病例叙事不仅仅是一种传递知识的方式，更是一种与患者建立情感联系的途径，从而提高患者对治疗方案的认可度。

总之，病例叙事作为临床叙事的一种重要形式，能够将抽象的医学概念转化为生动的故事情境，帮助患者更深入地理解和接受治疗信息。通过个案的具体描绘，医护人员可以在患者心中种下希望和信心的种子，促使他们更积极地参与治疗，达到更好的疗效。

（二）康复叙事

康复叙事强调康复过程中的成就和努力，通过分享其他康复患者的成功经历，激励患者保持积极的态度，坚持治疗和康复训练，实现更好的生活质量。

康复叙事是一种充满鼓励和希望的叙事方式，它专注于康复过程中的成就和努力，旨在激励患者积极参与康复训练，提高生活质量。在医疗实践中，康复往往是一个漫长而艰难的过程，患者需要克服身体和心理上的种种挑战，才能达到最终的康复目标。而康复叙事正是通过分享其他康复患者的成功经历，为患者树立榜样，鼓励他们坚持下去。

通过康复叙事，医护人员可以向患者展示类似他们的人如何克服困难，通过坚持和努力，取得了康复的成功。这些成功的故事能够激发患者内心的勇气和希望，让他们相信自己也能够战胜困难，最终恢复健康。康复叙事还可以帮助患者建立积极的心态，从而更有动力参与康复训练，提高治疗效果。

康复叙事的另一个作用是为患者提供心理支持。在康复过程中，患者可能会感到沮丧、焦虑甚至绝望，这时候一段鼓舞人心的康复叙事可以成为他们的情感依托，帮助他们重新找到前进的动力。通过分享康复成功的经历，医护人员能够传递出对患者的关心和鼓励，让患者感受到被理解，愿意坚持走下去。

总之，康复叙事是一种积极的叙事方式，通过分享康复患者的成功经历，激励和支持患者坚持治疗和康复训练，实现更好的生活质量。这种叙事方式不仅为患者带来希望和信心，也为医护人员提供了一种积极参与患者康复的途径，共同创造更美好的康复故事。

（三）患者经历叙事

患者经历叙事是一种极具人文关怀和情感共鸣的叙事方式，它以患者的视角出发，通过第一人称的方式讲述病程、治疗经历和情感体验。这种叙事方式的核心在于将患者置于叙事的中心，倾听他们的声音，理解他们的感受，从而更深入地了解患者的内心需求。

通过患者经历叙事，医护人员能够更全面地了解患者的病程和治疗经历。患者的描述可以为医护人员提供宝贵的信息，帮助他们更准确地判断病情的变化和进展，从而做出更好的治疗决策。此外，患者经历叙事还有助于发现治疗过程中可能出现的问题和困难，及时采取措施进行干预，确保患者的安全。

更重要的是，患者经历叙事强调情感共鸣。通过听取患者的情感体验，医护人员能够更加真切地感受到患者的痛苦、恐惧、希望等情感。这种共鸣不仅有助于建立医患之间的信任和亲近感，还可以帮助医护人员更好地回应患者的情感需求，提供更温暖人心的护理。

患者经历叙事还有助于医护人员更好地了解患者的个性和生活背景。每个患者都有独特的人生故事和价值观，通过他们的叙述，医护人员可以更好地适应患者的需求，提供更个性化的医疗服务。这种个性化的关注可以显著提升患者的满意度和治疗效果。

综上所述，患者经历叙事是一种重要的叙事方式，它让患者的声音得到尊重和重视，帮助医护人员更深入地了解患者的内心需求，建立情感共鸣，提供更个性化、温暖人心的护理服务。

（四）专业知识叙事

专业知识叙事是一种将复杂的医学知识和经验转化为故事的叙事方式，旨在向患者、家属以及非医学背景的人解释和传达医学信息。医学领域涉及众多专业术语和复杂概念，而这些对于非医学专业人士来说可能显得晦涩难懂。专业知识叙事的目的就是通过将这些抽象的知识转化为生动的故事，使人们更轻松地理解和吸收医学信息。

通过专业知识叙事，医护人员可以将抽象的医学知识联系到实际生活中的场景和情境。通过一个故事，可以向患者和家属解释疾病的原因、机制、诊断方法以及治疗方案。这种叙事方式能够使医学知识更加具体、有形，从而让人们更容易理解和接受。此外，专业知识叙事还能够帮助人们建立对医学领域的信任感，因为通过叙事，医护人员向患者和家属展示了他们的专业知识和经验。

另一方面，专业知识叙事也有助于提高非医学背景的人士对医学信息的参与度。通过生动的叙事，人们更容易与医学信息产生联系，从而更愿意积极参与医疗决策和治疗过程。这种叙事方式可以激发人们的兴趣，让他们更乐意去了解自己的疾病，从而更好地管理和控制健康状况。

总之，专业知识叙事是一种将复杂的医学知识转化为生动故事的有效手段。通过这种叙事方式，医护人员能够让医学信息更易于理解和接受，提高患者和家属的医学素养，增强他们对医疗团队的信任，从而实现更好的医患沟通和协作。

二、病例叙事与康复叙事的区分与运用

在临床叙事的世界里，病例叙事和康复叙事是两种常见且重要的叙事类型。它们分别侧重于医疗过程的不同阶段，提供了不同的叙事方式来满足患者和医护人员的需求。病例叙事侧重于传递诊断、治疗和康复的医学信息，而康复叙事则强调鼓励和支持患者在治疗过程中的积极努力。在这里，我们将深入探讨这两种叙事类型的区别和应用，以及它们在临床实践中的重要性。

病例叙事是将医学病例转化为故事的方式，通过讲述实际的患者案例，将抽象的医学知识具象化，使患者和家属更容易理解和接受。病例叙事强调诊断和治疗过程中的关键信息，帮助患者了解疾病的本质、可能的风险和治疗方案。通过生动的叙事，医护人员可以为患者建立一个逻辑清晰、易于理解的医学知识框架，从而促进患者的治疗依从性和积极参与。

相对而言，康复叙事侧重于康复阶段的治疗和努力，通过分享其他康复患者的成功经验，鼓励当前康复患者保持积极的态度。康复叙事强调康复过程中的成就和进步，以及患者在面对困难和挑战时的坚持和勇气。通过这种叙事方式，医护人员可以激励患者克服困难，保持积极的心态，坚持康复训练，最终实现更好的生活质量。

在本章中，我们将深入研究病例叙事和康复叙事的区别和特点，探讨它们在不同情境下的运用，以及如何根据患者的需求和阶段选择适当的叙事方式。通过理解这些叙事类型的特点和优势，医护人员可以更好地运用它们，提高医患沟通的效果，促进患者的理解和配合，最终实现更好的治疗效果。

（一）病例叙事的特点与运用

病例叙事侧重于呈现医学病例的过程和治疗方案。医护人员可以将具体的病例进行故事化，讲述患者从发病到治疗的经过，强调医疗措施的必要性和效果。这种叙事方式有助于患者理解治疗的逻辑和科学性，提高他们的依从性和信心。

病例叙事作为一种重要的临床叙事方式，具有许多特点和优势，使其在医患沟通和医疗实践中得到广泛应用。

1．具体化医学知识

病例叙事的一个显著优点是它能够将抽象的医学知识具体化，将复杂的医学概念转化为真实的病例，从而使医学知识变得更加易于人们理解和接受。这一点对医护人员与患者以及他们的家属之间的有效沟通至关重要。

在医学领域，存在着许多专业术语和复杂的概念，对于非专业人士来说，这些概念往往难以理解。然而，通过使用具体的病例来阐释这些概念，医护人员可以用更简单明了的语言来描述患者的病情、诊断和治疗方案。例如，他们可以将一位患者的病情描述为"心脏瓣膜的问题导致了血液流动不畅，需要进行手术修复，以改善血液供应和心脏功能"。这种方式能够让患者和家属更好地理解疾病的本质，而不需要深入了解医学术语。

具体化医学知识还可以通过图表、图像和模型等可视化工具来实现，以帮助患者更好地理解疾病的生理过程和治疗的原理。医护人员可以使用X光、MRI扫描结果，或者使用模型来演示患者的病情和治疗方式。这些可视化工具使医学知识变得更加生动和具体，有助于患者更全面地了解自己的病情和治疗选项。

总之，具体化医学知识是病例叙事在医学沟通中的一项关键优势。通过将抽象的医学概念具体化为真实的病例和可视化工具，医护人员能够以更易于理解和接受的方式与患者和家属分享重要的医学信息，促进了患者对疾病和治疗的全面理解。这种沟通方式有助于建立患者与医护人员之间的信任和合作，提高了治疗的效果。

叙事案例：

当我还是一名实习医生时，我遇到了一位特别有启发性的患者，他的案例展示了病例叙事的具体化医学知识的重要性。

这位患者名叫陈*瀚，是一名中年男性，他被诊断患有高血压和高胆固醇。刚开始，陈*瀚对自己的病情并不太在意，他认为这些只是一些小问题，不值得担心。然而，随着时间的推移，他的症状变得越来越明显，包括头痛、胸闷和气短。

在与陈*瀚的交流中，我意识到有必要用具体的病例叙事方式来帮助他理解自己的病情。我解释说，高血压和高胆固醇可能导致心血管疾病，这是一种严重的健康问题，可能危及生命。然后，我分享了一个类似陈*瀚的患者的故事。

这位患者也曾经对高血压和高胆固醇不以为然，直到他突然出现了心脏病发作的症状。他被紧急送到医院，并接受了急救治疗。幸运的是，他幸存下来，但这次经历让他意识到了自己的漠视有多么危险。

我告诉陈*瀚，这位患者后来通过积极地治疗以及改变生活方式，成功控制了高血压和高胆固醇，恢复了健康。我强调了治疗的必要性，并鼓励陈*瀚采取积极的措施来改善自己的健康。

这个故事的具体性使陈*瀚更容易理解自己的病情，并认识到了采取行动的紧迫性。他决定积极配合治疗，改变自己的生活方式，包括健康饮食和锻炼。随着时间的推移，他的健康状况逐渐改善，症状减轻，康复成功。

案例分析：

这个案例展示了病例叙事的特点之一，即具体化医学知识。通过将抽象的医学概念转化为生动的病例故事，医护人员可以帮助患者更好地理解他们的疾病，认识到治疗的紧迫性，提高依从性和信心。这种叙事方式对于患者的健康管理和康复过程至关重要。

2. 逻辑清晰

逻辑清晰是病例叙事的一个显著特点，它有助于将复杂的医学信息呈现得有条不紊，让患者更容易理解疾病的发展过程和治疗的紧迫性。

在病例叙事中，医护人员通常会按照时间顺序或逻辑顺序来组织和呈现病例信息。这意味着他们会从疾病的最初症状和病因开始，然后逐步描述患者的就诊经历、诊断结果、治疗方案和康复进程。这种清晰的时间线或逻辑架构有助于患者建立起对整个疾病过程的完整认知，他们可以明确了解疾病是如何发展的，为什么需要进行治疗，以及治疗的优势和可能的风险。

逻辑清晰的叙事还可以帮助患者更好地理解医学术语和专业知识。医护人员可以使用清晰的语言进行描述，将复杂的医学概念和程序解释得更加通俗易懂。

这有助于消除患者的疑虑和困惑，使他们能够更自信地参与治疗决策和计划。

逻辑清晰的叙事也可以增加患者对治疗的信心。当患者能够清晰地看到治疗的步骤和过程时，他们更容易相信医疗团队的专业能力，并对治疗方案产生信任感。这种信心是治疗成功的关键因素之一，因为患者在信任医护人员和治疗方法的同时，更有可能积极配合治疗，提高治疗效果。

综上所述，逻辑清晰是病例叙事的一个重要优势，它有助于患者更好地理解和接受医学信息，增强了治疗的有效性和患者的信心。这种叙事方式在医疗沟通中扮演着重要的角色，促进了患者与医护人员之间的有效互动和合作。

叙事案例：

在我的职业生涯中，我曾经遇到一位患者，她的案例展示了病例叙事的逻辑清晰性的重要性。

这位患者是一名年轻女性，叫小敏。小敏一直经历着慢性腹痛和不明原因的体重下降。她曾多次就诊，但一直未能得到明确的诊断。在她的情况下，我认为使用病例叙事是帮助她理解问题严重性的关键。

我开始讲述她的病例，按照时间顺序描述了她的症状和就医经历。我强调了腹痛的频繁性和体重下降的严重程度。然后，我提到了一些可能的疾病，这些疾病可能导致她的症状。我解释说，虽然尚未确诊，但我们需要进一步地检查来了解问题的根本原因。

接着，我详细解释了可能的诊断测试和治疗选项。我强调了早期诊断的重要性以及治疗的紧迫性，因为症状已经持续了很长时间。我与小敏一起制订了一个治疗计划，并解释了每个步骤的目的和预期结果。

小敏通过病例叙事明确了她的问题，了解了治疗的逻辑，明白了为什么需要进行各种检查和治疗。她的紧张情绪减轻了，因为她现在知道我们正在积极应对问题，而不是独自持续忍受症状。逻辑清晰的叙事帮助她更好地理解了治疗过程，提高了她的信心，最终成功克服了疾病。这个案例强调了病例叙事在建立信息框架和提供逻辑清晰性方面的重要性。

3. 强调治疗必要性

强调治疗的必要性和重要性是病例叙事在医疗沟通中的一项重要任务。患者通常在面对治疗决策时会产生疑虑和担忧，特别是在需要接受复杂或长期的治疗时。在这种情况下，医护人员可以通过病例叙事的方式，向患者展示治疗的迫切性和价值，从而激发他们更积极地参与治疗方案。

通过分享成功的治疗案例，医护人员可以向患者传达一个明确的信息：治疗是有效的，它可以改善患者的健康状况并提高生活质量。这些案例可以涵盖各种不同的疾病和治疗方法，以展示医学领域的广泛进展和成功实例。例如，医护人员可以通过讲述一个患者在接受适当治疗后康复并重返正常生活的案例，以证明治疗的有效性。

医护人员还可以通过病例叙事强调治疗的紧迫性。有时，患者可能会犹豫不决，拖延治疗，认为症状并不严重。医护人员可以通过向他们展示早期治疗的好处以及未经治疗可能导致的潜在风险，提醒患者及早采取行动，寻求适当的医疗干预。

强调治疗的必要性和重要性不仅有助于患者更好地理解医学知识，还能够激发他们的信心和积极性。这种方式不仅增加了患者对治疗的接受度，还可以提高治疗效果，有助于更好地管理和改善患者的健康状况。因此，病例叙事在强调治疗的必要性方面发挥着重要作用。

叙事案例：

在我的实践中，有一位患者的案例突出了病例叙事强调治疗必要性的作用。

这位患者是一名中年男性，他在一次例行体检中被发现有高血压和高胆固醇。虽然他的医生建议他采取药物治疗和生活方式改变来控制这些风险因素，但他一直感到犹豫和担忧。

为了帮助他理解治疗的必要性，我选择了一个成功的治疗案例进行叙事。我向他讲述了一位类似年龄和疾病风险的患者的故事，这位患者最初也犹豫不决，但最终决定积极配合治疗方案。

我强调了这位患者的积极改变对他的健康产生的积极影响，包括血压和胆固醇的稳定。我还描述了他的生活质量提高的情况，以及减少心血管疾病风险的好处。

这位患者通过这个治疗成功案例，明白了治疗的必要性和潜在的好处。他表示，听到一个真实的故事让他更有信心采取行动，他逐渐开始服药并改变生活方式。这个案例突显了病例叙事如何强调治疗的必要性，激发患者的积极性，以及提高他们的治疗依从性。

4．科学解释

病例叙事在医疗沟通中的另一个关键作用是科学解释。医学领域充满了复杂的术语、概念和程序，对于一般患者来说，这些信息可能令人困惑和晦涩难懂。在这种情况下，病例叙事发挥了将复杂的医学信息转化为生动故事的重要作用。

医护人员可以运用比喻、类比等技巧，将抽象的医学概念具体化，并与患者熟悉的生活经验联系起来。通过这种方式，医护人员能够以更通俗易懂的方式解释疾病的原因、治疗的机制以及可能的风险和益处。例如，医护人员可以将身体的免疫系统比喻成一个保卫城堡的士兵，解释为什么某种治疗方法可以帮助增强免疫力。这种生动的比喻使患者能够更容易地理解医学知识，减少了信息的抽象性和陌生感。

病例叙事还可以通过实际案例的讲述，展示医学知识的应用和效果。通过分享其他患者的治疗经验，医护人员可以呈现治疗的实际成果，让患者能够看到治疗的可行性和希望。这种科学解释的方式不仅有助于让患者更好地理解医学信息，还能够激发他们更积极地参与治疗，因为他们明白治疗是基于科学依据和实际经验的。

总之，病例叙事通过将医学信息转化为生动的故事，运用比喻和实际案例，有助于科学解释复杂的医学概念，使患者更容易理解治疗的过程和效果，从而增强了医患之间的沟通和共鸣。这种方式有助于提高患者对医疗决策的参与度，从而取得更好的治疗效果。

叙事案例：

有一位患者，名叫罗*欣，被诊断患有糖尿病，她一直对疾病的复杂性感到困惑和不安。她常常不理解为什么需要测量血糖、注射胰岛素，以及为什么饮食要有严格的限制。

为了帮助她更好地理解糖尿病的治疗，我采用了病例叙事的方式，将她的情况与一个生活中常见的比喻相联系。我告诉她，把糖尿病看作是一座独特的桥梁，而她是这座桥梁的主工程师。

我解释说，桥梁需要坚固的支柱和精确的测量来保持稳定，就像她需要胰岛素和血糖检测一样。同时，桥梁也需要符合规范的建筑材料，就像她的饮食需要符合医生的建议。

通过这个比喻，罗*欣开始更清楚地理解她的疾病治疗过程，她表示这个比喻帮助她看到了治疗的重要性和逻辑。她现在更加积极地管理她的糖尿病，因为她能够将复杂的医学信息转化为她日常生活中的一种自然过程。这个案例突出了病例叙事如何科学解释医学知识，使患者更容易理解和接受治疗方案。

5. 建立信任

建立信任是医疗领域中至关重要的一环，而病例叙事在这方面发挥着重要的作用。通过分享真实病例的治疗经验，医护人员能够向患者展示他们的专业知识和真诚关心，从而建立更强的信任关系。

当患者了解到医护人员已经成功治疗了其他类似情况的患者时，他们更有信心相信当前医疗团队可以为他们提供有效的治疗。这种信任关系是治疗成功的基础，因为当他们知道医护人员有经验并且在关心他们的康复时，患者通常更愿意遵循医嘱、积极参与治疗。

通过分享病例，医护人员还可以向患者传达自己的专业知识，解释治疗方案的科学依据，以及可能的风险和益处。这种透明度有助于患者更好地理解治疗过程，减轻焦虑和不安感，从而提高他们对医疗团队的信任。

总之，病例叙事是建立信任关系的有力工具。通过分享成功治疗病例，医护人员能够向患者展示他们的专业能力和真诚关怀，为患者提供信心和安全感，从而增强了医患之间的互信，有助于取得更好的医疗效果。

叙事案例：

有一位名叫易*浩的患者，被诊断患有心脏病。他一直对心脏手术感到非常害怕，对手术的细节和风险一无所知，因此充满了焦虑和不安。

为了帮助易*浩理解手术的必要性和过程，医生选择了一个病例叙事的方式。医生与易*浩分享了一个先前患有类似心脏问题的患者治疗成功的故事。

医生详细描述了那位患者的情况，包括病情严重程度、手术的步骤以及手术后的康复过程。医生强调那位患者现在的生活质量有了显著改善，可以正常进行日常活动，并且没有再出现心脏问题。

这个病例叙事让易*浩受到鼓舞，他开始理解手术的必要性，并相信医生有能力帮助他。通过分享实际的病例，医生建立了与易*浩的信任关系，减轻了他的焦虑情绪，使他更愿意接受必要的治疗。这个案例突出了病例叙事如何帮助建立信任，提高患者的依从性和治疗效果。

6. 个性化治疗

在病例叙事中，个性化治疗方案是一个关键的元素，它有助于医护人员更好地满足患者的独特需求和期望。每位患者都有自己独特的医疗历史、身体状况和生活背景，因此，一个标准化的治疗计划并不一定适用于所有人。通过病例叙事，医护人员可以将治疗方案量身定制，以确保其与患者的实际情况相契合。

病例叙事中的个性化治疗方案通常通过分享类似患者的成功治疗经验来实现。医护人员可以讲述那些曾经面临与当前患者类似问题的患者的故事。这些故事不仅强调了成功康复的可能性，还突出了个性化治疗的重要性。

例如，如果一名患者正在康复期间遇到困难，医护人员可以分享一个与之类似的病例，描述该患者如何通过特定的治疗方法和坚韧不拔的决心成功克服了类似的挑战。这样的故事可以为当前患者提供实际的参考，让他们了解到自己也有机会克服困难，只要按照个性化治疗计划坚持下去。

个性化治疗的目的是增加患者对治疗计划的理解和参与，提高他们的康复信心，并最终实现更好的康复效果。通过与患者分享相似病例的成功故事，医护人员能够让患者感到自己在康复过程中并不孤单，了解到有人曾经走过相似的道路，并成功战胜了疾病。这种个性化的支持和鼓励是病例叙事的一项强大工具，有助于患者更有信心地走向康复之路。

在临床实践中，病例叙事可以应用于各种疾病和治疗情境。医护人员可以根据患者的情况，选择适当的病例叙事，从而提高医患沟通的效果，促进患者的理解和配合，最终达到更好的治疗效果。

叙事案例：

有一位名叫毛*晶的患者，被诊断患有乳腺癌。她对癌症的治疗充满了担忧和疑虑，担心治疗过程的副作用和不适会让她的生活变得更加困难。

医生了解到毛*晶的情况后，决定通过一个病例叙事来定制个性化的治疗方案。医生与毛*晶分享了一个之前患有乳腺癌的患者的故事，这位患者与毛*晶在年龄和体型上非常相似。

医生详细描述了那位患者的治疗历程，包括手术、放疗和化疗的过程，以及她在治疗期间的经验。这位患者坚持积极的态度，积极参与治疗，同时得到了家人和医疗团队的全力支持。

通过这个个性化的病例叙事，医生鼓励毛*晶相信自己也能够成功应对治疗过程。毛*晶开始更加积极地参与治疗，并在家人的陪伴下渡过了艰难的时期。她最终成功康复，这个个性化的治疗方案在帮助她战胜癌症过程中发挥了关键作用。

这个案例突出了病例叙事如何帮助医护人员为患者定制个性化的治疗方案，以应对他们的特殊需求和担忧。通过分享类似患者的成功经验，医生激发了毛*晶的积极性，帮助她实现了更好的康复效果。

（二）康复叙事的特点与运用

康复叙事强调患者的努力和康复成就。医护人员可以分享其他康复患者的成功经历，鼓励患者坚持康复训练，克服困难，逐步恢复功能。康复叙事能够激发患者的积极性，增强他们的康复信心。下面介绍康复叙事的特点和运用。

1. 鼓励和支持

康复叙事的力量在于鼓励和支持患者，让他们在康复的道路上不再感到孤独和无助。通过分享其他康复患者的成功经历，康复叙事为当前康复患者提供了一盏明灯，指引他们走向康复的光明未来。

当患者面临康复过程中的身体疼痛、生活改变和情感波动时，他们可能会感到沮丧和无望。这时，听到那些曾经面对类似挑战并成功克服的患者的故事，对他们而言就像是一剂强心针。这些故事中充满了坚韧、毅力和希望，它们告诉患者，即使在逆境中，也有人成功地走过了康复之路，重获健康和生活的质量。

康复叙事还为患者注入了信心，让他们相信自己也能够克服当前的困难。看到其他人如何通过坚持不懈的努力和积极的态度克服了身体上的限制，患者会更有动力去面对康复过程中的挑战。这种信心的培养是康复叙事的核心价值之一，因为它可以激发患者的积极性，促使他们更积极地参与康复计划，达到更好的康复效果。

总的来说，鼓励和支持是康复叙事的关键目标之一，它通过分享成功经历，为患者带来了希望、信心和动力。这种正面的情感和态度有助于患者更好地应对康复挑战，坚定前行，实现康复的目标。康复叙事不仅仅是一种治疗工具，更是一种情感的支持和社群的力量，让患者在康复过程中不再感到孤独。

叙事案例：

这是关于一位名叫李*贺的康复患者的故事。李*贺是一名年轻的女性，她在一次严重的车祸中受伤，导致她的脊髓受损，失去了下肢的运动功能。刚开始，她陷入了深深的绝望中，无法接受自己的新生活现实。

然而，李*贺的医疗团队采用了康复叙事作为一部分治疗计划。他们分享了其他康复患者的故事，特别是那些经历了类似伤害但最终成功康复的人。这些故事包括了康复过程中的挑战，但也突出了坚持、毅力等积极态度的重要性。

渐渐地，李*贺开始对康复感到希望，她决定积极参与治疗。在多个月的康复训练后，她逐渐重建了上半身的力量，并学会了使用轮椅。她的康复故事激励了其他患者，也鼓励了她自己。

虽然康复之路依然充满挑战，但李*贺的故事展示了坚持不懈和积极心态的力量。她成为了一位康复的倡导者，鼓励其他人相信自己也能够克服困难，实现更多。这个案例突显了康复叙事的鼓舞人心之处，以及它如何在康复过程中为患者提供了希望和支持。

2. 建立共鸣

康复叙事在建立患者之间的共鸣方面发挥着重要作用。康复过程通常充满了身体和心理上的挑战，而这些挑战在不同患者之间可能存在共性。通过分享那些曾经面临类似困难的患者的康复故事，医护人员可以帮助患者感受到彼此之间的联系和理解。

在康复叙事中，患者可能会听到其他人的故事，了解他们在康复过程中所经历的身体疼痛、康复期间的挫折，以及情感上的起伏。这些故事可能会触发患者的共鸣，因为他们能够在其他人的经历中找到自己的影子。这种共鸣可以减轻患者的孤独感和焦虑感，因为他们明白自己并不是唯一面对康复挑战的人。

共鸣还可以激发患者之间的互相支持和团结。患者可能会开始分享自己的经历和情感，建立起一种相互关心和理解的氛围。他们可以互相鼓励，分享康复的心得，交流克服困难的方法。这种互相支持的氛围有助于患者更积极地应对康复过程中的挑战，并感到自己不再孤立无援。

总之，康复叙事通过建立共鸣，让患者感受与其他人的联系和其他人的理解，减轻了他们在康复过程中的孤独和焦虑。这种共鸣不仅有助于患者更好地应对康复挑战，还促进了康复社区的形成，为患者提供了宝贵的情感支持和鼓励。

叙事案例：

当涉及康复叙事的时候，建立共鸣对于患者之间的互动和支持尤为重要。以下这个真实的案例展示了建立共鸣的重要性。

这是关于两位康复患者，小唐和莉莉的故事。两人都曾经面临严重的运动伤害，需要进行康复治疗，以恢复正常的生活功能。

在治疗过程中，小唐和莉莉有机会分享彼此的经验。小唐曾经是一名职业篮球运动员，他在一场比赛中扭伤了膝盖，导致他的运动生涯结束。莉莉则是一位热衷于登山和户外活动的人，她在一次登山事故中受伤，导致她失去了部分肢体功能。

尽管小唐和莉莉的伤害不同，但他们在康复的道路上有很多共同之处。他们都经历了身体和心理的挑战，都曾怀疑过自己是否能够康复。然而，在分享彼此的故事时，他们开始建立了共鸣。他们能够理解彼此的痛苦和挣扎，感受到了相互支持的力量。

小唐的故事激励了莉莉，让她相信自己可以克服困难，重新融入户外活动。

莉莉的坚韧和毅力也激励了小唐，让他重新找到了生活的目标，虽然他无法再打篮球，但他可以在其他领域取得成功。

这个案例突显了康复叙事中建立共鸣的价值。患者之间的互动和分享可以帮助他们感受到彼此的支持，理解自己的情况，并共同前进。这种情感连接在康复过程中起到了非常积极的作用，鼓舞了小唐和莉莉，并使他们更有信心面对康复的挑战。

3. 激发积极性

康复叙事在激发患者的积极性和动力方面发挥着重要的作用。当患者面临康复的挑战时，他们可能会感到沮丧和失落，甚至对康复的可能性产生怀疑。这时，医护人员可以运用康复叙事来点燃他们内心的火焰，激发他们积极的情感和行动。

康复成功的故事通常强调了坚韧、毅力和自我克服的价值。通过分享那些曾经面临重大健康挑战，但最终战胜困难的个人经历，医护人员可以向患者展示，只要有足够的决心和努力，康复是可以实现的。这些故事中的主人公往往克服了身体上的障碍、心理上的挑战，以及来自他人或自己内心的怀疑。这些成功案例传递出一个重要的信息：无论面临多大的困难，只要保持积极的态度、坚定的信念，并付出努力，就能够实现康复。

这些积极的情感和信念可以激发患者的积极性和动力。患者可能会开始设定明确的康复目标，并努力朝这些目标努力。他们愿意参与治疗计划，遵循医嘱，积极参与身体康复训练。在面对康复中的困难时，他们会回想起那些康复成功的故事，坚定信心，坚持不懈。

总的来说，康复叙事通过激发积极性和动力，为患者提供了克服康复挑战的信心和勇气。这种积极的情感和行动动力有助于促进康复过程，提高康复的成功率，让患者更早地重返健康的生活。康复叙事不仅是一种情感支持工具，还是一种强大的康复激励方式。

叙事案例：

这是关于一位叫做艾*深的患者的故事。她在一次严重的车祸中受伤，导致她的脊椎严重受损，失去了下半身的运动功能。在接受手术和康复治疗后，艾*深感到非常沮丧和无助。她不知道如何应对新的生活现实，充满了恐惧和焦虑。

在康复中，艾*深有幸听到了另一位患者卡尔的康复故事。卡尔也曾经因一次意外事故失去了下半身的运动功能，但他通过不懈的努力和积极的态度，重新找到了生活的意义。卡尔告诉艾*深关于自己康复过程中的挑战和胜利，以及他是如何重新投入社会并继续追求自己的梦想的。

这个故事深深地触动了艾*深的内心。她开始意识到，尽管生活中出现了巨大的变化，但她仍然可以追求幸福和满足感。卡尔的康复叙事激发了她的积极性，她决心付出更多的努力，克服康复中的困难，并尽力恢复自己的功能。

艾*深的故事突显了康复叙事的力量。通过分享康复成功的案例，医护人员可以唤起患者内心的积极渴望，让他们相信自己也能够克服困难，实现康复目标。卡尔的故事不仅鼓舞了艾*深，也证明了康复叙事对于患者康复过程中的积极影响。

4. 减轻焦虑和抑郁

康复叙事在减轻患者的焦虑和抑郁情绪方面发挥着重要作用。面对疾病和康复过程中的不确定性，许多患者常常感到焦虑和沮丧。这些情绪不仅影响了他们的心理健康，还可能对康复过程产生不利影响。

康复叙事通过分享那些曾经面临类似挑战但最终康复成功的个人经历，为患者提供了实际的证据，证明康复是成功的。当患者听到他人在克服身体疾病或康复过程中所经历的种种困难后，他们可能会感到更加乐观，认为自己也能够应对当前的情况。这种乐观的情绪有助于减轻焦虑，因为患者开始相信自己有战胜疾病的机会。

康复叙事还提供了情感支持。患者在听取他人康复故事时，会感受到与其他人的情感联系和共鸣。他们知道自己不是孤独的，有其他人理解他们的处境并关心他们的康复。这种情感支持有助于缓解抑郁情绪，让患者感到被关心和支持。

综合来看，康复叙事通过分享成功康复的故事，减轻了患者的焦虑和抑郁情绪。它为患者提供了希望、信心和情感支持，使他们更能够积极面对康复过程中的挑战，促进了身体和心理健康的康复。这种积极的情感体验有助于提高患者的生活质量，并促进康复的顺利进行。

叙事案例：

诺诺是一位年轻的女性，曾经是一名热衷于户外运动的爱好者。然而，一次滑雪事故导致她受伤，严重影响了她的脊椎，使她失去了下半身的运动功能。这个突如其来的变故让她感到绝望和沮丧，她经常陷入深深的抑郁情绪中。

在康复期间，诺诺有机会聆听另一位患者李*建的康复叙事。李*建曾经也因意外受伤，失去了下半身的运动能力，但他坚持进行康复训练，并最终重返了户外运动的舞台。他分享了自己的康复旅程，包括起初的挣扎和逐渐走向成功的过程。

这个叙事深深地触动了诺诺的内心。她开始认识到，虽然她的生活发生了巨大变化，但仍然有机会克服挑战，寻找新的生活意义。李*建的康复叙事不仅激发了她的积极性，还帮助她减轻了焦虑和抑郁情绪，因为她看到了一个活生生的例子，证明自己也可以克服。

这个案例突显了康复叙事在减轻患者焦虑和抑郁情绪方面的重要作用。通过分享康复成功的故事，医护人员可以为患者提供希望和乐观，帮助他们克服情绪的负担，并更积极地面对康复过程。李*建的故事不仅鼓舞了诺诺，也为她提供了情感上的支持，让她相信自己可以战胜困难。

5. 提供希望

康复叙事的力量在于它能够向患者传递希望的信息，这种希望是基于实际案例和真实经历的。患者通常在康复过程中会遇到各种困难和挑战，而康复叙事通过分享他人成功的故事，告诉患者：曾经有其他人也面临过类似的问题，但他们最终克服了这些困难，恢复了健康。

这种希望不仅是抽象的概念，还具体体现在案例中的细节和成就上。患者可以听到那些曾经像他们一样经历病痛、康复过程中的艰辛，但最终战胜了疾病的故事。这些故事中的成功案例仿若一盏明灯，照亮了前进的道路，让患者相信自己也有可能走上康复之路。

康复叙事还为患者提供了积极的情感支持，患者在听取他人康复经历时，会感受到来自其他人的关心和理解。他们不再感到孤独，因为他们知道有人在背后支持他们。这种情感连接和共鸣有助于增强患者的信心，使他们更有动力去面对治疗过程中的各种挑战。

综合来说，康复叙事不仅为患者提供了希望，还注入了力量和信心。它将抽象的康复目标具体化，通过实际案例向患者展示了成功的可能性。这种希望不仅激发了患者积极性，还加强了医患之间的情感联系，共同努力实现康复的目标。

叙事案例：

张*亮是一位年过六旬的练字艺术家，他一直热爱书法，并在社区里教授书法课程。然而，一次严重的交通事故导致他受伤，脊椎受到了重创，使他完全丧失了下半身的运动功能。这个突如其来的不幸让张*亮陷入了深深的绝望和失望之中。

在康复中，他有幸听到了一位名叫王*熬的年轻女性的康复叙事。王*熬曾经也因一次意外事故导致下半身瘫痪，但她坚定地决定不让这个挫折击倒自己。王*熬分享了自己的康复旅程，包括艰难的物理康复训练、心理挑战和不断积累的进步。

张*亮被王*熬的故事深深感动，他开始认识到，虽然他的生活发生了巨大的改变，但仍然有希望重新获得一部分自己的独立性和书法艺术。王*熬的康复叙事激发了他内心深处的渴望，使他坚信自己也能够攻克难关，恢复一部分自己的功能。

张*亮的康复之路充满了挑战，但他从王*熬的故事中获得了力量和希望。他开始积极参与康复训练，渐渐恢复了部分运动功能，并最终能够再次坐下来书写他热爱的字。王*熬的康复叙事为他提供了希望和信心，让他相信生活中的不可能也可以变为可能。

这个案例生动地展示了康复叙事的特点，特别是提供希望的重要性。通过分享康复成功的故事，医护人员可以激发患者内心的渴望，让他们相信自己也能够克服困难，实现康复目标。王*熬的故事不仅改变了张*亮的人生，还向他传递了无限的希望。

6. 增强康复信心

康复叙事不仅提供了患者的康复案例，还包括了这些患者所经历的挑战和成功故事。可以帮助患者更深入地了解康复的整个过程，包括可能出现的困难和挫折。当患者通过别人的故事看到康复过程中的艰辛，却最终战胜了困难，他们也会增强信心、克服困难。

这种积极展望有助于激发患者的康复信心，使他们更有动力去完成康复计划中的各项任务和锻炼。患者会认识到，即使在康复过程中遇到了一些挑战，只要保持积极的态度和坚定的信心，他们也可以逐渐实现康复的目标。

康复叙事中的共鸣元素也是增强康复信心的重要因素。当患者听到与自己有类似经历的人成功康复的故事时，他们会感到与这些人产生情感共鸣。这种共鸣可以加强患者的信心，让患者觉得自己不再孤独，有人理解他们的挣扎并成功克服了。这种情感联系有助于建立起康复团队之间的互信和合作，为更好的康复结果奠定了基础。

综合而言，康复叙事通过故事的方式传达康复的经验和教训，增强了患者的康复信心。这种信心可以激发患者积极参与康复计划，克服挑战，最终实现更好的康复效果。康复叙事不仅为患者提供了希望和动力，还促进了医患之间的情感联系，共同努力实现康复目标。

叙事案例：

王*立是一位乐观坚强的年轻女性，她在一次登山事故中不幸受伤，导致脊椎骨折，下半身完全瘫痪。这个悲剧改变了她的生活，但并没有摧毁她的意志。

在医院的早期康复阶段，王*立开始听取其他康复患者的叙事，他们都曾经面对过严重的身体挑战。她了解到有些人在类似的情况下坚持了康复训练，最终重新获得了独立性。这些故事深深激励了她。

王*立的康复之旅充满了艰辛和挑战。她经历了无数次的物理康复训练，每一次都伴随着剧痛和挫折。然而，她从那些成功康复的叙事中汲取了力量。她坚信自己可以做到，因为其他人已经证明了这一点。

经过长时间的努力，王*立最终恢复了部分运动功能，她可以用助行器行走，重新获得了独立性。她的康复经历成为了一则激励他人的叙事，她分享自己的故事，鼓励其他康复患者坚定信心，继续前进。

这个案例生动地展示了康复叙事的特点，尤其是增强康复信心的重要性。通过分享康复成功的故事，患者可以从他人的经验中获得信心，坚信自己也能够战胜困难，实现康复目标。王*立的故事不仅改变了她自己的生活，还成为其他患者的灵感和动力源。这突显了康复叙事在康复过程中的积极作用。

（三）取舍与结合

在医疗环境中，病例叙事和康复叙事作为不同的叙事方式，各自具有独特的特点和优势。然而，在实际应用中，并不是每个情况都适合使用某一种特定的叙事方式，而是需要根据情境取舍和灵活结合。以下是关于病例叙事和康复叙事取舍与结合的一些考虑：

1. 突出治疗方案与效果

当重点是向患者传达具体的治疗方案、药物效果和医学知识时，病例叙事可能更为适用。通过将医学病例故事化，能够使患者更清楚地了解疾病的过程、治疗措施的必要性以及可能的效果。

2. 鼓励与康复支持

在康复过程中，康复叙事更能够发挥积极作用。通过分享成功的康复案例，医护人员能够鼓励患者坚持康复训练，提供情感支持，帮助他们克服康复中的困难和挑战。

3. 情境与阶段

不同的情境和康复阶段需要不同的叙事方式。在治疗初期，病例叙事更适合帮助患者了解疾病的原因和治疗选项。而在康复过程中，康复叙事更能够激发患者的积极性，提供支持。

4. 患者特点与需求

患者的个性、文化背景和情感需求也会影响叙事方式的选择。有些患者更倾向于听取成功康复案例，以获得鼓励和信心；而有些患者可能更需要了解治疗细节和科学性。

5. 结合叙事方式

在实际应用中，也可以结合两种叙事方式。例如，医护人员可以先使用病例叙事介绍疾病和治疗方案，然后过渡到康复叙事阶段，鼓励患者积极参与康复。

综上所述，病例叙事和康复叙事作为不同的叙事方式，各自有其独特的优势。在临床实践中，医护人员需要根据情境和患者特点，灵活地选择和结合这两种叙事方式，以达到更好的沟通效果，促进患者的理解和参与。

通过运用不同类型的临床叙事，医护人员可以更具针对性地满足患者的需求，提供更加个性化和有效的护理服务。病例叙事和康复叙事作为不同类型的叙事方式，能够在不同的情境下为患者提供更全面的信息和支持。

在实际运用中，医护人员还可以将病例叙事与康复叙事进行巧妙的结合。例如，可以通过分享成功康复患者的病例，将疾病的治疗和康复过程有机地连接起来，让患者既能理解治疗的重要性，又能看到康复的希望。这种综合叙事方式有助于激发患者的积极性，促进他们更主动地参与治疗和康复。

在选择病例叙事还是康复叙事以及如何运用它们时，医护人员需要综合考虑患者的情况、需求以及沟通目的。通过灵活运用不同类型的叙事，医护人员可以更有效地与患者沟通，提升患者的参与度和治疗效果。

结语

第六章探讨了不同的临床叙事类型，包括病例叙事、康复叙事、患者经历叙事和专业知识叙事，以及如何在实际应用中取舍和结合这些叙事方式。这些叙事方式在医疗沟通中发挥着重要作用，帮助医护人员更好地与患者沟通、共鸣和协作。

通过病例叙事，医护人员能够将医学信息生动化，让患者更易理解和接受治疗方案。康复叙事则能够激发患者积极性，鼓励他们坚持康复训练，迈向更好的生活。患者经历叙事能够深入了解患者内心需求，建立情感共鸣，而专业知识叙事能够用通俗易懂的方式传递复杂的医学信息。

在临床实践中，医护人员需要根据情境、患者需求和沟通目的，选择适合的叙事方式。灵活运用不同的叙事技巧，有助于提高医患沟通效果，增强患者的治疗依从性和信心。同时，在不同叙事方式之间取舍和结合，能够更好地满足患者的不同需求，促进医疗团队的协作。

临床叙事类型的多样性为医护人员提供了丰富的工具，来建立更紧密的联系。通过运用这些叙事方式，医护人员能够更好地与患者建立情感纽带，传递医疗信息，从而共同促进患者的健康和福祉。

第七章　临床叙事视角

➢ 学习目标

◆ 掌握

多维度的临床叙事视角，包括生物医学、心理、生理、社会、患者中心、跨学科、文化和经验视角。

每种视角的特点和重要性，以及如何运用这些视角来提供更全面的医疗关怀。

◆ 了解

异质性患者群体的叙事关怀，包括文化敏感性、年龄特点、性别和性取向，以及语言障碍对医疗叙事的影响。

如何在不同的临床情境中应用多维度的叙事视角，以满足不同患者群体的需求和期望。

第七章将聚焦于临床叙事的不同视角，探讨医护人员和患者在医疗沟通中所持的不同角度和观点。在医疗环境中，叙事并不仅仅是单向的信息传递，更是一个涵盖情感、经验和期望的互动过程。通过深入研究不同的叙事视角，我们可以更好地理解双方的需求、信念和价值观，从而更有效地实现共鸣、协作和治疗目标。本章将探索医护人员和患者在临床叙事中的角色转换、情感共鸣以及信息交流等方面的重要性和影响。

一、多维度的临床叙事视角

在临床叙事中，不同的视角可以为医护人员提供更深入、更全面地了解患者需求和情况的机会。多维度的临床叙事视角能够帮助医护人员更好地与患者沟通，提供更个性化的护理服务。

（一）生物医学视角

生物医学视角是临床叙事中的重要一环，它着重于将医学知识转化为易于理解的语言，帮助患者更好地了解他们所面临的疾病情况。通过从生理角度解释疾病的原因、发展过程以及可能的后果，医护人员可以使患者更加清晰地理解病情，从而有助于患者作出更明智的治疗决策。

在生物医学叙事中，医护人员需要运用简明扼要的语言，避免使用过于专业和复杂的术语，以确保患者能够理解所传达的信息。他们可以借助模型、图表、图片等辅助工具，将抽象的生理过程可视化，使患者更容易理解。

生物医学视角的叙事也需要注意情感的表达。虽然叙述的重点在于传达医学事实，但医护人员仍然可以通过温暖的语气和鼓励的言辞，为患者传递支持和信心。这种叙事方式有助于患者感受到医护人员的关心，从而提高他们对治疗的依从性和积极性。

总之，生物医学视角的临床叙事在向患者传达医学信息的同时，也需要注重语言的易懂性和情感的共鸣。通过有效的叙述，医护人员可以帮助患者更深入地理解疾病，从而更好地参与治疗过程。

叙事案例：

故事背景：

莎莎是一位50岁的女性，她曾是一名活跃的登山者和户外爱好者。然而，几年前，她开始感到身体的疼痛，特别是在背部和关节。最初，她以为这只是疲劳和年龄的迹象，但疼痛变得越来越持久和剧烈，逐渐影响到了她的生活质量。

生物医学角度：

莎莎决定咨询一位生物医学专家以了解她的病情。在进行全面的身体检查和病史记录后，医生发现她可能患有一种自身免疫性疾病，如类风湿性关节炎。这种疾病会导致免疫系统攻击身体的关节和组织，引发疼痛和关节炎。

治疗方案：

医生为莎莎制订了个性化的治疗方案，其中包括药物治疗、物理治疗和生活方式改变。药物可以帮助控制疼痛和减轻炎症，而物理治疗有助于改善关节灵活性和肌肉强度。此外，医生建议莎莎采取更健康的饮食和锻炼习惯，以增强免疫系统的健康。

康复过程：

莎莎开始积极配合治疗方案，她定期接受医生的随访和监测，同时积极参加康复计划。她的生活逐渐回到正轨，疼痛减轻，关节活动性恢复。她重新登山和参加户外活动，虽然需要更多的注意和照顾，但她仍然享受着自己喜欢的生活方式。

案例分析：

这个生物医学视角的叙事案例强调了生物医学的重要性，特别是在诊断和治疗慢性疾病方面。通过全面的医学评估和个性化的治疗方案，莎莎成功地管理了她的慢性疼痛，重新找回了生活的乐趣。这个案例突出了生物医学的力量，帮助患者克服生活中的身体挑战。

（二）心理视角

心理视角在临床叙事中具有极其重要的作用，因为患者在面对疾病和治疗时常常伴随着情绪波动和心理压力。医护人员在进行叙事时，不仅要关注病情本身，更要关心患者的情感状态，以及他们在这个过程中的心理体验。

通过心理视角的叙事，医护人员可以向患者传达情感支持和关怀。情感共鸣是其中的核心要素，通过自己的情感和体验与患者建立情感连接，让患者感受到他们并不孤单，有医护人员在他们身边关心着。医护人员可以分享其他患者在面对类似情绪和困境时的成功经历，鼓励患者勇敢面对，减轻他们的焦虑和恐惧感。

另一方面，心理视角的叙事也需要特别的敏感性和谨慎性。医护人员应当避免过于直接或冷漠的方式表达，以免加重患者的负面情绪。相反，他们可以使用温暖、鼓励和支持的语言，为患者打开情感的出口，帮助他们释放情感并寻求应对的方法。

总的来说，心理视角的临床叙事不仅关注病情，更注重患者的情感和心理需求。通过情感共鸣和温暖的语言，医护人员可以在患者的心灵上播下种子，让他们在治疗的过程中感受到无私的关爱和支持。

叙事案例：

故事背景：

小明是一名年轻的大学生，他在学业上一直表现出色，但在最近几个月内，他开始感到焦虑情绪越来越严重。他开始避开社交场合，不再与朋友出去玩，也不再参加课堂上的讨论。晚上，他常常难以入睡，经常感到紧张和不安。这一切都让他感到非常痛苦。

心理视角：

小明决定咨询一位心理医生，以帮助他理解和处理这些焦虑情绪。在咨询过程中，心理医生了解到小明最近经历了一些重大的生活变化，包括学业压力的增加、与朋友的矛盾以及家庭关系的不稳定。这些因素一起导致了小明的焦虑情绪。

治疗方案：

心理医生采用认知行为疗法（CBT）的方法，与小明一起分析他的焦虑情绪，并帮助他识别和改变负面的思维模式。小明学会了深呼吸和冥想等放松技巧，以减轻焦虑感。心理医生还鼓励小明积极参与社交活动，帮助他重新建立社交联系。

康复过程：

随着治疗的进行，小明逐渐学会了更好地处理焦虑情绪，并恢复了对日常生活的兴趣。他重新开始与朋友相处，参加课堂讨论，睡眠质量也得到了改善。心理医生继续与他保持联系，确保他的康复进程稳步前进。

案例分析：

这个心理视角的叙事案例强调了心理治疗在帮助个体克服焦虑症等心理健康问题中的重要性。通过个性化的治疗方案，小明成功地掌控了焦虑情绪，重建了自己的生活。这个案例突出了心理医生在帮助患者实现心理健康和康复方面的关键作用。

（三）生理视角

生理视角在临床叙事中具有重要的地位，它要求医护人员从生理角度深刻理解患者的病情、病史和体征，以便能够为他们制订出合适的医疗方案和治疗计划。

在运用生理视角的叙事时，医护人员需要以简明扼要的方式传达医学知识，确保患者能够准确地理解疾病的原因、发展过程以及可能的影响。可以运用图表、模型等辅助工具，帮助患者更清晰地认识疾病的生理机制。

生理视角的叙事也需要根据患者的认知水平进行适当的调整。对于一些医学知识相对薄弱的患者，医护人员应当用通俗易懂的语言进行解释，避免使用过于专业化的术语。这有助于提高患者的医学素养，使他们能够更好地参与医疗决策和管理。

总之，生理视角的临床叙事是一种有效的沟通方式，能够帮助患者深入理解疾病的本质和治疗方法。医护人员通过清晰、准确的叙事，可以为患者提供更具体、更有依据的医疗信息，从而增强患者对治疗方案的信心和依从性。

叙事案例：

故事背景：

马*荣是一名五十多岁的女性，最近几个月她一直感到头痛、眩晕和乏力。在一次体检中，医生测得她的血压升高，达到了高血压的诊断标准。医生建议她尽快采取措施来控制血压，以减少潜在的心血管风险。

生理视角：

高血压通常与心脏健康有关，因此医生决定进行一系列生理测试，以了解马*荣的具体状况。测试包括心电图（ECG）来检查心脏的电活动，超声心动图（Echocardiogram）来评估心脏的结构和功能，以及24小时的血压监测来了解她的血压波动情况。

治疗方案：

根据生理测试的结果，医生确定马*荣的高血压是由心脏的负荷过重引起的。

她的左心室肥厚，需要更多的氧气和营养素来满足身体的需求，因此心脏不得不努力地泵血，导致血压升高。医生为马*荣制订了一份个性化的治疗计划，包括以下措施：

1．药物治疗：医生为马*荣开了一种针对高血压的药物，以帮助放松血管，降低血压。

2．饮食和运动：医生建议马*荣采取低盐饮食，增加水果、蔬菜和全麦食品的摄入，并开始每天进行适度的有氧运动，如散步或游泳。

3．生活方式调整：医生还建议马*荣减少压力，增加睡眠时间，戒烟和限制酒精摄入。

康复过程：

在遵循医生的治疗计划后，马*荣的血压逐渐开始下降，她的头痛和眩晕感有所减轻。定期的随访和生理检测表明，她的心脏负荷减轻，心脏功能得到改善。她的康复过程是一个持续的过程，需要坚持健康的生活方式和药物治疗，以保持血压在正常范围内。

这个生理视角的叙事案例强调了生理测试在诊断和治疗高血压等心血管疾病中的关键作用。通过了解患者的生理状态，医生能够制订个性化的治疗计划，以改善心脏健康并预防潜在的并发症。这个案例突出了生理医学在帮助患者实现生理健康和康复方面的关键作用。

（四）社会视角

社会视角在临床叙事中运用较为普遍，它强调了患者的社会环境、家庭支持以及生活方式对于医疗决策和治疗效果的影响。医护人员需要通过深入了解患者的社会背景，以及与其相关的叙事元素，为他们提供更加贴近实际情况的医疗建议和治疗方案。

在社会视角的临床叙事中，医护人员可以考虑以下几个方面：

1．社会支持系统：了解患者的家庭结构、亲友关系等，可以帮助医护人员判断患者在治疗过程中的支持系统。通过叙事方式，强调社会支持的重要性，鼓励患者在家庭和朋友的支持下积极面对疾病。

2．文化和价值观：不同的文化和价值观会影响患者对医疗的态度和选择。医护人员可以通过叙事，与患者分享与其文化和价值观相关的治疗成功案例，帮助他们更容易接受并认同治疗方案。

3. 经济状况：患者的经济状况可能影响他们对医疗的承受能力和选择。医护人员可以通过叙事，介绍经济状况相似的患者是如何成功管理疾病的，提供经济可行的医疗建议。

4. 生活方式：了解患者的生活方式和习惯，可以为他们制订更切实可行的治疗计划。通过叙事方式，分享与患者生活方式相符的治疗经验，增加他们对治疗方案的认同感。

综上所述，社会视角的临床叙事能够帮助医护人员更好地了解患者的社会环境和背景，为他们提供更具个性化和实际性的医疗建议。通过运用与患者相关的叙事元素，医护人员能够更好地与患者建立医患关系，促进患者的治疗合作和效果。

叙事案例：

故事背景：

陈卫（化名）是一名十七岁的高中生，曾经是学校的篮球队成员。然而，在一次校园踩踏事件后，他经历了剧烈的心理创伤。尽管他没有受伤，但他目睹了同学的伤亡，这一经历让他的心理状态急剧恶化。他开始出现严重的焦虑症状，夜惊、噩梦和社交退缩。

社会视角：

陈卫的案例凸显了社会对心理健康问题的影响。校园踩踏事件不仅仅是一次个体的创伤经历，也是社会事件，影响到整个学校和社区。这种事件常常引发广泛的恐慌和不安，尤其是对亲历者和目击者。

治疗方案：

陈卫的父母认识到他需要专业的心理健康支持，因此他们咨询了学校的心理医生。医生建议进行心理治疗，包括心理咨询和暴露疗法，以帮助陈卫处理创伤经历和焦虑症状。此外，学校也提供了社交支持，包括校园活动和小组会议，帮助学生重新建立社交联系。

康复过程：

陈卫的康复过程是一个漫长而复杂的过程。通过心理治疗，他学会了处理焦虑和创伤相关的情绪，减轻了夜惊和噩梦的频率。他也参与了学校的康复计划，逐渐重返社交场合，并重新获得了自信。此外，学校还提供了心理健康教育，帮助学生更好地理解和处理类似事件。

这个社会视角的叙事案例突出了社会事件对个体心理健康的潜在影响，特别是在青少年群体中。它强调了社会和学校在应对心理健康问题时的重要角色，包括提供支持、康复计划和教育。这个案例也强调了心理治疗在帮助个体应对创伤经历和焦虑症状方面的重要性，以及康复过程需要时间和支持。

（五）患者中心视角

患者中心视角在临床叙事中具有极其重要的意义，它将患者置于护理的核心位置，强调尊重、关怀以及个性化护理的重要性。通过运用患者中心的叙事方式，医护人员可以更深入地了解患者的价值观、期望和目标，从而为他们提供更为贴近个体需求的护理服务。

在运用患者中心视角的临床叙事中，医护人员可以考虑以下几个方面：

1. 个性化的治疗计划：了解患者的个人情况和需求，医护人员可以制订更加个性化的治疗计划。通过叙事方式，与患者分享类似情况的治疗成功案例，强调个性化护理的重要性。

2. 尊重和关怀：患者中心视角强调以患者为中心，尊重他们的意愿和决策。医护人员可以通过叙事，传达对患者的关心和支持，让患者感受到自己被重视。

3. 共同决策：在治疗决策过程中，医护人员可以与患者共同探讨不同的治疗选项和风险，帮助他们做出明智的决策。通过叙事，分享患者与医护人员共同制订治疗计划的成功经验。

4. 关注整体健康：患者中心视角强调关注患者的整体健康状况，不仅是特定的疾病或症状。医护人员可以通过叙事，分享关注整体健康的治疗方法，让患者积极参与自我管理。

将患者中心视角的叙事方式运用于临床实践中，医护人员可以更好地满足患者的需求，建立更紧密的医患关系，提升患者满意度和治疗效果。这种视角强调护理的个性化和关怀，为医疗团队提供了更加深入、全面地理解患者的方式。

（六）跨学科视角

跨学科视角在临床叙事中具有重要的价值，它将多个专业领域的知识融合在一起，为患者提供更为综合性的护理服务。在现代医疗环境中，许多疾病和健康问题都涉及多个方面，因此跨学科的合作和综合性的治疗方案变得尤为重要。

运用跨学科视角的临床叙事，医护人员可以考虑以下几个方面：

1. 综合治疗：跨学科视角强调不同专业领域的知识相互融合，为患者制订综合性的治疗方案。通过叙事方式，医护人员可以与其他专业人员共同分享成功的跨学科治疗案例，让患者更加了解治疗方案的全貌。

2. 团队合作：在跨学科护理中，医护人员需要与其他专业人员紧密合作，共同为患者提供全面的护理支持。通过叙事，医护人员可以传达团队合作的重要性，强调不同专业如何共同促进患者的康复。

3. 知识分享：跨学科视角鼓励不同专业领域的知识交流和分享。医护人员可以通过叙事方式，分享跨学科知识的应用，让患者了解如何将多个领域的知识融合到治疗中。

4. 患者教育：通过叙事，医护人员可以向患者解释跨学科治疗的优势，让他们明白不同专业领域的协作如何为他们提供更全面的关怀和支持。

跨学科视角的叙事方式强调不同领域的专业知识如何相互影响，从而为患者提供更为综合、全面的医疗护理。这种视角能够帮助医护人员更好地与其他专业人员合作，为患者提供更有效的治疗和关怀。

叙事案例：

我是李*康，今年42岁，是一名忙碌的职业女性。去年，我被诊断出患有乳腺癌，这个消息对我来说是个巨大的打击。

从诊断那一刻起，我进入了一段漫长而充满挑战的癌症之旅。但有一些因素帮助我度过了这个艰难的时期，其中一个关键因素是医疗团队将患者的需求置于首位。

第一，我的医生以非常明确和理性的方式向我解释了我的疾病和治疗选项。他们耐心地回答了我所有的问题，使我能够理解自己的情况，并为未来的决策做好准备。这种沟通方式让我感到被尊重和重视，而不只是一个病例号码。

第二，我的医疗团队尊重了我的个人偏好和价值观。他们与我一起制订了个性化的治疗计划，考虑到我的家庭和工作责任。这种关注让我觉得我的声音被听到，治疗是根据我的需求而制订的。

在整个治疗过程中，我的医生和护士们都保持了与我之间的开放和真诚的对话。他们定期询问我的感受和需求，并调整治疗计划以确保我感到舒适和支持。这种关怀和关爱让我在治疗期间感到更加安心。

最后，我的医疗团队鼓励我积极参与决策和自我管理。他们提供了资源和信息，使我能够更好地管理疾病和康复。这种积极的患者中心方法让我感到自己是治疗团队的合作伙伴，而不是被动的接受者。

癌症之旅是一段充满挑战的旅程，但我的医疗团队的患者中心视角使我感到在这个旅程中不再孤独。他们的支持、尊重和关怀让我能够更有信心地面对疾病，同时保持了我的尊严和自主权。这个经历也让我明白了患者中心的医疗关怀是多么重要，它可以改善患者的生活质量，甚至挽救生命。

（七）文化视角

在临床叙事中，文化视角是一种重要的考虑因素。不同文化背景下的患者对疾病、医疗和健康有着不同的理解、信仰和期待。医护人员需要意识到文化差异的存在，以及如何在叙事中尊重和适应这些差异，从而促进文化敏感性的医疗交流。

运用文化视角的临床叙事，医护人员可以考虑以下几个方面：

1. 尊重文化差异：文化视角强调尊重患者的文化背景，避免在叙事中使用可能引起误解或冲突的词汇和表达方式。通过叙事，医护人员可以展示对不同文化的尊重，建立起与患者之间的信任。

2. 借鉴文化元素：在叙事中，医护人员可以运用与患者文化相关的元素，使叙事更容易被患者理解和接受。这种方式能够创造出更具亲切感的医疗交流氛围。

3. 解释医学概念：不同文化可能对医学概念有不同的理解。通过叙事，医护人员可以用患者熟悉的文化元素来解释复杂的医学知识，增强患者的理解和参与。

4. 促进文化敏感性：通过叙事，医护人员可以传达文化敏感性的重要性，鼓励患者提出与文化相关的问题，从而更好地满足他们的需求。

文化视角的叙事方式强调尊重和适应不同文化背景下的患者，从而促进更加有效的医疗交流。这种视角能够帮助医护人员更好地理解患者的价值观、信仰和期待，从而提供更为个性化和贴心的护理服务。

叙事案例：

患者名字：张玲（化名）

年龄：45岁

文化背景：中国大陆

张玲是一名来自中国大陆的移民，她不久前搬到了美国。她的家人很快注意到她开始感到疲倦、食欲下降，还出现了不明原因的体重减轻。因为这些症状越来越严重，她的家人决定带她去看医生。

在医院，张玲遇到了医生和护士，但由于她的英语水平有限，她的家人充当了翻译的角色。张玲接受了一系列检查，但医生并没有找到明显的生理问题。医生向她解释，她的体检结果看起来正常，但他们需要进一步了解她的病史和生活方式。

在随后的访谈中，张玲提到她自己和家人之间的一些文化差异。她表示，在中国，她们家庭中的食物准备方式和饮食习惯与美国有很大不同。她通常喜欢吃自家制作的传统中国菜肴，但在美国，由于工作和生活压力，她经常选择外卖快餐，这使得她的饮食变得不均衡。

医生决定将张玲的饮食习惯和文化背景考虑在内，与营养师一起制订了一个更适合她的饮食计划。他们提供了一份包含传统中国食物的饮食建议，并建议张玲在家尽量避免外卖食品。此外，医生还建议她每天保持一定的运动量，以提高她的身体活力。

随着时间的推移，张玲开始遵循医生和营养师的建议，逐渐改善了她的食欲和体重。她还感到更有精力和干劲。重要的是，医生和医疗团队通过考虑文化因素，帮助张玲找到了适合她的医疗方案，而不只是依赖标准化的治疗方法。

这个案例强调了文化视角在医疗护理中的重要性。通过了解患者的文化背景和习惯，医疗专业人员可以更好地理解他们的需求，并制订更为个性化的治疗计划。这种文化敏感的医疗方法有助于提高患者的满意度，同时也更有可能实现治疗目标。

（八）经验视角

在临床叙事中，经验视角是一种关注患者过往经历和治疗历程的重要观点。患者的过往经验可能对医疗的态度、信念和期望产生深远影响。医护人员可以通过运用经验视角的叙事方式，更好地理解患者的情感和心理状态，为他们提供更贴切的医疗护理。

在运用经验视角的临床叙事中，以下几点可以得到考虑：

1. 共鸣和鼓励：通过分享其他患者的成功经验，医护人员可以激发当前患者的积极性和勇气。这种叙事方式能够在心理上为患者打造一种支持网络，让他们感受到希望和鼓励。

2. 理解情感需求：过往的治疗经验可能导致患者产生情感上的恐惧、焦虑等。通过叙事，医护人员可以表达对这些情感的理解，从而增进医患之间的情感共鸣和信任。

3. 指导决策：经验视角的叙事方式可以为患者提供参考，帮助他们作出更加明智的医疗决策。通过分享其他患者的经验，医护人员可以让患者更好地了解不同治疗选项的优势和劣势。

4. 提供希望：经验视角的叙事可以帮助患者看到治疗的可能性，从而增加他们对治疗的信心，积极面对疾病。

综合而言，经验视角的叙事方式有助于医护人员更全面地理解患者的过往经验和情感需求，为他们提供更为温暖和支持的医疗服务。这种视角可以鼓励患者积极参与治疗，从而实现更好的健康。通过深入了解患者的个人经历和情感背景，医护人员能够更好地满足其特定需求，制订更个性化的治疗方案。这种关注于患者整体视角的叙事方式，有助于建立起更紧密的医患关系，提高医疗沟通的效果，从而共同追求更健康、更有质量的生活。

叙事案例：

患者名字：陈卫（化名）

年龄：58岁

性别：男性

疾病史：高血压、糖尿病

陈卫是一位经验丰富的退休工程师，他一直以来都非常自律，高度关注自己的健康。他在过去的十年里一直患有高血压和糖尿病，但通过定期药物管理和保持健康生活方式，他一直能够保持相对稳定的健康状态。

在最近的一次例行体检中，医生发现他的血糖水平有所上升，高血压也变得更加难以控制。医生建议他更改饮食习惯和增加运动，以避免进一步的健康问题。陈卫感到非常沮丧，因为他一直以来都认为自己对健康非常重视，并且遵循了医生的建议。

陈卫的医生采用经验视角来处理这种情况。医生首先了解了陈卫过去十年来保持相对健康的努力，包括按时服药、定期锻炼和监控血糖。医生表示理解他的挫折感，同时解释了随着年龄的增长，身体对糖尿病和高血压的反应可能会发生变化。

医生与陈卫一起制订了一个新的治疗计划，考虑到他的经验和生活方式。他们一起讨论了更适合他的饮食计划，以及如何逐渐增加运动强度。医生强调了坚持药物管理和定期体检的重要性，但也为他提供了更多的支持和鼓励。

陈卫对医生的理解和个性化的治疗计划感到非常满意。他感到自己没有被简单地归为高风险群体中的一个数字，而是受到了关怀和尊重。随着时间的推移，他的血糖水平稳定下降，高血压也得到了更好的控制。他的经验视角和医生的合作使他能够继续享受健康的退休生活。

这个案例突显了经验视角在医疗护理中的价值。医生通过理解患者的过去经验和努力，可以更好地与他们合作，制定更为个性化的治疗计划。这种关注患者的个人历史和经验的医疗方法有助于建立信任，提高患者的治疗依从性和满意度，从而实现更好的健康结果。

二、异质性患者群体的叙事关怀

在医疗环境中，我们常常面对来自不同背景、文化、社会经历和生活阶段的患者。这种异质性的患者群体呈现出多样性的特点，他们的需求、期望和情感体验各不相同。为了能够更好地满足这些患者的医疗需求，医护人员需要采用一种特殊的叙事关怀方式，旨在建立跨越异质性的沟通桥梁，为每一位患者提供恰到好处的护理和支持。异质性患者群体的叙事关怀涉及到理解和尊重患者的差异，通过情感共鸣和文化敏感的叙事策略，创造出一个更加包容和温暖的医疗环境。这里将探讨如何在面对异质性患者群体时，运用不同的叙事方式来提供个性化的医疗关怀，从而实现更高质量的医疗服务。

（一）文化敏感性

在医疗环境中，不同文化背景的患者可能对待疾病和治疗的态度存在着显著差异。文化因素决定患者对医疗决策会产生不同的影响，因此医护人员需要以文化敏感的视角进行叙事，以确保患者得到适切的护理和信息传递。

了解患者的文化信仰和价值观是文化敏感叙事的基础。每个文化背景都有其独特的观念和传统，影响着患者对疾病的理解、医疗方案的接受以及医疗决策的作出。医护人员可以通过与患者交流和询问，了解他们对疾病、健康和治疗的看法，以便更好地调整叙事内容。

文化敏感叙事的关键是尊重和包容。医护人员应该避免对患者的文化观念产生偏见或评判，应以开放的心态倾听和理解。在叙事过程中，可以引入与患者文化相关的元素，比如类比、传统故事或类似情境，使患者更易于理解和接受医学信息。

避免冲突和误解也是文化敏感叙事的目标之一。通过避免使用可能引发文化冲突的词语或比喻，医护人员可以确保叙事的顺畅进行。此外，对于一些敏感话题，如宗教、社会习俗等，医护人员应该尊重患者的意愿，避免过度干涉。

总体而言，文化敏感叙事是为了确保医疗信息的准确传递和患者的医疗需求得到满足。通过尊重和理解患者的文化背景，医护人员可以建立更密切的关系，提高患者的满意度和信任感，从而为他们提供更好的医疗服务。

（二）年龄特点

年龄是一个影响患者叙事需求和理解能力的重要因素。不同年龄段的患者对叙事方式和信息的接受能力存在差异，因此医护人员需要根据患者的年龄特点来选择合适的叙事策略，以便更好地与他们进行沟通和信息传递。

对于年轻患者，通常可以采用更生动活泼的叙事方式。年轻人通常更加习惯于多媒体和互动式的信息传递方式，因此医护人员可以运用图片、视频、动画等元素来增加叙事的吸引力。此外，年轻人可能对新技术和疾病治疗的前沿知识更感兴趣，医护人员可以强调医学科技的进步，以激发他们对治疗的兴趣和信心。

而对于老年患者，叙事方式可以更注重简明清晰。老年人可能对新的医学术语和复杂信息的理解能力有所限制，因此医护人员需要避免使用过于专业的词汇，而是用简单明了的语言进行叙事。此外，考虑到老年人可能有记忆力下降的问题，医护人员可以适当地重复关键信息，以确保患者能够正确理解和记住。

综合而言，根据患者的年龄特点来调整叙事方式是非常重要的。通过考虑患者的年龄，医护人员可以更好地满足他们的叙事需求，确保信息的准确传达和理解，从而提高医疗交流的效果。

（三）性别和性取向

性别和性取向是人类多样性的一部分，它们在医疗叙事中也扮演着重要角色。医护人员在与患者进行叙事时，需要充分意识到性别和性取向对患者叙事反应的影响，并采取相应措施，以确保提供包容、尊重和无歧视的叙事环境。

性别和性取向可能影响患者对自身健康问题的理解和诠释。每个人的性别身份和性取向都会影响他们对健康问题的看法、态度和情感体验。医护人员应该理解患者可能因性别和性取向而产生的独特情感和认知反应，以便更好地与患者沟通，协助他们理解和应对健康问题。

医护人员需要避免性别歧视，创造一个平等和尊重的叙事环境。性别歧视可能会导致患者不愿意分享真实的叙事，甚至会影响他们寻求医疗帮助的意愿。医护人员应当摒弃任何偏见和刻板印象，尊重每个患者的性别身份和性取向，并确保他们感到受到关心和支持。

进一步扩展叙事环境，医护人员可以通过积极倾听和提问，引导患者更深入地探索与性别和性取向相关的问题。这有助于患者建立更强的自我意识，并在叙事中表达出他们对于这些方面的体验、挑战和成长。

医护人员还可以通过教育和培训，提升他们在性别和性取向敏感性方面的知识和意识。这将有助于医护团队更好地与不同性别身份和性取向的患者合作，提供更为个性化和全面的医疗服务。

综上所述，性别和性取向在医疗叙事中扮演着重要的角色。医护人员需要通过创造包容和尊重的叙事环境，充分理解患者的情感和认知反应，来更好地满足他们的健康需求。同时，不断提升自身的敏感性和知识水平，有助于构建一个更加包容和关爱的医疗环境。

（四）语言障碍

语言障碍是在医疗叙事中常见的沟通挑战之一。当患者不熟悉医学术语或使用与医护人员不同的语言时，可能会导致信息传递不畅，进而影响诊断、治疗和患者健康结果。为了克服语言障碍，医护人员需采取一系列应对策略，以确保叙事的有效性和准确性。

医护人员应当使用简单易懂的语言进行叙事，避免使用过于专业化的医学术语。这有助于患者更好地理解他们所面临的健康问题，从而能够做出更明智的决策。

如果患者使用的语言与医护人员不同，提供翻译和辅助工具是至关重要的。医疗机构可以雇佣专业翻译人员或利用语音翻译应用程序来帮助实现双方之间的沟通。这确保了患者能够准确地传达他们的症状、需求和担忧，同时也使医护人员能够清楚地解释诊断和治疗计划。

图像、图表和可视化工具也是突破语言障碍的有效手段。医护人员可以使用这些工具来展示病情、治疗过程和健康建议，从而帮助患者更直观地理解医学概念。

培训医护人员具备跨文化沟通的能力也是必要的。了解不同文化之间的沟通风格、价值观和信仰体系，有助于医护人员更加敏感地与多元化患者群体合作。

建立多语言资料和信息也是解决语言障碍的方式之一。为不同语言群体提供信息手册、宣传资料和健康教育材料，有助于患者在自己熟悉的语言环境中获取所需的医疗信息。

综上所述，语言障碍可能会影响医疗叙事的有效性，但医护人员可以通过使用简单明了的语言、提供翻译和辅助工具、利用可视化工具以及跨文化培训等方式来应对这一挑战。这有助于促进患者与医护人员之间的沟通，提升医疗护理的质量和安全性。

结语

在第七章中，我们深入探讨了临床叙事的视角，探讨了医疗专业人员在临床实践中如何应用叙事来更好地理解患者、与患者建立关系以及促进治疗的有效性。本章强调了医护人员作为叙事者的重要角色，以及他们在患者照护中扮演的关键角色。

临床叙事不仅仅是一种传递信息的手段，更是一种建立连接的途径。通过倾听患者的故事，医护人员能够更深入地了解患者的病情、需求和期望。同时，医护人员自身的叙事也能够传达出他们的专业知识、价值观和人性关怀，从而建立起患者与医疗团队之间的信任和共鸣。

在临床叙事的实践中，医护人员需要具备敏感的洞察力和倾听技巧。他们不仅需要理解患者的表面症状，还要深入挖掘背后的情感、信仰和生活背景。通过这种深入的倾听，医护人员能够更好地为患者提供个性化的治疗方案，并帮助他们更好地应对疾病带来的挑战。

此外，临床叙事还能够在医学教育中扮演重要角色。通过教学案例和真实病例的叙述，医学生能够更好地理解疾病的复杂性，培养临床思维和综合分析能力。同时，培训医学生如何与患者进行有效的沟通和叙事，也能够为未来医疗专业人员的职业发展打下坚实基础。

然而，在临床叙事实践中也存在挑战，如时间压力、信息过载和患者隐私等问题。为了克服这些挑战，医护人员需要不断提升自身的沟通和倾听技能，同时也需要医疗机构提供支持，创造一个有利于叙事的工作环境。

总之，临床叙事是医护人员与患者之间深入交流的桥梁，它在改善患者照护质量、建立信任关系以及培养医学生的临床素养方面具有重要作用。通过有效的叙事，医护人员能够更好地理解患者的需求，为他们提供更为个性化和综合的医疗服务。未来，我们应当继续深化对临床叙事的研究，推动其在医学教育和实践中的应用，为医疗领域带来更大的人文关怀和进步。

第八章　临床叙事模型

➤ 学习目标

◆ 掌握

常用的临床叙事模型，包括BME叙事模型、EREA叙事模型和故事线模型。

每种叙事模型的核心原理和应用方法。

◆ 了解

如何运用临床叙事模型来提升护理效果。

叙事模型在指导信息传递、促进患者理解和参与、增强情感共鸣以及制订个性化护理计划方面的应用。

在医疗领域，临床叙事不仅是信息传递的手段，更是医护人员与患者之间建立联系、理解病情、制订治疗计划以及共同应对健康挑战的关键途径。然而，如何将临床叙事有效地融入医疗实践，提升照护质量和患者满意度，是一个备受关注的课题。

本章将探索临床叙事模型的概念、原则以及应用。通过深入研究临床叙事的基本构成要素，我们将探讨如何在医疗环境中构建合适的叙事模型，以便医护人员更好地与患者进行沟通、理解和协作。临床叙事模型作为一种指导性工具，有助于医护人员更有针对性地应用叙事技巧，从而更好地满足患者的需求，实现个性化照护。

在本章中，我们将探讨不同的临床叙事模型，包括如何识别和解构患者的叙事，如何将医护人员的专业叙事融入治疗计划，以及如何通过共享叙事促进患者的参与和自我管理。我们还将讨论如何在不同的医疗场景中应用这些模型，如急诊、慢性病管理和术后康复等。

通过研究临床叙事模型，我们旨在为医疗专业人员提供实用的指导，帮助他们更有针对性地应用叙事技巧，提升与患者的沟通和合作效果。同时，我们也希望通过探讨不同的模型，为医疗教育提供新的视角，培养具备丰富叙事技能的未来医护人才。在本章中，我们将深入研究临床叙事模型的实质，探索其在医疗实践中的应用，为构建更有效、人性化的医疗体验作出贡献。

一、探索常用的临床叙事模型

临床叙事模型是一种有序的框架，帮助医护人员在叙事过程中更有针对性地传达信息、理解患者需求，以及有效与患者沟通。以下是一些常用的临床叙事模型的探索：

（一）BME叙事模型：构建引人入胜的医疗叙事

BME叙事模型是指通过故事的开头（Beginning）、中间（Middle）和结尾（Ending）三个要素来构建叙事的模型。BME是每个要素英文首字母的缩写。作为在医疗领域广泛应用的叙事原则，BME叙事模型强调了叙事的基本结构，为医护人员提供了一种便捷的方式来进行叙事活动。医护人员可以运用这一模型，巧妙地构建叙事的不同部分，使叙事更加引人入胜，进而提高吸引力和影响力。

在叙事的开头，关键在于吸引听众的注意力并引发兴趣。医护人员可以运用引人入胜的案例、问题或者引用相关的统计数据来开篇，从而激发患者的兴趣。例如，可以从一个突出的病例开始，或者提出一个与患者症状相关的引人思考的问题，从而让患者产生共鸣和好奇心，愿意继续倾听下去。

在叙事的中间部分，医护人员应当详细叙述疾病的发展过程、病因、症状以及可能的治疗选项。这一部分需要充分的医学知识和叙事技能，来确保所传递的信息准确无误。通过清晰地解释病情的进展，医护人员能够帮助患者更好地理解他们所面临的问题，从而减轻不必要的焦虑和困惑。

在叙事的结尾部分，医护人员可以给予患者希望和鼓励，强调治疗的可能性以及康复的前景。这一部分可以涵盖治疗计划、康复措施以及预期的疗效。通过积极的语言和信息，医护人员能够激发患者的积极性，帮助他们更好地应对疾病，同时也增强了叙事的影响力。

在应用BME叙事模型时，医护人员需要关注语言的表达、情感的渲染以及信息的传递。叙事的内容应当以患者为中心，关注其需求和体验，同时又保持专业准确。通过巧妙地运用开头、中间和结尾这三个要素，医护人员构建一个引人入胜的叙事，从而更有效地与患者沟通，促进治疗顺利进行，并为患者带来更积极的医疗体验。

叙事案例：

（Beginning）开头：

在一个阳光明媚的早晨，医院的门诊室里坐着一位名叫晓雪的女士。她的脸上带着担忧和不安的表情，因为她一直在为近期频繁的头痛和视力模糊而担忧。晓雪的医生，医护人员徐*杰，走近她，微笑着问道："晓雪，你好。我注意到你最近一直不太舒服。是否可以告诉我更多关于你的症状？"

（Middle）中间：

晓雪开始详细叙述了她的症状，包括头痛的频率和程度，以及视力模糊的情况。徐*杰细心地倾听，并通过一系列专业的问题了解了她的病情。他解释了可能的原因，包括眼部健康和其他健康问题，以及需要进一步的检查。徐*杰用简单易懂的方式描述了各种可能的治疗选项，强调了早期干预的重要性。

（Ending）结尾：

在结束时，徐*杰给晓雪带来了一些希望。他说："晓雪，我明白你的担忧，但我要告诉你，我们有很多治疗选择，而且早期干预可以提高治疗成功的机会。我会亲自帮助你制订一个治疗计划，并一直陪伴你走过这段旅程。请不要担心，我们会尽一切努力来帮助你恢复健康。"

案例分析：

在这个案例中，BME叙事模型的运用使医护人员徐*杰能够在叙事的每个部分都吸引晓雪的注意力，并提供了清晰的信息。通过开头，他引起了晓雪的兴趣；在中间部分，他详细解释了疾病和治疗选项；在结尾，他为晓雪提供了希望和鼓励，强调了医疗团队的支持。这种叙事方式有助于建立信任和理解，为晓雪提供了积极的医疗体验。

（二）EREA叙事模型：探索医疗叙事的循环性过程

EREA叙事模型也被称为叙事轮模型。该模型将叙事过程分为四个关键阶段：经历（Experience）、反思（Reflection）、表达（Expression）和行动（Action），EREA分别代表这四个阶段的英文首字母。医护人员可以引导患者在这个过程中进行思考和行动，更全面地了解疾病状况，促进康复并提供情感释放的机会。

在EREA叙事模型中，经历阶段是叙事的起点，要求患者详细回顾他们的病程和体验。医护人员可以通过提问来引导患者陈述疾病发展的过程、关键事件和体验。这一过程有助于患者更全面地了解他们所经历的事情，也为后续的反思和表达提供了基础。

在反思阶段，患者被鼓励思考他们的经历，并从中提取经验教训。医护人员可以询问患者在疾病过程中的挑战、成长和意义。这有助于患者更深刻地理解自己的情感和态度，同时也有助于他们从中获得启示，为未来的康复制订更有意义的目标。

表达阶段鼓励患者将自己的情感、感受和思想表达出来。这可以通过口头陈述、写作、绘画等方式实现。医护人员在这一阶段要以尊重和接纳的态度倾听患者的表达，为他们提供情感宣泄和释放的空间，从而减轻内心的负担。

在行动阶段，患者被鼓励制订具体的行动计划，以应对疾病带来的挑战。医护人员可以与患者一起讨论可能的康复措施、生活方式改变和治疗方案。这有助于患者更积极地参与康复过程，并采取实际行动。

通过EREA叙事模型，医护人员能够在医疗实践中引导患者经历一个循环的思考和行动过程，从而更全面地了解病情、促进康复，并提供情感释放的机会。这一模型强调了患者的参与和主动性，有助于建立更加平等和合作的医患关系。通过引导患者在EREA叙事模型中循环往复，医护人员能够为每位患者提供个性化、综合性的医疗服务。

叙事案例：

（Experience）经历：

张*翰是一名45岁的男性，最近因胸痛和气短而就诊医院。经过一系列检查，医生诊断他患有冠心病。张*翰感到非常震惊和焦虑，他开始回顾自己的病程，包括过去的生活方式和健康习惯。

（Reflection）反思：

在与医生的讨论中，张*翰开始反思自己的生活方式和冠心病的风险因素。他意识到自己长期以来的不健康饮食和缺乏锻炼可能导致了这一疾病。他也开始考虑自己的家庭和工作，以及如何应对冠心病对生活的影响。

（Expression）表达：

张*翰决定将自己的情感和思考通过写作来表达。他开始记录自己的感受，包括恐惧、焦虑和希望。他写下了他对康复和健康生活的决心，以及他计划采取的行动。这个表达过程帮助他释放了一些情感，同时也让他更清晰地看到自己的目标。

（Action）行动：

最后，张*翰和医生一起制订了一个康复计划。他开始积极地参与体育锻炼，改善饮食习惯，并按医生的建议服药。他还与家人和朋友分享了自己的目标，寻求他们的支持。张*翰逐渐恢复了健康，同时也在生活中做出了积极的改变。

案例分析：

通过EREA叙事模型，张*翰能够经历了一个循环的思考和行动过程。他不仅更全面地了解了自己的冠心病，还积极地参与了康复过程，并通过表达来释放情感。这一模型有助于张*翰更好地应对疾病，提高了他的康复成功机会，并帮助他建立了更健康的生活方式。

（三）故事线模型：将医疗叙事融入完整故事的构建

故事线模型（Narrative Timeline Model）的核心理念是将患者的疾病过程和治疗安排嵌入一个完整的故事中。这一模型强调将疾病看作是一个临时的故事事件，医护人员通过将治疗过程与故事的情节相结合，帮助患者更好地理解治疗计划和未来展望。

在故事线模型中，医护人员可以将患者的疾病过程视为一个故事的开端。类似于故事中的引子，医护人员可以向患者介绍疾病的起因、症状以及诊断过程，从而引发患者的兴趣和共鸣。通过将疾病过程作为故事的一部分，患者能够更容易地理解和接受所面临的挑战。

随后，医护人员可以将治疗计划融入故事线中的发展阶段。这类比于故事中的冲突和转折点，医护人员可以向患者解释治疗的目标、方法和可能的影响。通过将治疗过程与故事情节相连接，患者能够更好地理解治疗计划的意义，从而更积极地参与到康复过程中。

最终，医护人员可以将康复和未来展望作为故事的高潮和结局。类似于故事的收尾，医护人员可以帮助患者设定目标，展望康复后的生活，并强调他们在整个治疗过程中的成长和积极体验。这有助于激发患者的希望和动力，促使他们更积极地融入康复过程中。

通过故事线模型，医护人员将医疗叙事嵌入一个完整的故事中，使其更加生动有趣且易于理解。这种模型有助于患者更好地与疾病和治疗计划产生共鸣，同时也使医护人员能够更有效地传达信息和建立情感联系。通过构建这样的完整故事，医护人员能够为患者提供更为个性化、意义深远的医疗服务。

叙事案例：

（Beginning）开头：

莉莉是一名40岁的女性，最近接受了一次乳腺癌的诊断。她来到医院，心情沮丧，充满焦虑。医护人员艾咪决定将莉莉的疾病过程嵌入一个故事中，以帮助她更好地理解治疗计划。

（Development）发展：

艾咪向莉莉解释了乳腺癌的病因、症状和诊断过程，就像是在讲一个故事的情节一样。她告诉莉莉，这个故事的冲突点就是癌症的诊断，但是故事还没有结束。她详细介绍了治疗选项，包括手术、放疗和化疗，将治疗计划融入故事线的发展中。

（Climax）高潮：

接下来，艾咪帮助莉莉设定了康复目标，并展望了未来。她告诉莉莉，这个故事的高潮是她战胜了癌症，重新获得了健康和幸福的生活。她强调了莉莉在治疗过程中的成长和勇气，激励她坚定地走向康复之路。

（Conclusion）结局：

最后，艾咪与莉莉一起制订了治疗计划的具体步骤，包括手术日期、放疗安排和支持措施。她鼓励莉莉将这个故事当作一个奋斗的历程，充满希望和坚韧。他们一起写下了一个新的故事，一个充满信心和康复的故事。

案例分析：

通过故事线模型，艾咪将莉莉的医疗叙事嵌入一个完整的故事中，使其更加生动、有趣和易于理解。这种模型有助于莉莉更好地理解和接受治疗计划，同时也增强了她的希望和动力。通过构建这样的完整故事，医护人员能够为患者提供更为个性化、意义深远的医疗服务。

二、应用叙事模型提升护理效果

在医疗领域中，有效的沟通和情感连接是提供优质护理的关键。叙事不仅有助于医护人员更好地了解患者的需求和状况，还能够促进患者更积极地参与康复过程。在这一背景下，应用叙事模型来提升护理效果逐渐成为医疗实践的重要策略。

本章将探讨如何运用不同的叙事模型，包括BME叙事模型、EREA叙事模型和故事线模型等，来提升护理效果。通过深入研究这些模型的原则和应用，我们将探讨如何在实际护理中构建有意义的叙事，从而增强患者的满意度、治疗依从性以及情感支持。

叙事模型为医护人员提供了指导，使他们能够更有效地建立医患关系，从而为他们提供更为个性化的护理。通过应用叙事模型，医护人员能够更好地传递信息、解释诊断、制订治疗计划，并且在整个康复过程中为患者提供情感支持。

在本章中，我们将探讨应用叙事模型提升护理效果的实际方法和策略。我们将从不同叙事模型的角度出发，讨论如何在护理实践中运用叙事，为患者提供更具深度和人文关怀的护理体验。通过运用叙事模型，医护人员能够为患者塑造更有意义的护理叙事，从而推动医疗护理的质量和效果提升。

（一）指导信息传递：利用临床叙事模型优化医学信息传递

在医疗实践中，准确、清晰地传递信息对于患者的理解和治疗效果至关重要。临床叙事模型为医护人员提供了一个有序的框架，能够帮助他们更有效地传递医学信息，确保患者对疾病、治疗方案和预后的全面理解。

叙事模型使医护人员能够将医学信息有机地组织起来。在叙事的开头阶段，医护人员可以引入疾病的背景和重要性，吸引患者的注意力。通过引人入胜的方式，患者能够更愿意倾听后续的医学信息。接着，医护人员可以在叙事的中间部分，逐步解释疾病的过程、诊断方法、治疗选项以及可能的风险。这种有序的安排有助于避免遗漏重要信息，使患者对自身状况有更全面的认识。

临床叙事模型还强调情感的表达和共鸣。在信息传递的过程中，医护人员可以利用叙事模型中的情感阶段，与患者建立情感连接。他们可以向患者传达关心和支持，从而减轻患者的焦虑和担忧。这种情感的交流有助于加强医护人员与患者之间的信任关系，使患者更愿意接受治疗建议和信息。

在叙事的结尾，医护人员可以总结重要信息，强调治疗方案的关键点，以及患者在康复过程中的重要角色。通过清晰而简洁的总结，医护人员可以帮助患者更好地记住重要信息，并在后续的治疗中进行指导和决策。

综上所述，临床叙事模型为医护人员提供了一个有效的指导框架，用于优化医学信息的传递。通过模型的结构，有序地解释医学信息，医护人员能够确保患者对疾病、治疗方案和预后能准确理解。这有助于提升患者的治疗依从性，增强医患沟通效果，从而优化整体的护理效果。

（二）促进患者理解和参与：运用叙事模型赋能医护人员

医学领域充满了复杂的术语和概念，对于患者来说，理解疾病的本质和治疗方案可能是一项具有挑战性的任务。叙事模型能够帮助医护人员将这些复杂的医学知识转化为更生动、易懂的故事，从而有效促进患者的理解、参与度和治疗依从性。

叙事模型通过将医学信息融入故事情节中，使其更加具体和有体验感。医护人员可以运用比喻、类比等手法，将抽象的概念转化为更容易理解的形象。例如，将细胞的运作比喻成工厂的运作，将免疫系统比喻成保卫者等，这样的比喻可以帮助患者更快地理解医学知识，降低信息的难度。

通过叙事模型，医护人员能够构建一个连贯的故事情节，从而将疾病的起因、病程和治疗方案串联起来。这种故事性的叙述方式有助于患者更好地理解疾病的全貌，认识到自己在这个故事中的角色和作用。患者能够更具体地看到疾病对他们的影响，从而更有动力参与治疗过程。

叙事模型还强调情感的共鸣和人文关怀。通过在叙事中表达情感和关怀，医护人员能够与患者建立更深入的情感连接。这种情感连接有助于降低患者的焦虑和抵抗情绪，使他们更愿意主动参与治疗，感受到医护人员的支持和关心。

综上所述，叙事模型为医护人员提供了一种有效的方式，将复杂的医学知识转化为易懂的故事，从而促进患者的理解、参与度和治疗依从性。通过故事性的叙述和情感的共鸣，患者更具主动性和积极性，从而实现更好的治疗效果。

（三）增强情感共鸣：建立深层情感连接的叙事模型应用

在医疗过程中，情感连接是医护人员与患者之间的重要纽带。叙事模型为医护人员提供了一种有力工具，能够帮助他们更有效地与患者建立情感共鸣。其中，模型中的情感反思和表达阶段，具有激发患者共鸣、增强情感连接的重要作用，让患者感受到被理解和关心的情感支持。

在情感反思阶段，医护人员鼓励患者深入思考他们所经历的情感变化。这一阶段可以通过询问患者在疾病过程中的情绪、挑战和成长，引导他们自我反思和情感释放。通过分享情感的经历，患者能够感受到医护人员的关心和共鸣，从而减轻情感负担，增强情感共鸣。

在表达阶段，医护人员为患者提供一个开放的沟通平台，鼓励他们自由表达内心的情感和想法。医护人员以尊重和接纳的态度倾听患者的表达，同时也通过生动的肢体语言和鼓励性的言辞，传达出他们关心和理解的情感。这种情感的交流有助于加深医护人员与患者之间的信任，让患者感到在医疗团队中得到了情感上的支持。

增强情感共鸣，叙事模型能够创造出更有人情味的医疗环境。患者感受到自己的情感得到关注和尊重，从而更愿意分享他们的内心体验。这有助于医护人员更全面地了解患者的需求和情感状态，为他们提供更符合实际情况的个性化护理。

综上所述，叙事模型在医疗护理中的应用，特别是情感反思和表达阶段，有助于增强情感共鸣，建立深层次的情感连接。通过关注患者的情感体验，医护人员能够创造出更加温暖、支持性的医疗环境，从而提升患者的满意度、治疗效果和整体体验。

（四）制订个性化护理计划：叙事模型赋能护理个性化

个性化护理在医疗领域中日益受到重视，因为每位患者的情况和需求都是独特的。叙事模型作为一个有力的工具，能够鼓励患者反思自己的经历和需求，从而更准确地制订个性化的护理计划。医护人员可以根据患者的叙事，调整治疗和康复方案，以提高护理效果。

叙事模型鼓励患者在情感反思和表达阶段深入探索自己的情感、挑战和成长。通过这一过程，患者能够更清楚地认识自己的需求和目标，为护理计划的制订提供重要线索。医护人员可以从患者的叙事中了解到他们的恐惧、期望，从而更精准地制订针对性的护理方案。

根据患者的叙事，医护人员可以调整治疗计划，来满足患者的个性化需求。例如，如果患者在叙事中表达了对某项治疗的疑虑，医护人员可以与患者一同探讨替代方案，以更好地适应患者的情感状态。个性化的护理计划不仅能够提高患者的治疗依从性，还能够增强患者的满意度和康复效果。

叙事模型还为医护人员提供了更加全面地了解患者的机会。通过深入听取患者的叙事，医护人员能够了解到患者的生活背景、家庭支持以及生活方式等方面的信息。这有助于更全面地制订个性化的护理计划，考虑到患者的整体情况，为他们提供更有针对性的护理建议。

综上所述，叙事模型为制订个性化护理计划提供了一种有力工具。通过鼓励患者反思自己的经历和需求，医护人员能够更准确地了解患者的情感状态，从而制订更符合个体特点的护理方案。这种个性化的护理计划不仅能够提高护理效果，还能够增强患者的满意度和参与度。

结语

临床叙事模型作为医疗实践中的重要工具，已经受到越来越多的医护人员的青睐。通过运用不同的叙事模型，如BMF叙事模型、FREA叙事模型和故事线模型等，医护人员能够更好地与患者建立情感连接、传递医学信息、促进参与和制订个性化护理计划。这些模型赋予医护人员更多的指导和方法，以提供更全面、个性化和有意义的医疗护理。

通过临床叙事模型，医护人员能够创造一个人文关怀的医疗环境。叙事的力量能够将医学知识变成生动的故事，让患者更易于理解和接受。而情感共鸣的阶段则能够加强医患之间的情感连接，让患者感受到被关心和支持，从而提高满意度和依从性。此外，叙事模型也赋能了医护人员更准确地了解患者的需求，从而制订个性化的护理计划，促进康复和治疗效果。

　　然而，临床叙事模型的应用仍然是一个不断发展的领域。在未来，随着医疗技术和实践的不断进步，叙事模型可能会进一步融合数字化工具和创新技术，以更好地服务患者。同时，我们也需要不断探索更多叙事模型的可能性，以适应不同患者的需求和情境。在不断拓展和深化应用的同时，我们也应该持续关注伦理和隐私等问题，确保叙事模型的应用能够真正为患者和医护人员带来益处。

　　总之，临床叙事模型是医疗实践中的一个宝藏，能够赋能医护人员提供更为人性化和有效的护理。通过有效运用叙事模型，我们能够在医疗护理中创造出更具情感共鸣和个性化的体验，为患者提供更好的治疗效果和关怀。在不断拓展和深化应用的道路上，临床叙事模型必将为医疗领域带来更多积极的影响。

第九章　临床叙事沟通

➤ 学习目标

◆ 掌握

了解叙事在医患沟通中的重要作用，包括吸引注意力、提高信息记忆力、解释复杂情况、传达情感和价值观等方面的关键作用。

掌握如何使用叙事来改善医患沟通，包括借助比喻、真实案例故事以及情感连接等方式来构建更亲近的医患沟通模式。

了解如何回应患者的情感需求，建立情感连接，减轻焦虑，提升治疗效果，以及如何通过共情与情感支持建立更强的医患关系。

◆ 了解

情感在医患沟通中的重要性，以及如何运用叙事来传达情感和建立情感纽带。

如何通过听取患者的叙事、回应情感需求和分享类似经历来建立更亲近的医患关系。

在医疗实践中，有效的沟通是医护人员与患者之间建立信任、分享信息和共同决策的基石。然而，医学领域涉及复杂的术语和概念，患者面临疾病诊断和治疗过程中的情感挑战。在这个背景下，临床叙事沟通为医护人员提供了更深入、更有意义的交流方式。

临床叙事沟通强调将叙事技巧融入医患交流中。通过借鉴叙事模型的原则，医护人员可以更好地理解患者的情感状态、需求和体验。叙事沟通不仅关注医学信息的传递，更强调情感的共鸣和人文关怀，为患者提供更全面的支持和关心。

然而，临床叙事沟通也面临一些挑战。医护人员需要在忙碌的医疗环境中，找到适当的时间和方式与患者进行深入的交流。另外，不同患者可能具有不同的叙事风格和文化背景，医护人员需要灵活应对，确保沟通的有效性和尊重性。

在本章中，我们将深入探讨临床叙事沟通的重要性和应用。我们将详细研究如何应用叙事技巧，来建立更深入的医患关系，提升情感共鸣和效果。与此同时，我们也将探讨如何应对挑战，克服沟通中的障碍，实现更高水平的医患沟通质量。通过这些讨论，我们能够更好地理解临床叙事沟通的核心概念和实际应用，为医护人员提供更强大的沟通工具，提高医疗护理的质量和效果。

一、叙事的奇妙效用：提升医患沟通的关键

在医患沟通中，叙事具有强大的威力。通过叙事，医护人员能够将抽象的医学知识转化为具体、生动的故事，从而更有效地与患者建立联系。这不仅能够提高患者的理解和参与度，还能够增强情感共鸣，使医疗过程更加人性化和有效。

（一）吸引注意力和记忆：故事在医患沟通中的关键作用

1. 故事的魔力：提高医患沟通效果和患者信息记忆力

故事是人类交流的一种基本形式，具有独特的力量，能够吸引人们的注意力并促进信息的记忆。在医患沟通的背景下，运用故事的技巧可以极大地提升信息传递的效果。医护人员通过叙事，能够将复杂的医学概念生动地呈现，帮助患者更好地理解和记忆关键信息。

故事的魅力在于它能够将抽象的概念具体化，将医学术语和疾病过程变成具体的情节和经历。通过将患者的病情或治疗计划嵌入一个故事中，医护人员可以让患者更容易地与信息产生共鸣。这不仅有助于患者更深入地理解他们所面临的医疗问题，还能够帮助他们更容易地记住关键的治疗建议和注意事项。

另外，故事还能够激发情感共鸣。通过分享患者或其他患者的故事，医护人员能够让患者感受到他们不是孤独的，有人曾经经历过类似的挑战，并且成功克服了。这种情感共鸣有助于建立更紧密的医患关系，让患者感到被理解和支持。

总之，故事在医患沟通中的应用能够将医学信息更好地传递给患者，提高他们的参与度和记忆力。同时，它还有助于建立情感联系，增强患者的信任感。因

此，医护人员应该充分认识到故事在医患交流中的威力，将其纳入日常实践，以改善医疗护理的质量和效果。

2. 情节化医学：如何借助故事提高医患沟通效果和信息理解力

故事具备引人入胜、情节性强的特点，这使得它们能够引发听众的情感共鸣并激发浓厚的兴趣。在医患沟通中，医护人员可以充分利用这种特性，通过构建引人入胜的故事情节，将复杂的医学知识嵌入其中。这种情感连接可以使患者倾听更专注、理解更透彻。

故事的情节性和吸引力使得患者更容易集中注意力，从而更容易吸收和理解医学概念。与单纯的术语解释相比，一个生动有趣的故事能够将抽象和干燥的医学概念具体化，使之变得更加生动和易于消化。患者可以将自己融入故事情节中，从而更好地理解疾病的发展过程、治疗方法以及可能的影响。

此外，故事还有助于在医患之间建立情感连接。当患者在故事中找到了与自己类似的情境或感受时，他们更容易产生共鸣，并感受到医护人员的关心和理解。这种情感连接有助于建立信任，激发患者更积极地参与治疗决策和康复过程。

总的来说，故事在医患沟通中发挥着重要作用。它们能够使医学信息更具吸引力和易于理解，同时也有助于建立更紧密的医患关系。因此，医护人员应当善于运用故事来传递信息，以提高医疗护理的质量和效果。

3. 故事的魔力：如何通过提高医患沟通中的信息记忆力增强医学知识传递

故事对记忆的影响是叙事沟通中值得关注的问题。研究表明，人们更容易记住以故事形式呈现的信息，而不是简单的事实陈述。这是因为故事在大脑中激活了多个感知通道和情感区域，从而提高了信息的存储和检索效率。在医患沟通中，医护人员可以利用这一原理，将医学信息融入精心构建的故事中，帮助患者更好地记住关键内容。

故事的情节、角色和情感元素使其在记忆过程中占据重要位置。相比于单纯的事实陈述，一个生动的故事更容易在大脑中留下深刻的印象，这是因为故事不仅激发了大脑的认知功能，还引发了情感反应，使信息更具情感色彩。因此，患者更有可能将故事中包含的医学信息牢记在心。

故事也有助于信息的检索。因为故事具有连贯性和逻辑性，患者可以更轻松地回想起故事中的情节和细节，从而更好地理解和应用医学知识。这种信息的连贯性有助于患者在实际情境中更好地运用所学知识，从而更有效地管理自己的健康。

总之，故事在医患沟通中不仅有助于信息的传递，还能够提高患者对关键内容的记忆和应用能力。医护人员可以运用这一原理，将医学信息嵌入生动的故事中，以促进更深入地理解和更好的健康管理。这种方法不仅提高了医患沟通的效果，还有助于患者更积极地参与治疗和康复过程。

4．叙事的力量：如何通过吸引力、记忆和信任提升医患关系

叙事的吸引力和记忆效果还有助于建立医患信任关系。当医护人员用引人入胜的方式传达信息，患者也感受到他们的关心和努力，从而增强了医患信任。这种信任关系为后续的治疗和沟通创造了更有利的环境。

在医患关系中，信任是至关重要的因素。患者需要相信医护人员具备足够的专业知识和技能，能够为他们提供有效的医疗护理。然而，信任不仅仅建立在专业能力上，还包括情感支持和人性化关怀。通过叙事，医护人员能够向患者传达更多关于自己的信息，展示他们作为人的一面，而不仅仅是医学专业的一面。

当医护人员运用故事吸引患者的注意力时，患者感受到了医护人员的努力，他们不仅关注患者的病情，还关心患者的整体福祉。这种情感共鸣和关怀的表现有助于患者建立对医护人员的信任感。患者会更愿意相信医护人员的建议和治疗方案，因为他们感受到了医护人员的真诚和用心。

建立了基于信任的医患关系后，医护人员可以更轻松地与患者合作，制订个性化的治疗计划。这种信任关系不仅有助于治疗的成功，还提高了患者的满意度，使他们更积极地参与自己的健康管理。

总之，叙事不仅提高了医患沟通中的信息传递效果和记忆力，还有助于建立坚固的医患信任关系。这种信任是医疗护理成功的基础，为患者提供了更好的医疗体验和更有效的治疗。通过运用叙事技巧，医护人员可以在医患关系中创造更积极、更支持的环境，为患者提供更好的照顾。

综上所述，故事在医患沟通中的吸引力和记忆效果是不可忽视的。通过巧妙运用叙事，医护人员能够引发患者的情感共鸣，使复杂的医学信息更具可理解性和易记性。这不仅有助于提升医患沟通的效果，还能够加强医患信任，为医疗护

理提供更加有意义的体验。

（二）解释复杂情况：叙事在降低焦虑与理解复杂医学情况中的作用

医学领域涵盖了众多复杂的概念、疾病和治疗方法，对于患者来说，这些医学知识可能会显得晦涩难懂。在医患沟通中，解释这些复杂情况是一项重要且具有挑战性的任务。医护人员可以通过叙事的方式，用通俗易懂的语言和生动的例子，将复杂的医学信息呈现给患者，从而降低他们的焦虑和困惑。这种叙事模型不仅有助于患者更好地理解医学概念，还能够建立更紧密的医患关系，提升整体医疗体验。在此，我们将深入探讨叙事模型在降低患者焦虑、促进对复杂医学情况的理解方面的重要作用。

1. 用生动比喻打破医学难题：叙事的比喻和类比在医学解释中的作用

叙事模型在医患沟通中充当着桥梁，它赋予医护人员可以将那些抽象而复杂的医学概念变得生动易懂。医护人员运用比喻和类比等手法，将医学术语和流程与患者熟悉的日常生活场景相连接。例如，将细胞的功能类比成工厂的运作，将免疫系统比喻成身体的"保安队"，这些生动的比喻能够让患者更直观地理解医学机制的复杂性。这一章节将深入探讨叙事如何通过比喻和类比，在医学解释中发挥着重要作用，帮助医护人员打破医学难题，使患者更容易理解和接受复杂的医学信息。

2. 医学的力量：真实案例故事在解释医学情况时的价值

叙事在医患沟通中的威力远不止于此。医护人员利用叙事，通过真实案例和患者故事来解释复杂的疾病情况和治疗方法，这种做法有着强大的效果。医护人员能够分享曾经的成功案例，讲述真实的故事，以此来说明治疗的可能性和效果。这种亲身经历的分享不仅有助于患者更好地理解医学信息，还能够增强他们对治疗的信心和依从性。这一章节将深入研究医学故事的力量，以及如何通过真实案例的分享，为患者提供更清晰的医学信息和更强烈的信心。

3. 以情感连接降低焦虑：叙事在医学解释中的作用

在医患沟通中，情感连接是降低焦虑和建立信任的关键。叙事不仅注重信息的传递，还能够在情感层面与患者建立联系。当医护人员在解释复杂情况时，借助情感反思阶段，倾听患者的疑虑和困惑，表达对他们的理解和支持，便能够在患者心中建立情感连接。这种连接不仅减轻了患者的焦虑感，还让他们感受到在治疗过程中的关怀。本节将深入研究叙事在医学解释中如何发挥情感连接的作用，以帮助患者更好地理解复杂情况并提高治疗的依从性。

总之，叙事在解释复杂情况方面具有显著的作用。通过通俗易懂的语言、生动的例子和情感的共鸣，医护人员能够将复杂的医学信息解释得更加清晰明了，帮助患者更好地理解和应对疾病、治疗和康复过程。这种有效的解释有助于降低患者的焦虑和困惑，提高他们对治疗的信心和依从性。

（三）传达情感和价值观：叙事在医患关系建立中的情感纽带

医患关系的建立不仅仅是信息的传递，更包含着情感的交流和共鸣。叙事作为一种情感纽带，不仅能传递信息，还能传达医护人员的情感和价值观。通过叙事，医护人员能够表达对患者的关心、理解和支持，从而增强医患关系，建立起信任。

在叙事中，医护人员可以通过情感的反映和表达，向患者传递关怀和理解。可以分享与患者类似的情感体验，让患者感受到自己不是孤单的。通过诚挚的语言和情感表达，医护人员能够在患者的心中建立起一种情感联系，让患者感到自己被关注和尊重。

叙事也是传达价值观的有效途径。医护人员可以通过故事情节传达一些重要的价值观，如坚持乐观、积极应对困难等。通过展示这些价值观，医护人员能够为患者树立榜样，鼓励他们在面对疾病和治疗时保持积极的态度。这种价值观的传达有助于患者更好地应对挑战，提升康复和治疗效果。

叙事还有助于加强医患之间的情感共鸣。医护人员可以在叙事中表现出对患者的情感共鸣，让患者感受到被理解和关心。这种情感连接有助于降低患者的焦虑和抵抗情绪，使他们更愿意与医护人员合作，参与治疗过程。

综上所述，叙事在医患关系建立中扮演着重要角色。通过情感的传达和价值观的表达，叙事能够深刻地影响患者的情感状态和行为。医护人员可以通过叙事，将医患关系建立在共鸣、理解和信任之上，为患者提供更全面的支持和关怀，提升医疗护理的质量和效果。

二、借助叙事实现共情：构建更亲近的医患沟通模式

共情是医患沟通中至关重要的要素，能够增进医患之间的理解和信任。运用

叙事可以有效地构建共情的沟通模式，使医护人员更好地理解患者，同时也让患者感受到被理解和支持。

（一）听取患者的叙事：建立共鸣与个性化护理的桥梁

在医患沟通中，不仅医护人员有着重要的叙事角色，患者的叙事同样是信息宝库。他们的经历、感受、期望和需求中蕴含了丰富的信息，对医护人员来说具有重要价值。因此，医护人员应当积极倾听患者的叙事，从中汲取信息，了解患者的情况，来建立共鸣并提供更个性化的护理。

患者的叙事是一扇窗口，透视他们的身体和情感状态。通过聆听患者的叙事，医护人员能够深入了解患者的疾病经历，从而更准确地诊断问题，制订治疗计划。患者的主观感受和描述能够补充医学数据，让医护人员对病情有更全面的认识。

倾听患者的叙事也是建立共鸣和信任的关键。当患者感受到医护人员关心他们的叙事，他们会感到被重视和理解。这种情感连接有助于加强医患关系，让患者更愿意与医护人员合作，提供更准确的信息，以便医护人员制订更适合的护理计划。

叙事还有助于揭示患者的期望和需求。通过倾听患者叙事，医护人员可以了解患者对治疗的期望，他们对康复的愿景，以及他们在护理中希望得到的支持。这些信息有助于制订个性化的护理计划，更好地满足患者的需求。

综上所述，医护人员应当积极倾听患者的叙事。患者的叙事不仅是信息来源，更是建立共鸣和个性化护理的桥梁。通过倾听患者的经历、感受和期望，医护人员能够更好地了解患者，建立信任和共鸣，提供更为人性化和有效的医疗护理。

（二）回应情感需求：共情与情感支持的关键

叙事的魅力不仅在于信息的传递，更在于情感的表达。在医患沟通中，患者往往面临着情感挑战，而医护人员通过回应患者的情感需求，能够表达理解和关切，进一步加强共情，让患者感到被重视和支持。

情感的表达与共鸣的建立是叙事的核心。当患者分享他们的叙事时，往往蕴含着情感体验、困惑和焦虑。医护人员可以通过认真倾听，并回应患者的情感，传达出对其情感体验的理解和共鸣。通过语言、表情和姿态，医护人员能够向患者传达出他们的关心和支持，让患者感到被理解和关切。

　　回应情感需求不仅可以减轻患者的焦虑，还能够增强医患之间的信任。患者在叙事中表达出的情感，往往是他们内心深处的真实感受。当医护人员能够回应这些情感，患者会感到被认可和尊重，从而更愿意分享更多的信息，增强治疗的合作性。

　　情感支持不仅局限于言语，也可以通过非语言的方式进行。医护人员的眼神、微笑、肢体语言等，都能传达出情感的温暖和理解。这种情感支持有助于降低患者的紧张情绪，使他们在医疗环境中感到更舒适和安心。

　　总之，回应情感需求是叙事中不可或缺的一环。通过理解、共鸣和情感支持，医护人员能够在医患沟通中创造出温暖的氛围，让患者感受到被尊重和关心。这种情感连接不仅有助于减轻患者的情感负担，还能够加强医患之间的信任和合作，提升医疗护理的质量和效果。

　　（三）分享类似经历：建立情感纽带与信任的桥梁

　　医护人员不仅是专业的医疗从业者，更是普通人，有着自己的情感和经历。在医患沟通中，通过分享类似的医疗经历，医护人员可以与患者建立更深厚的情感纽带。这种共鸣能够让患者感受到医护人员不仅在技术上，更在情感上理解他们，从而增进医患关系。

　　分享类似的医疗经历可以让医护人员更加亲近患者的内心世界。当患者意识到医护人员曾经也经历过类似的情感挑战、疾病经历，他们会感到被理解和共鸣。这种共鸣能够减少患者的孤独感，让他们知道自己不是独自面对问题。

　　共鸣还能够加强医患之间的信任。当患者感受到医护人员有类似的经历，他们会更愿意与医护人员分享自己的情感体验和疾病经历。这种信任基础有助于更开放、更真实地沟通，从而提供更全面的医疗护理。

　　医护人员的经历也能够为患者树立榜样。当患者听到医护人员克服困难、坚持康复的故事时，他们会更有勇气面对自己的疾病挑战。这种榜样作用可以激发患者的积极性，增强他们在康复过程中的投入和信心。

　　总之，通过分享类似的医疗经历，医护人员可以在医患关系中建立情感纽带与信任的桥梁。这种共鸣能够让患者感受到自己被理解和支持，深化医患关系，提升医疗护理的质量和效果。

（四）建立情感连接：减轻焦虑与提升治疗效果的纽带

在医疗护理中，情感连接是医护人员与患者之间的一种特殊纽带。通过叙事，医护人员可以与患者建立情感连接，让患者感受到他们不仅是专业的医疗提供者，更是在关心和支持下的朋友。这种情感连接不仅有助于减轻患者的焦虑和恐惧，还能够提升治疗效果。

情感连接是医患关系的关键组成部分。当医护人员能够以温暖的情感态度对待患者，患者会感受到被尊重和关怀。叙事是一种情感表达的方式，通过分享自己的情感体验和情感反思，医护人员能够传达出对患者的情感支持，让患者感到自己被关心和理解。

情感连接有助于减轻患者的焦虑和恐惧。面对疾病、治疗和康复过程，患者常常感到情绪的波动和焦虑。通过情感连接，医护人员能够传达出对患者情感状态的理解，让患者感受到情感的支持和理解。这种情感的纽带能够降低患者的情绪负担，使他们在治疗过程中更加坚强和乐观。

情感连接还有助于提升治疗效果。患者在情感支持下更愿意配合治疗，积极参与康复过程。医护人员的情感关怀能够增强患者的治疗信心，激发他们积极面对挑战的勇气。这种积极的情感态度对于康复的成功至关重要。

综上所述，通过叙事建立情感连接是医患关系中的重要一环。这种情感纽带不仅能够减轻患者的焦虑和恐惧，还能够提升治疗效果。通过情感连接，医护人员能够传达出对患者的关怀和支持，让患者感受到在治疗过程中不再孤独，有人与他们同行，共同面对挑战。

结语

在临床叙事沟通的探索中，我们深入探讨了如何通过叙事模型在医疗护理中建立情感共鸣、增强信任、传递信息以及实现个性化护理的目标。叙事不仅是信息传递的工具，更是情感交流的桥梁，它能够将医护人员与患者之间的关系提升到更深层次，为医疗护理注入人性化的关怀。

在临床叙事沟通中，我们认识到叙事模型的重要性，它为医护人员提供了有序、逻辑的框架，使叙事更具吸引力和影响力。从BME叙事模型的基本结构，到叙事模型的循环过程，再到故事线模型的情感嵌入，这些模型不仅帮助医护人员更好地传递医学信息，还能够与患者建立情感纽带，实现更人性化的沟通。

我们探讨了临床叙事模型在应用中的多个方面。通过指导信息传递，医护人员能够更清晰地向患者传达医学知识。促进患者理解和参与方面，叙事模型能够将复杂的医学信息转化为生动易懂的故事，提高患者的参与度。增强情感共鸣，通过情感表达和反思，医护人员能够与患者建立更深刻的情感连接。制订个性化护理计划，通过患者的叙事，医护人员可以更准确地制订护理方案，提升护理效果。

叙事沟通的目的是建立情感共鸣与个性化护理的融合。通过倾听患者的叙事，回应情感需求，分享类似经历，医护人员能够与患者建立更为紧密的情感纽带，让患者感受到在医疗护理过程中的关心与支持。这种情感连接不仅能减轻患者的焦虑和恐惧，还能提升治疗效果，为医疗护理赋予更多的人性化关怀。

在未来，临床叙事沟通将继续发展和创新。我们应当继续探索更加有效的叙事模型，更深入地理解患者的需求，不断提升医护人员的沟通技能。通过情感共鸣与个性化护理的融合，我们能够为患者提供更加贴心、温暖和高效的医疗护理，让每位患者在医疗旅程中都能够感受到关怀和希望。

第十章　临床叙事心理

➤ 学习目标

◆ 掌握

了解叙事对患者心理的影响，包括情感整理、认知重构、情感调适和康复信心提升等方面的作用。

掌握如何通过叙事来塑造积极的治疗心态，包括建立希望和信心、强化自我效能感、改变消极认知以及激发内在动力等方面的方法。

◆ 了解

叙事对医护人员心理的影响，包括成就感的培养和情绪调适的塑造等。

如何通过情感共鸣和叙事引导来帮助患者塑造积极的治疗心态，包括建立希望、强化自我效能感、改变消极认知和激发内在动力等。

在临床医学领域，叙事不仅是信息的传递，更是一种情感的交流、理解的深化，以及人际关系的构建。通过叙事，医护人员能够与患者建立情感纽带，传达关心和理解，实现更人性化的护理。然而，叙事在医疗中的影响不仅止于表面，它还涉及到心理层面的诸多因素。

第十章的名称叫临床叙事心理，也可以叫做叙事的心理层面：情感、认同与互动。在这一章中，我们将深入探讨临床叙事的心理层面。我们将从医护人员和患者的角度，探讨叙事如何影响心理健康、情感体验以及人际互动。通过理解叙事的心理机制，我们能够更好地运用叙事技巧，提升医患沟通的质量，达到更积极的医疗效果。

我们也将探讨叙事如何影响医护人员的情感状态和自我认同，以及如何应对可能的情感疲劳。同时，我们也将关注患者在叙事过程中的情感体验，如焦虑、恐惧、希望和抚慰。通过深入研究叙事的心理层面，我们可以更好地理解叙事在医疗护理中的价值，为医护人员和患者创造更健康、积极的心理环境。

通过探索临床叙事的心理层面，我们将更加全面地了解叙事的力量。叙事不仅仅是技巧的运用，更是情感的表达和情感的交流。在医护人员和患者之间，叙事能够架起心灵的桥梁，帮助双方更好地理解、共鸣和支持彼此。让我们一同踏上这段探索叙事心理的旅程，深化我们对叙事在医疗中的理解，为更加人性化的医疗护理贡献一份力量。

一、了解叙事对心理的影响：情感与态度的塑造者

叙事作为一种情感交流和信息传递的方式，不仅仅停留在表面，它在医疗环境中对个体的心理产生深远的影响。无论是患者还是医护人员，叙事都能够塑造情感、影响态度，为整个医疗护理过程带来重要的情感维度。

在医疗环境中，叙事对患者的心理状态具有显著的影响，患者通过叙事将自己的病历、痛苦、希望、恐惧等情感传达给医护人员。这种情感的表达不仅能够减轻患者的内心压力，还能够让他们感受到被理解和关心。叙事可以成为患者情感宣泄的途径，帮助他们减轻心理负担，增强抗压能力。

另一方面，医护人员的叙事也会影响他们的情绪和态度。医护人员通过叙事传达给患者医疗知识、治疗方案以及关怀。他们的叙事不仅要传递信息，还要传达出对患者的关心和支持。当医护人员能够用温暖、关切的语言与患者交流，他们自身的情感也会受到积极影响，增强对患者的共鸣和理解。

医护人员的情感和态度也能够影响患者的心理状态。当医护人员表现出理解、耐心和关怀，患者会感受到情感支持，减轻焦虑和恐惧。相反，若医护人员的叙事缺乏情感共鸣，可能会影响患者的情感体验，甚至影响他们的治疗依从性。

综上所述，叙事在医疗环境中不仅仅是信息传递的工具，还是情感与态度的塑造者。通过叙事，患者能够表达情感、减轻心理负担；医护人员则能够传达情感支持、塑造积极态度。了解叙事对心理的影响，有助于医护人员更加敏感地处

理情感交流，提升医疗护理的情感质量。

（一）对患者的影响：情感整理与认知重构的桥梁

叙事在医疗环境中对患者的影响不仅仅停留在表面层面，它深刻地影响着患者的情感、认知和情绪状态。通过将个人经历制作成叙事，患者能够更好地整理和理解自己的情感和经历，从而实现对疾病和治疗过程的认知和情感调适。积极的叙事不仅提升了患者的情绪状态，还能够增强他们的治疗信心，促进康复。

1. 情感的叙事之旅：患者内心世界的探索与整理

在面对疾病、治疗和康复过程中，患者往往经历着情感的波动和认知的挑战。这一旅程不仅仅是生理上的挑战，更是心灵上的考验。在这个过程中，叙事为患者提供了一个探索和表达内心世界的平台，成为情感的记录和整理工具。

叙事的力量在于它帮助患者以文字或口头的方式，将内心的情感体验和思考表达出来。这种表达不仅仅是一种情感的宣泄，更是一个反思和整理的过程。患者可以借助叙事的形式，回顾自己在疾病和治疗过程中所经历的情感起伏，理解情感的原因和变化。

情感整理的过程有助于患者更好地认识自己，了解自己内心的需求和愿望。通过将情感整理成叙事，患者可以更清晰地看到自己在不同阶段的情感状态，明白情感波动的背后可能有的触发因素。这有助于患者更好地应对情绪的起伏，采取积极的情感调节策略。

叙事还能够帮助患者在困难时期找到情感的出口，减轻情感负担。通过将情感整理成叙事，患者可以分享自己的故事，获得他人的支持和理解。这种情感的分享有助于减轻孤独感，让患者感受到社会支持的力量。

总之，情感的叙事之旅是患者在面对疾病和治疗过程中的一种情感应对方式。通过将情感整理成叙事，患者得以更好地探索和表达内心世界，理解自己的情感变化，应对情绪的波动，以及获得社会支持。这种叙事过程对于患者的心理健康和康复过程都具有积极的影响。

2. 叙事的认知重构：疾病与治疗经历的重新理解

在面对疾病和治疗过程中，患者不仅承受身体上的挑战，还可能经历认知上的变化和困惑。在这一情境下，叙事充当了一个重要的角色，能够帮助患者实现认知的重构，重新审视自己的经历，建立更准确的认知框架。

叙事提供了一个平台，让患者能够将自己的经历重新组织和呈现。通过叙事，患者可以将片段化的经历和情感整合成一个连贯的故事。这个故事有助于患者更好地理解自己的疾病和治疗经历，将它们置于一个更广泛的生活背景中。这种重新组织和呈现的过程有助于认知的重构。

认知的重构意味着患者能够消除可能会产生的误解和焦虑。通过叙事，患者可以将过去的经历重新梳理，找到其中的逻辑和原因。这种自我解释和理解有助于消除对疾病和治疗过程的不安和疑虑，让患者拥有更明晰的认知。

最重要的是，叙事有助于患者形成更准确的治疗期望。当患者能够将自己的医疗旅程整合成一个有意义的故事时，他们更容易看到治疗的进展和可能性。这种积极的认知有助于患者更好地应对治疗的挑战，更积极地参与康复过程。

总之，叙事在患者的医疗旅程中具有认知重构的作用。通过将经历重新组织和呈现，患者能够更全面地认识自己的情况，消除可能的误解和焦虑，形成更准确的治疗期望。这种认知的重构有助于患者更积极地面对疾病和治疗，将医疗旅程变得更有意义和积极。

3. 积极叙事的治疗力量：情感调适与康复信心的提升

在面对疾病和治疗过程中，积极的叙事不仅有助于情感的调适，还能够显著提升患者的治疗信心。通过将负面情感和困难经历融入一个更大的叙事中，患者能够经历情感的释放和康复信心的增强。

积极的叙事提供了一个平台，患者能够重新审视和整理自己的情感体验。在面对疾病和治疗过程中，患者可能经历焦虑、恐惧、愤怒等负面情感。通过将这些情感融入叙事中，患者能够将它们置于更大的背景下，理解它们的起因和演化。这种情感整理过程有助于情感的调适，让患者感受到情绪的释放。

更为重要的是，积极的叙事能够显著提升患者的治疗信心。当患者能够将自己的医疗旅程整合成一个积极的叙事时，他们会更有信心地面对治疗的挑战。这种积极的叙事赋予患者力量，让他们相信自己能够克服困难，走向康复之路。

总之，积极的叙事对患者的情感状态和治疗信心产生着积极的影响。通过将负面情感和困难经历融入一个更大的叙事中，患者经历情感的调适和情绪的释放。同时，积极的叙事强化了患者对康复的信心，让他们相信自己能够克服困难，迈向更健康的未来。

综上所述，叙事在医疗环境中对患者的影响是多方面的。它不仅帮助患者整理和理解情感和经历，还提升情绪状态和治疗信心。通过叙事，患者能够在情感和认知的层面上实现更积极的调适和成长。

（二）对医护人员的影响：成就感与情绪调适的塑造者

叙事不仅仅是患者情感的表达，也是医护人员情感的释放和交流。医护人员的叙事同样影响着他们的心理状态，从积极的护理经验到挑战与困惑，都在叙事中扮演着重要的角色。通过分享积极的护理经验和成功案例，医护人员能够获得成就感和满足感，从而增强工作动力和职业满意度。另一方面，面对治疗失败或病患不适的情况，负面的叙事可能导致医护人员的情绪低落。

医护人员的叙事经验在很大程度上塑造着他们的情感状态。通过分享积极的护理经验和成功案例，医护人员感受到对患者健康的贡献，从而获得成就感和满足感。这些积极的叙事能够激发医护人员的工作动力，让他们更加投入、充满激情地面对工作。积极的叙事还能够增强医护人员的职业满意度，让他们感受到自己的付出得到了认可和回报。

然而，负面的叙事也同样影响着医护人员的情绪状态。面对治疗失败、病情恶化以及患者的痛苦，医护人员可能会感受到情绪的压抑和沮丧。如果医护人员把这些负面情感内化并通过叙事表达出来，可能会导致情绪的低落。因此，医护人员需要学会如何有效地处理负面情感，避免情绪过度累积。

叙事在医护人员的情绪调适中扮演着重要角色。医护人员可以通过叙事来分享挑战、困惑和难过的情感，获得同事和团队的支持。这种情感交流有助于减轻情感负担，让医护人员感到自己不再孤单，能够共同面对职业中的困难和挑战。

综上所述，叙事对医护人员的心理状态有着重要的影响。积极的叙事能够增强成就感、满足感和职业动力，负面的叙事则可能导致情绪低落。医护人员需要学会通过叙事来分享情感、获得支持，从而更好地处理情感和情绪，实现情感的调适和职业的成长。

二、利用叙事塑造积极的治疗心态：情感共鸣与康复的引领者

在临床实践中，积极的治疗心态被认为是医护人员和患者共同追求的目标。这种心态不仅能够增强患者的治疗效果，也能够提升医护人员的职业满意度。通

过利用叙事作为桥梁，医护人员能够塑造积极的治疗心态，为患者和医护人员共同营造一个积极向上的医疗环境。

积极的治疗心态对于患者至关重要。在面对疾病和康复过程中，患者的心态会直接影响到治疗的效果。通过叙事，医护人员可以为患者呈现一系列成功康复的故事，让患者在情感上与这些案例产生共鸣。这种情感共鸣能够激发患者内心的积极情感，让他们相信自己也能够取得好的治疗效果。

叙事能够帮助患者从不同的角度看待疾病和康复。医护人员可以通过叙事，将疾病看作是一个临时的故事事件，而康复则是一个积极向上的发展过程。通过这种角度，患者能够更好地理解治疗的必要性，积极面对治疗过程中的困难和挑战。这种积极的治疗心态能够增强患者的治疗信心，提高治疗的效果。

医护人员的积极治疗心态也对整个医疗环境产生积极影响。医护人员通过叙事分享自己的护理经验和成功案例，能够激发出自己的积极情感。这种积极的情感会传递给患者，让患者感受到医护人员的信心和专业。医护人员的积极态度还能够影响团队合作和医患关系，为整个医疗过程注入积极的力量。

综上所述，通过利用叙事塑造积极的治疗心态，医护人员能够促进患者的康复和健康，同时也能够提升自己的职业满意度。叙事作为情感共鸣的工具，能够在情感上连接医护人员和患者，共同创造一个积极、支持和希望充盈的医疗环境。

（一）建立希望和信心：积极引导与勇气激发的源泉

积极的叙事能够传递希望和信心，为患者提供心灵的支持，激发他们积极应对疾病的勇气。医护人员在叙事中扮演着情感引导者的角色，通过分享成功康复案例和积极经历，鼓励患者相信自己也能够克服困难，迎来健康的好转。

医护人员的叙事中蕴含着无限的希望。当患者面临疾病的挑战时，内心可能会充满恐惧、焦虑和无助。在这时，医护人员通过叙事传达治愈的可能性，分享过来人的成功案例，能够为患者注入希望的火花。这种积极的叙事能够让患者重新认识到自己的潜力和可能性，从而激发起他们积极应对疾病的勇气。

成功康复案例是一面鼓舞人心的镜子。医护人员通过叙事，展示出那些曾经面临疾病挑战却成功走向康复的患者。这些故事不仅仅是成功的见证，更是希望的象征。患者能够通过这些案例看到，自己也有机会克服困难，取得积极的治疗效果。医护人员通过积极的叙事，为患者打开了前行的道路，鼓励他们坚定信心，勇往直前。

信心的建立是积极叙事的重要目标。患者在治疗过程中，信心是前行的动力和支撑。通过叙事，医护人员能够在患者内心灌输正面的信念，让他们相信自己能够战胜疾病。这种信心不仅仅是理性的，更是感性的，它能够激发患者积极配合治疗，克服困难，取得更好的效果。

综上所述，积极的叙事具有建立希望和信心的重要作用。通过分享成功的康复案例和积极经历，医护人员能够为患者注入希望的力量，激发他们积极应对疾病的勇气。这种积极引导能够改变患者的心态，促进康复过程，为医疗护理赋予更多的积极力量。

（二）强化自我效能感：成功回顾与信心升华的启示

叙事作为一种情感传递和信息交流的工具，在强化患者的自我效能感方面具有重要作用。自我效能感是指个体对自己能力的信心和信念，而通过叙事，医护人员可以帮助患者回顾自己的成就和突破，从而提升他们对治疗的信心，增强积极治疗心态。

医护人员可以通过叙事，将患者的治疗历程呈现成一个充满挑战和收获的故事。通过回顾过去的成就和成功，患者能够更清楚地认识到自己在治疗过程中所取得的进展。这些成就不仅仅是医学上的，还包括患者在应对困难、克服挑战时所展现出的勇气和坚持。通过叙事，医护人员能够引导患者将这些成就内化为自己的自我效能感，让他们相信自己具备克服疾病的能力。

叙事还能够为患者提供正向反馈和激励，当医护人员通过叙事向患者展示类似病例的成功康复经验时，这实际上是在告诉患者：有人曾经走过你正在面对的道路，他们成功克服了困难，你也可以。这种情感上的共鸣和认同能够增强患者对治疗的信心，激发起他们更积极的治疗态度。

叙事也有助于改变患者的认知偏见，有时，患者可能会因为对疾病的误解而陷入消极的情绪中。医护人员可以通过叙事，为患者解释疾病的本质、治疗过程和可能的好转情况。这种认知重构有助于打破患者的负面情绪，增强他们对治疗的信心和期待。

综上所述，叙事在强化患者的自我效能感方面具有独特的价值。通过分享成功历程和积极成就，医护人员能够引导患者将这些正面体验内化为自己的信心和能力。叙事能够为患者提供正向的情感支持，激发他们更积极的治疗心态，为康复过程赋予更多的希望和力量。

（三）改变消极认知：挑战转化与情感转变的启迪

叙事在医疗环境中的应用不仅在于传递信息，还可以帮助患者改变消极的认知和情绪。医护人员可以通过叙事，将问题视为挑战，将困难视为成长的机会，从而引导患者积极面对治疗过程中的困难和不适。

消极的认知和情绪常常是患者在治疗过程中所面临的障碍之一。通过叙事，医护人员可以以案例或真实经历为例，让患者了解其他患者曾经面对过类似的困境，但通过积极的态度和努力，最终克服了困难。这种叙事能够改变患者关于疾病和治疗的消极认知，让他们开始从积极的角度看待挑战。

将问题视为挑战，是叙事中的一个重要元素。通过叙事，医护人员可以帮助患者意识到，每一个困难和障碍都是一个能够让他们成长和进步的机会。这种视角的转变能够激发患者的积极情绪，让他们在面对困难时更加坚定、更加有勇气和信心。

叙事还能够引导患者从另一个角度看待疾病。通过分享其他患者的经历，医护人员可以帮助患者认识到，疾病不仅仅是一种负担，也可以是一种机会，让他们更加珍惜生命、更加关注健康、更加感激生活中的每一个美好瞬间。这种情感的转变有助于改善患者的情绪状态，减轻焦虑和抑郁。

综上所述，通过叙事改变消极认知具有重要的价值。通过将问题视为挑战，将困难视为成长的机会，医护人员能够引导患者从消极的角度转变为积极的态度。叙事能够为患者提供新的思考方式，让他们在治疗过程中更加积极、乐观，为康复过程注入更多的希望和力量。

（四）激发内在动力：兴趣探索与主动参与的启示

积极的叙事在医疗环境中不仅仅是传递信息的工具，更是激发患者内在动力的桥梁。内在动力是个体内在驱动的力量，通过叙事，医护人员可以唤起患者的兴趣和热情，使他们更加积极地参与治疗，主动探索康复的可能性。

医护人员可以通过叙事将治疗过程描绘成一个充满挑战和发现的旅程。通过分享其他患者的经历，医护人员可以唤起患者的好奇心，让他们产生对康复的兴趣。好奇心是内在动力的一种表现，它能够驱使患者主动去了解治疗的细节、方法和可能的效果，从而增强他们的治疗参与度。

叙事还可以让患者对康复的可能性产生信心。当医护人员通过叙事向患者展示成功康复案例时，实际上是在告诉他们：这个目标是可以实现的。这种信心能够激发患者的积极性，让他们更加主动地参与治疗计划，追求健康的目标。

叙事还能够帮助患者树立目标，并激发他们的奋斗欲望。通过叙事，医护人员可以引导患者设定具体的治疗目标，将康复过程分解成一系列小的、可实现的步骤。这种目标导向的叙事能够激发患者的动力，让他们愿意为实现这些目标而努力。

综上所述，积极的叙事在激发患者内在动力方面具有独特的作用。通过唤起好奇心、增强信心、树立目标，医护人员可以引导患者更加积极地参与治疗，主动探索康复的可能性。叙事能够为患者注入动力，让他们在治疗过程中充满活力和热情，为健康的未来努力奋斗。

结语

在临床实践中，叙事不仅仅是信息的传递，更是一种连接医护人员与患者之间情感纽带的强大工具。通过有效的叙事，医护人员能够渗透情感、传递信息、塑造心态，从而促进康复、增进信任、提升治疗效果。本章我们深入探讨了叙事在心理层面的应用，旨在为医护人员提供一系列方法，以更加细致入微的方式应用叙事，引导患者和医护人员共同走向积极健康的未来。

在叙事过程中，医护人员需要关注患者的情感体验，倾听他们的叙述，理解他们的需求和期望。通过叙事，患者可以更好地整理和理解自己的情感，改变消极的认知，增强自我效能感，激发内在动力。医护人员的叙事也同样具有深远的影响，能够传达关心和支持，塑造治疗信心，激发职业满足感。

借助叙事，医护人员能够在治疗中创造积极的心态，激发希望、信心和动力。无论是通过挑战转化、改变消极认知，还是激发内在动力，叙事都能够在情感和认知层面产生积极影响。这种情感共鸣和情感连接，不仅让患者在治疗中感受到关心和支持，也让医护人员在工作中体验到成就和满足。

在未来的临床实践中，我们鼓励医护人员继续探索和应用叙事心理的方法，不断拓展叙事在医疗环境中的应用领域。通过用心理和情感的方式与患者交流，医护人员将能够创造更加人性化、关怀且有效的医疗体验，为患者带来更多希望和健康。从医患双方的角度看，叙事心理将继续在临床实践中发挥着独特的作用，成为医患沟通道路上的一盏明灯。

第十一章　临床叙事礼仪

➢ 学习目标

◆ 掌握

理解专业的临床叙事礼仪的重要性，以构建信任并创造良好的医疗环境。

掌握尊重患者隐私和意愿的原则，以确保在医疗叙事中尊重患者的权益。

了解如何使用温和和专业的语言进行沟通，并传达情感。

掌握倾听和支持的技巧，以鼓励患者分享和表达。

◆ 了解

叙事礼仪在医疗环境中的应用，包括如何建立信任和共鸣，提升患者体验，增进医护人员的职业满足以及塑造积极的工作氛围。

在医疗环境中，临床叙事不仅仅是信息传递的工具，更是一种情感交流和医患沟通的桥梁。然而，如何在叙事过程中保持适当的礼仪，却是一个至关重要的课题。临床叙事礼仪是医护人员与患者之间的一种交流准则，旨在在医疗实践中引导医护人员以尊重、耐心和关怀的态度进行叙事，营造良好的医患关系，提升治疗效果。

本章将深入探讨临床叙事礼仪的重要性以及如何在叙事中体现礼仪，旨在为医护人员提供有关如何在叙事中保持尊重、关心和专业的指导，创造一个积极、温暖和支持性的医疗环境。无论是面对疾病的挑战还是康复的希望，临床叙事礼仪都能够在医患沟通中发挥关键作用，增强医护人员与患者之间的情感共鸣，促进更有效的信息传递，让医患关系更加紧密和融洽。

一、培养专业的临床叙事礼仪：构建信任与创造良好医疗环境

临床叙事礼仪作为医护人员在与患者交流和护理过程中的专业行为准则，在临床的一言一行中都很重要。它不仅是一种礼貌的表现，更是一种与患者建立深入联系的关键方法。在医疗环境中，良好的叙事礼仪能够促进有效的沟通、建立信任，以及创造积极的医疗环境。

有效的医患沟通是治疗成功的基石之一。通过临床叙事礼仪，医护人员能够倾听患者的需求和关切，将医学信息转化为易于理解的语言，让患者更好地理解自己的疾病情况和治疗方案。在叙事中展现出专业知识和关心，不仅能够提供必要的医学信息，还能够缓解患者的焦虑和困惑，建立起患者与医护人员之间的良好沟通桥梁。

信任是医患关系的核心。通过叙事礼仪中的尊重、耐心和关怀，医护人员能够营造一个安全和支持性的医疗环境，使患者愿意与医护人员分享自己的情感和经历。通过叙事，医护人员能够赢得患者的信任，使他们更愿意接受治疗和遵守医嘱，从而提升治疗效果。

创造积极的医疗环境是临床叙事礼仪的重要目标之一。通过充满希望、鼓励和支持的叙事，医护人员能够激发患者内在的积极因素，让他们更加投入治疗过程，积极面对挑战。良好的叙事礼仪可以为患者注入勇气和力量，让他们在康复的旅程中充满信心和动力。

总之，培养专业的临床叙事礼仪对于医护人员来说具有重要意义。通过适当的叙事方式，医护人员能够在医患交流中建立信任、传递信息、创造情感共鸣，为患者提供更优质的医疗体验。这种专业的叙事礼仪不仅仅是一种技能，更是一种情感的传递和医疗关怀的体现。

（一）尊重患者隐私和意愿：以患者权益为前提的叙事

在临床叙事中，尊重患者的隐私权和意愿是叙事礼仪所要求的基本原则。医护人员需要以患者的权益和需求为前提，确保在分享病历、案例或故事时遵循适当的隐私保护措施，来维护患者的隐私和尊严。

1. 医疗叙事中的隐私保护：患者隐私权的重要性与处理原则

在医疗叙事中，隐私保护是一项至关重要的职业责任。每个患者都有权保

护其个人信息和隐私，因此医护人员应当以高度的谨慎性来处理患者的敏感信息，以确保不透露涉及个人身份的敏感内容，从而避免患者在隐私保护方面受到侵犯。

医护人员在叙事中需要遵循一系列隐私保护原则。第一，他们应当在分享患者病历、案例或故事之前，获得患者的明确同意。这一同意应是自愿的、知情的，并明确告知叙事的目的和内容。医护人员应当与患者建立信任关系，鼓励患者分享他们的经历，同时也尊重患者不愿分享的意愿。

第二，医护人员需要在叙事中去除任何可能导致患者身份泄露的敏感信息。这包括姓名、地址、生日等个人身份特征。医护人员应当使用伪名或匿名来代替患者的真实身份，以确保患者的隐私得到有效保护。

第三，医护人员还应当采取适当的措施来保护叙事中的任何敏感信息。这包括在电子记录中采用加密措施，存储纸质记录在安全的地方，并限制只有授权人员能够访问这些信息。

总之，隐私保护在医疗叙事中具有极大的重要性。医护人员需要遵循一系列原则，以确保患者的个人信息和隐私得到妥善保护。这不仅是一项法律责任，更是医疗伦理的基本原则，有助于建立信任和尊重患者的隐私权。

2. 患者自主权尊重原则：医疗叙事中的关键

在医疗叙事中，尊重患者的意愿是一个不可或缺的原则，这一原则体现了对患者治疗选择权的尊重。医护人员必须深刻理解并尊重患者是否愿意分享自己的故事或经历，确保在叙事过程中不侵犯患者的权利和意愿。

对于那些希望依据自身想法进行治疗决策的患者，医护人员必须坚守尊重原则，不得强迫或加剧他们的疑虑。这意味着医护人员需要尊重患者的决策，不会强迫他们接受不愿意接受的治疗方案。在这种情况下，医护人员可以提供一个开放的沟通环境，确保患者了解他们的治疗选择得到了充分尊重，不会因为不愿意分享个人经历而受到歧视或不适当的压力。

而对于那些愿意听从医护人员建议的患者，医护人员也应在充分考虑患者利益的前提下，以适当的方式进行叙事，协助患者意愿共同进行医疗决策。

总之，尊重患者的治疗选择权是医疗叙事中的关键原则。这一原则不仅表明了医护人员对患者权利的尊重，还有助于建立信任和良好的医患关系。通过遵守这一原则，医护人员可以确保叙事过程既能够传达必要的信息，又能够促使患者更加配合医护的治疗行为。

通过尊重患者隐私和意愿，医护人员能够在叙事过程中建立起信任和亲和力。患者会感受到自己的隐私得到了尊重，不会因为分享自己的经历而感到不安。这种尊重和信任可以加强医患关系，促进更加有效的沟通，为治疗过程打下坚实的基础。

综上所述，尊重隐私和自愿性是临床叙事礼仪中不可忽视的。通过遵循隐私保护原则，获得患者的同意，并尊重他们的意愿，医护人员能够在叙事过程中维护患者的权益，创造一个充满尊重和信任的氛围。

（二）语言的温和与专业：沟通的艺术与情感传达

在临床叙事中，医护人员所使用的语言起着至关重要的作用，它不仅仅是信息传递的媒介，更是情感交流和医患关系的体现。医护人员应当在叙事过程中巧妙地融合言语和专业用语通俗化，以确保患者能够理解，同时感受到尊重和关心。

专业的语言的确能够传达医护人员的专业素养和知识水平。然而，在叙事中过多地使用技术性的术语可能会使患者感到困惑和无助。因此，医护人员需要根据患者的理解能力和背景，选择恰当的语言来解释疾病、治疗过程和医学概念。通过用简明的语言表达复杂的内容，医护人员能够让患者更轻松地理解，从而增强患者的参与感。

同时，温和的语言能够创造一个温暖、有支持性的医疗环境。医护人员的语言应该充满关心和尊重，让患者感受到他们是被理解和重视的。避免使用冷漠或严厉的措辞，应用鼓励和支持的语气来表达。通过与患者建立情感连接，医护人员能够为患者带来情感安慰，让他们在治疗过程中不再感到孤单。

在叙事中，医护人员可以运用一些简单的技巧来实现温和与专业的平衡。例如，使用类比和比喻来解释复杂的概念，用例子来说明治疗的效果，以生动的语言描述疾病的过程。这些技巧能够使叙事更具吸引力，也更易于患者理解。

综上所述，医护人员在临床叙事中的语言选择至关重要。通过使用温和而专业的语言，医护人员能够实现信息传递的效果，同时传达尊重和关心的情感。这种语言的艺术不仅有助于促进医患交流，还能够为患者带来情感支持，营造一个温馨的医疗环境。

（三）鼓励分享与表达：倾听与支持的重要环节

在临床叙事中，鼓励患者分享和表达自己的感受、需求和经历是构建有效医患关系的关键环节之一。医护人员通过给予患者充分的时间和空间，倾听他们的故事，能够展现出对患者的真正关心和支持。

患者在面对疾病和治疗过程时，往往有着复杂的情感和需求。通过鼓励他们分享自己的感受，医护人员可以更好地理解患者的心理状态，从而为他们提供更加贴近需求的医疗和支持。患者得以表达内心的焦虑、恐惧、希望或疑虑，这种表达能够减轻患者的心理负担，同时也有助于医护人员更精准地制订治疗方案。

在叙事中，医护人员需要展现出真诚的关心和耐心。通过积极倾听患者的叙述，不仅能够了解他们的生活背景、家庭情况，还能够更好地理解他们的情感需求。这种倾听不仅仅是获取信息，更是为患者提供情感支持的方式。医护人员的倾听行为让患者感到被理解和被尊重，从而增强他们的信任感。

通过鼓励分享和表达，医护人员能够建立起更加深入的医患关系。患者会感受到医护人员的关心和关注，从而更愿意与他们合作，积极参与治疗过程。医护人员也可以从患者的分享中获得更多的信息，以便更好地调整治疗计划和护理策略。

综上所述，鼓励患者分享和表达在临床叙事中具有重要意义。通过倾听、关心和支持，医护人员能够更好地满足患者的情感和需求，建立起良好的医患关系，为治疗过程创造更加积极的氛围。

二、叙事礼仪在医疗环境中的应用：增进沟通与提升医疗体验

叙事礼仪作为一种专业行为准则，在医疗环境中发挥着重要的应用价值。它不仅可以加强医患关系，提升患者的医疗体验，还能为医护人员创造更有成就感的工作环境，从而共同促进医疗质量的提升。

在医患关系中，叙事礼仪能够促进更加有效的沟通。通过尊重患者的隐私和情感需求，医护人员可以创造一个充满安全和信任的沟通环境，使患者愿意分享自己的情感和经历。这种开放性的沟通能够帮助医护人员更好地了解患者的需求，调整治疗方案，并在治疗过程中进行及时的沟通和调整。叙事礼仪的应用让

医患关系变得更加亲近，增强了医患之间的情感连接。

叙事礼仪也能够提升患者的医疗体验。通过使用温和、专业和关怀的语言，医护人员能够让患者更好地理解医学信息，减轻焦虑和困惑。此外，通过鼓励患者分享和表达，医护人员能够更好地满足患者的情感需求，让他们感受到被理解和关心。这种情感连接能够减轻患者的心理负担，提升他们的治疗信心，从而促进康复过程。

对医护人员而言，叙事礼仪也能够为他们创造更有成就感的工作环境。通过积极与患者互动，分享成功的治疗案例，医护人员能够获得满足感和成就感。与患者建立的情感连接和信任感，使医护人员更有动力和热情地去工作。叙事礼仪的应用不仅能够提升医护人员的职业满意度，还有助于团队合作和整体医疗质量的提升。

综上所述，叙事礼仪在医疗环境中具有广泛的应用价值。通过加强医患关系、提升患者体验，以及创造积极的工作环境，叙事礼仪为医疗领域带来了积极的影响。它不仅是一种沟通技巧，更是一种情感传达和医疗关怀的表现，对于医患双方都具有重要的意义。

（一）建立信任和共鸣：情感连接的桥梁与医患共同体

专业的叙事礼仪在医疗环境中不仅是信息传递的工具，更是建立信任和共鸣的桥梁。在医护人员用心倾听、温和关切的叙述中，患者感受到被理解和关心，也愿意分享自己的情感和经历，从而建立起更加深入的情感连接。

信任是医患关系的基石。通过专业的叙事礼仪，医护人员展现出对患者隐私权和情感需求的尊重，从而在患者心中树立起一个可信赖的形象。医护人员的真诚关心和专业知识，使患者更加愿意相信并接受他们的建议和治疗方案。信任的建立为医疗合作和康复过程打下了坚实的基础。

共鸣则是情感连接的关键。通过叙事，医护人员可以与患者共享类似的经历或感受，让患者感受到他们不仅是医疗专业人员，更是理解者和支持者。这种共鸣能够深化医患关系，增进情感连接，使患者感到自己不再孤单，有一个能够理解自己的伙伴。医护人员的故事也能够激发患者的积极性，让他们更加勇敢地面对治疗过程中的挑战。

通过建立信任和共鸣，医护人员不仅在患者心中树立起了良好的形象，还为医患关系带来了更多的亲近感和信心。患者会感受到自己不再孤单，有一支团队在背后默默支持着自己。医护人员也能够更好地理解患者的情感需求，更准确地制订个性化的护理计划，进一步提升治疗效果。

综上所述，专业的叙事礼仪在建立信任和共鸣方面具有重要的作用。通过温和关切的叙述，医护人员能够在医患之间搭建起情感连接的桥梁，共同构建一个关怀、理解和支持的医疗共同体。

（二）提升患者体验：情感激励与积极共鸣

在医疗环境中，患者的体验不仅仅涉及到医学效果，还包括情感层面的满足和安心感。叙事礼仪在此起到了积极的作用，能够提升患者的整体体验，让他们在治疗过程中感受到更多的希望和积极性。

医护人员通过分享成功康复案例和积极的治疗经验，能够传递给患者一种积极的治疗态度。这种积极的叙事激励患者，让他们相信自己也能够克服困难，获得好转和康复。当患者听到相似病例的成功故事时，他们会产生共鸣，认为自己也有可能取得类似的成就。这种情感共鸣激发了患者内在的积极动力，促使他们更加积极主动地参与治疗和康复过程。

除了提供希望和积极性，叙事礼仪还能够增强患者的康复信心。患者在面对疾病和治疗过程时常常感到不安和恐惧。医护人员以关怀的态度讲述治愈的故事，来减轻患者的心理负担，让他们更加相信自己能够渡过难关。这种信心的建立有助于患者更好地配合治疗，提升治疗效果。

叙事礼仪不仅是医学信息的传递，更是情感激励和情感连接的过程。通过以人为本的叙述方式，医护人员能够在患者心中留下积极的印象，使他们感受到被关心、被支持。这种关怀和支持会极大地改善患者的心理状态，提升他们在医疗过程中的整体体验。

综上所述，叙事礼仪在提升患者体验方面具有重要意义。通过分享积极的治疗经验和成功案例，医护人员能够传递希望和积极性，增强患者的康复信心，让他们在治疗过程中感受到更多的关怀和支持。这种情感激励与积极共鸣将促进患者更积极地融入医疗过程，提升整体的医疗体验。

（三）增进医护人员的职业满足：共享成就的喜悦与职业价值的体现

在医疗领域，医护人员的职业满足不仅来源于对专业工作的投入，还与他们在患者康复过程中所发挥的积极作用有关。叙事礼仪在这方面具有显著的作用，能够增进医护人员的职业满足，让他们感受到自己的价值和成就。

通过分享患者康复的喜悦和成就，医护人员能够亲身体验到自己所付出努力的回报。当医护人员用专业的叙事礼仪将一位患者的康复故事呈现给其他人听时，他们不仅在传递信息，更在展示自己在其中所起的关键作用。这种分享成功的瞬间会让医护人员感到由衷的自豪和满足，因为他们为患者的健康和康复作出了实质性的贡献。

叙事礼仪的应用也能够强化医护人员的职业认同感。当医护人员能够将自己的护理经验转化为有意义的叙事，并与同事们分享，他们会感受到自己在医疗团队中的价值和作用。这种认同感能够增强医护人员的自信心，激发他们更多地投入工作中，从而提升整体医疗团队的效率和质量。

通过叙事礼仪，医护人员能够更好地理解患者的情感需求，进而调整护理计划，获得更为积极的医疗成果。当医护人员能够亲自感受到患者康复的喜悦，他们会更加珍惜每一个与患者的交流机会，更加投入患者的护理中，从而为患者提供更优质的医疗体验。

总之，叙事礼仪在增进医护人员的职业满足方面具有显著的作用。通过分享患者康复的喜悦和成功案例，医护人员能够感受到自己的价值和成就，增强职业认同感和自信心。这种共享成就的喜悦不仅推动了医护人员的积极投入，也为医疗团队的整体表现和患者体验作出了积极的贡献。

（四）塑造积极的工作氛围：合作学习与激发创新

医疗团队的工作氛围对于医护人员的积极性、创造力和效率具有重要影响。叙事礼仪在这方面充当了一个重要角色，能够营造积极的工作氛围，促进团队合作和共同成长。

通过分享成功案例和经验，医护人员之间可以进行合作学习。一个人的成功可能是其他人的灵感和启发，通过叙事，医护人员能够分享自己在实际护理中取得的成就和突破，从而为其他人提供宝贵的借鉴。这种合作学习的氛围能够促使团队成员互相学习、互相启发、共同进步。

叙事礼仪还能够激发创新和改进。医护人员通过分享自己在护理实践中的创新方法和解决方案，可以为团队成员带来新的思路和想法。这种创新的精神能够推动团队在医疗工作中寻找更加高效和优质的方式，不断改进护理流程和服务质量。

在积极的工作氛围中，医护人员会感受到彼此的支持和鼓励。他们愿意互相分享经验，一同成长，从而形成一个团结合作的医疗团队。医护人员之间通过叙事建立了更为亲近的联系，减少了孤独感，增强了工作的归属感。

除了在团队内部，叙事礼仪也可以推动跨学科合作。医护人员可以与其他领域的专家分享自己的经验，从而获得更多的反馈和启发。这种跨学科合作能够为医疗团队带来新的视角，进一步提升整体的护理质量。

综上所述，叙事礼仪在塑造积极的工作氛围方面发挥着重要作用。通过分享成功案例和经验，医护人员能够促进团队合作、合作学习和创新。这种积极的氛围不仅提升了医护人员的工作动力和积极性，也为医疗团队的整体效能和患者体验带来了积极的影响。

结语

临床叙事礼仪作为医疗沟通和护理过程中的一项重要实践，连接着医护人员与患者之间的情感、信任和共鸣。在本章中，我们深入探讨了临床叙事礼仪的应用和价值，从不同的角度描绘了它如何影响医患关系、提升患者体验、增进医护人员的职业满足，以及塑造积极的工作氛围。

在与患者交流时，遵循专业的叙事礼仪可以营造尊重、温和和关心的交流氛围。尊重患者的隐私和意愿，使用温和且易懂的语言，鼓励他们分享和表达，都是培养良好医患关系的关键步骤。通过各种叙事模型，医护人员能够更好地理解患者的需求，传递信息，建立情感连接，制订个性化的护理计划。

从医护人员的角度来看，临床叙事礼仪也在工作中发挥着积极作用。通过分享成功案例和康复经验，医护人员不仅感受到自己的价值，还能够增强职业认同感和自信心。这种共享成就的喜悦为医护人员提供了更多动力，提升了他们的工作满足感和职业投入度。同时，叙事礼仪也促进了医疗团队的合作学习和创新，让医护人员在共同成长中不断进步。

叙事礼仪的应用不仅仅局限于医患关系，它还涵盖了医护人员之间的合作和跨学科交流。通过分享经验和成功案例，医护人员可以相互学习、启发，提升整体的护理水平。这种积极的合作氛围不仅增进了医疗团队的凝聚力，也为患者提供了更全面、更高质量的医疗服务。

综上所述，临床叙事礼仪在医疗环境中不仅加强了信息的传递，更是增进了情感的交流和连接。通过尊重、共鸣、分享和合作，临床叙事礼仪创造了一个积极、温馨的医疗氛围，提升了医护人员的满足感和患者的体验，为医疗行业的发展和进步注入了新的活力。

第十二章　临床叙事伦理

> ➤ 学习目标

◆ 掌握

理解叙事背后的伦理问题，特别关注患者隐私与保密以及公正与客观的伦理原则。

掌握伦理叙事的处理与决策，包括尊重患者意愿、遵循道德原则、提前征得同意以及在需要时寻求专业指导的重要性和实际应用。

◆ 了解

伦理叙事的挑战和复杂性，以及在医疗叙事中如何平衡患者的权益和医护人员的职业道德。

在医学领域中，临床叙事不仅是传递信息的手段，更是连接医护人员与患者之间的情感、信任和理解的桥梁。随着叙事在医疗实践中的应用逐渐扩展，涉及到的伦理问题也愈发显著。第十二章将深入探讨临床叙事中的伦理问题，旨在探讨在叙事过程中可能出现的道德挑战，以及如何在伦理准则的指引下进行叙事实践。

叙事伦理牵涉到医护人员与患者之间权力、隐私、知情同意等方面的复杂关系。医护人员在叙事中需要权衡如何平衡患者的隐私权与传递信息的需要，同时确保患者的知情同意的权利得到尊重。叙事过程中可能出现的信息泄露、隐私侵犯等问题，需要在伦理框架内进行审慎权衡和处理。

另一方面，医护人员在叙事中也需要考虑情感共鸣的伦理问题。虽然情感连接可以增强医患关系，但过度的情感共鸣可能导致医护人员陷入情感困扰或影响客观判断。如何在情感共鸣和专业距离之间找到平衡，成为叙事伦理中的一大难题。

叙事伦理还涉及到如何公正地呈现患者的故事。医护人员在叙事时，需要避免主观偏见和歧视，尊重患者的多样性，确保他们的声音得到充分体现。同时，如何在叙事中保持真实性和隐去不必要的细节，也是一个需要思考的伦理问题。

因此，第十二章将探讨这些伦理问题，引导医护人员在临床叙事中追求道德高地。通过明确伦理准则、借鉴伦理理论，我们可以更好地应对叙事过程中的道德挑战，确保叙事不仅在情感上建立联系，更在道德上保持尊重、公正和透明。在临床叙事伦理的指引下，我们能够更好地理解伦理的复杂性，为医疗实践中的叙事活动奠定坚实的伦理基础。

一、探讨叙事背后的伦理问题

在临床叙事实践中，叙事不仅仅是一种信息传递的工具，更是一种情感沟通和交流的方式。然而，叙事背后涉及的伦理问题却十分复杂且值得深入探讨。这些问题涉及到医护人员与患者之间的权力平衡、隐私保护、情感共鸣等多个方面，牵涉到道德准则、职业责任和人性关怀。

叙事背后涉及到患者的隐私权和尊严。医护人员在叙事过程中需要审慎考虑如何平衡患者的隐私权和传递信息的需要。分享患者的病历、疾病经历等可能暴露个人隐私，因此在获得患者明确同意的前提下进行叙事显得尤为重要。如何在充分尊重患者隐私的前提下进行叙事，是一个需要深思熟虑的伦理问题。

叙事中的情感共鸣也涉及到伦理问题。情感共鸣可以增强医患之间的联系，但过度的情感共鸣可能导致医护人员陷入情感困扰或影响客观判断。医护人员需要在情感共鸣和专业距离之间找到平衡，避免影响到患者的利益和医疗决策。

叙事中的真实性和公正性也是伦理问题。医护人员在叙事时需要坚守真实和透明的原则，但同时也需要避免主观偏见和歧视。如何在叙事中保持客观公正，同时又不失真实性，是医护人员需要面对的伦理挑战。

医护人员的职业责任和道德原则也在叙事实践中得到体现。叙事不仅仅是一种交流方式，更是医护人员对患者的关心和支持的表达。在叙事过程中，医护人员需要遵循职业道德准则，确保叙事不会伤害患者的感情或违背医疗伦理。

综上所述，临床叙事背后的伦理问题是一个涉及多个方面的复杂议题。在叙事实践中，医护人员需要认真思考如何平衡隐私权、情感共鸣、真实性和公正性，同时也需要遵循职业道德准则，确保叙事不仅在情感上建立联系，更在道德上保持尊重、公正和透明。通过深入探讨叙事背后的伦理问题，我们能够更好地引导叙事实践，为医患关系的建立和医疗伦理的维护提供有益的指导。

（一）患者隐私与保密

在临床叙事实践中，患者隐私和保密问题是一项至关重要的伦理考虑。医护人员在叙事中需要细心平衡患者的个人隐私权和共享信息的需求。尊重患者的隐私是医疗伦理的基本原则之一，因此在叙事过程中，确保患者的个人信息能得到妥善保护。

分享病历、疾病经历以及治疗过程等内容可能涉及到患者的敏感信息。医护人员在进行叙事时，首先需要获得患者的明确同意。患者应该清楚分享信息的目的以及可能的后果，然后在知情同意的基础上，才可以涉及隐私内容。这不仅是对患者隐私权的尊重，也是对其个人自主权的尊重。

医护人员在叙事过程中需要特别注意避免透露能够识别患者身份的细节。匿名化处理和去除敏感信息，是保护患者隐私的有效手段。叙事中的案例和经验应该以一种不足以揭示患者身份的方式进行呈现，从而在信息共享的同时保障患者的隐私。

除了在叙事过程中保护隐私，医护人员还应当注意避免患者信息的滥用。患者的个人信息应该严格保密，不应被用于其他用途。医护人员需要遵循相关的隐私保护法律法规，确保患者的信息不会被未经授权的人员获取或使用。

综上所述，患者隐私与保密是临床叙事中的核心伦理问题之一。医护人员需要在尊重患者隐私的前提下，谨慎处理敏感信息，确保患者的个人隐私得到充分保护。通过遵循伦理原则，医护人员可以在叙事中实现信息共享与隐私保护的平衡，建立更加信任和尊重的医患关系。

（二）公正与客观

在临床叙事的伦理考量中，追求公正和客观是至关重要的。医护人员在叙事过程中应当遵循客观、真实、公正的原则，确保所传达的信息不带有任何偏见、歧视或主观色彩。这不仅是对患者权益的尊重，也是对医疗伦理的遵循。

公正和客观的叙事要求医护人员在呈现案例和经验时不加以夸大或歪曲事实。医护人员应当提供准确、全面的信息，确保患者和其他专业人员能够基于真实情况做出明智的决策。通过客观的叙事，医护人员有助于患者对疾病、治疗方案等进行更准确的认知。

医护人员在叙事中还应当尊重患者的多元文化和个人差异。每个患者都有其独特的生活背景、价值观和信仰体系。在叙事中，医护人员需要避免使用可能会引起文化歧视或不当偏见的语言，通过理解并尊重患者的多元性，医护人员能够更好地与患者建立信任和共鸣。

医护人员的叙事还应当避免夸大成功案例或掩盖失败经验。虽然积极的叙事可以鼓励患者，但不应以牺牲真实性为代价。坦诚的叙事有助于建立透明的医患关系，让患者能够更好地理解可能的治疗结果和风险。

总之，追求公正和客观是临床叙事中的伦理要求之一。医护人员在叙事过程中应当坚守真实和公正的原则，避免偏见和歧视，尊重患者的多元文化和个人差异。通过秉持这些原则，医护人员能够在叙事中传递真实、客观的信息，维护医患关系的诚信和信任。

二、伦理叙事的处理与决策

在临床叙事中，医护人员可能会面临一些复杂的情境，涉及到伦理问题。这些情境可能涉及隐私保护、信息共享、情感共鸣等方面的考虑。在处理这些伦理问题时，医护人员需要进行权衡和决策，以确保患者的权益和尊严得到充分尊重。

医护人员需要认识到不同的伦理原则可能会在某些情境下产生冲突。例如，尊重患者隐私和保护患者的权益可能会产生冲突。在这种情况下，医护人员需要仔细权衡，选择更加符合患者整体利益的方案。

医护人员需要充分了解涉及情境中的各种利益和价值观。他们需要考虑患者的需求、情感以及文化背景，同时也要考虑医疗团队的专业责任和医学标准。通过全面了解情境，医护人员可以更准确地权衡不同的因素。

在面对伦理问题时，医护人员还可以寻求专业伦理委员会或咨询机构的意见。这些机构通常拥有专业的伦理专家，可以为医护人员提供有关权衡和决策的指导。与同事和专家进行讨论，可以帮助医护人员从不同的角度看待问题，作出更明智的决策。

最终，医护人员需要以尊重患者的权益和尊严为出发点，作出符合伦理标准的决策。他们需要考虑情境中的各种因素，权衡不同的利益和价值观，并根据最终的决策为患者提供最佳的医疗护理。通过敏感而细致的决策过程，医护人员可以在叙事实践中维护患者的权益，建立信任和尊重的医患关系。

（一）尊重患者意愿

在处理伦理叙事情境时，医护人员的一个重要原则是尊重患者的意愿。患者的个人选择和意愿应该得到充分尊重和保护，无论是在叙事中还是其他医疗决策中。

当涉及到叙事内容的分享时，医护人员需要与患者进行积极的沟通。他们应该询问患者是否愿意分享特定的信息，是否同意将其病历或治疗经历作为叙事内容。患者可能会因为个人隐私、文化信仰、情感原因等而拒绝分享某些信息，医护人员应该充分尊重这些意愿。

如果患者明确表达不愿意分享某些信息，医护人员应当严格遵守。尊重患者的意愿是维护患者尊严和自主权的体现，医护人员不应该强迫患者分享他们不愿意公开的内容。通过与患者达成一致，医护人员可以建立一种基于尊重和信任的医患关系。

医护人员还应当在叙事中避免使用可能揭示患者身份的特定信息。即使患者同意分享一些内容，也应当采取措施确保患者的身份不会被识别出来，以维护其隐私和个人权益。

总之，尊重患者的意愿是临床叙事伦理中的重要原则之一。医护人员应该与患者积极沟通，获取他们的同意，避免强迫或透露不愿公开的信息。通过尊重患者意愿，医护人员可以建立更加信任和尊重的医患关系，维护患者的尊严和权益。

（二）遵循道德原则

在临床叙事伦理中，医护人员应该始终遵循医学伦理原则，以确保叙事过程中的行为是符合道德标准的。这些道德原则是医学伦理的基石，涵盖了患者权益、尊严、自主权等方面。

首要的原则之一是尊重患者的自主权。在叙事中，医护人员应该充分尊重患者的决策和选择，不得强迫或操控患者叙事。医护人员应该为患者提供充分的信息，让他们能够在知情的基础上作出决策，包括是否愿意分享特定的经历或案例。

另一个重要的原则是不伤害原则。医护人员在叙事中应当避免使用可能会伤害患者的言辞或内容。特别是在分享敏感案例时，医护人员言辞要谨慎，避免对患者的情感和心理造成不良影响。同时，也要避免揭示可能导致患者身份被识别的细节。

在分享病例或经验时，医护人员还应该保护患者的隐私和机密信息。医疗信息的分享应当遵循相关的法律法规，确保患者的个人信息不会被不当地使用或泄露。

遵循道德原则不仅是医护人员的职业责任，也是维护医患关系的关键。通过在叙事中贯彻医学伦理原则，医护人员可以传递出尊重、关怀和专业的形象，建立起信任和共鸣的医患关系。

总之，遵循医学伦理原则是临床叙事伦理的核心内容。医护人员在叙事中应始终尊重患者的自主权，避免伤害患者，保护患者隐私，以确保叙事过程是符合道德标准的，有助于维护医疗伦理和医患关系的良好状态。

（三）提前征得同意

在临床叙事伦理中，提前征得患者的明确同意是一项关键措施。无论涉及何种叙事内容，医护人员都应该在分享之前与患者进行充分的沟通，征得他们的同意。

尤其是涉及到患者的隐私、个人故事或敏感信息时，征得同意显得尤为重要。医护人员应该解释分享叙事的目的、内容以及可能的影响，让患者明确了解分享的范围和意义。患者应当有权利决定是否同意分享自己的个人经历，以及愿意分享哪些内容。

医护人员在征得同意时，应该保证患者的自主权和选择权，不应当施加压力或操控，而是应该尊重患者的意愿。如果患者拒绝分享某些内容，医护人员应当充分尊重并遵守他们的决定。

征得同意不仅是一种伦理责任，也是建立信任和尊重的关键步骤。通过征得患者的同意，医护人员可以建立起一种基于互相尊重和合作的关系，维护患者的权益和尊严。

总之，提前征得患者的明确同意是临床叙事伦理中的一项重要原则。医护人员应该与患者进行充分的沟通，解释分享叙事的内容和目的，并确保患者在知情的基础上作出自主的决策。通过遵循这一原则，医护人员可以在叙事实践中保护患者的隐私和权益，维护良好的医患关系。

（四）寻求专业指导

在处理临床叙事伦理中的复杂问题时，医护人员应该意识到自己专业的局限性，并有意识地寻求专业的伦理指导。伦理问题可能涉及多个方面，包括患者权益、隐私保护、敏感信息的分享等，而医护人员可能面临选择困难或矛盾。

为了更好地应对这些伦理挑战，医护人员可以寻求医疗机构内专业的伦理委员会或专家的帮助。伦理委员会通常由专业人员组成，他们在医学伦理领域有着丰富的知识和经验，能够提供合理的建议和指导。医护人员可以向伦理委员会咨询，分享他们面临的伦理问题，获得专业的意见，以便更好地作出决策。

专业伦理指导不仅有助于解决复杂的伦理问题，还可以提供多个角度的思考，帮助医护人员更全面地了解问题的各个方面。通过与专家的交流，医护人员可以更好地理解伦理原则和标准，更加自信地处理伦理情境。

寻求专业伦理指导还有助于保障医护人员的职业道德和责任。医疗机构通常会提供相应的资源和支持，以确保医护人员在叙事过程中能够遵循伦理原则，维护患者权益和尊严。

总之，寻求专业的伦理指导是处理临床叙事伦理问题的一种重要方法。医护人员可以借助医疗机构内的伦理委员会或专家，获取专业的意见和建议，以更好地应对复杂的伦理挑战，维护患者权益和尊严，保障医患关系的健康发展。

结语

第十二章临床叙事伦理涵盖了在医疗环境中处理伦理问题的重要原则和方法。通过深入探讨叙事背后的伦理挑战，医护人员可以更好地理解如何在叙事实践中平衡患者的权益、尊严和医疗团队的职业责任。在叙事过程中，尊重患者的隐私和保密、遵循道德原则、提前征得同意以及寻求专业指导等都是关键的考虑因素。

　　临床叙事伦理不仅涉及到患者的权益，也关乎医护人员的职业道德和责任。通过遵循伦理原则，医护人员可以在叙事中建立信任、共鸣和尊重，从而提升医患关系的紧密，促进治疗的有效性和患者的满意度。

　　此外，临床叙事伦理的探讨也有助于医护人员更深刻地认识到自身在叙事过程中的影响力。他们应该意识到自己的言辞和行为可能对患者产生深远的影响，因此需要以负责任和敬业的态度来处理叙事情境。

　　在临床叙事伦理中，不仅需要关注单一的伦理原则，还需要综合考虑多种因素，以确保叙事过程是以尊重、正义和关爱为基础的。通过谨慎权衡利益、遵循伦理指导、寻求专业意见，医护人员可以更好地处理伦理问题，维护医患关系的和谐与平衡。

　　总之，第十二章所涵盖的临床叙事伦理是叙事医疗实践中不可忽视的重要组成部分。在社会不断发展的进程中，可能会出现新的伦理问题，因此我们需要在实践中积累经验，不断总结、不断完善叙事伦理的应用。通过深入理解伦理原则和应用方法，医护人员可以在叙事实践中以专业、负责任的方式处理伦理问题，确保患者的权益和尊严得到充分尊重，同时维护自身的职业道德和信誉。这有助于建立更加人性化和受信任的医患关系，提高医疗护理的质量。

第十三章　临床叙事艺术

> ## 学习目标

◆ 掌握

理解如何融入艺术元素到医疗叙事实践中，包括故事情节的编排、符号与象征的应用等方面。

掌握创新艺术在医疗叙事中的应用，包括视觉元素的运用、跨艺术领域的交叉以及虚拟现实与增强现实技术的应用。

◆ 了解

艺术元素如何丰富医疗叙事，提高医患沟通效果以及增强医学信息的传递。

创新艺术如何拓展医疗叙事的边界，为患者提供更丰富的体验和更具吸引力的治疗方式。

第十三章将探讨临床叙事的艺术，即在医疗环境中运用创造性和情感的方式来进行叙事。临床叙事艺术强调在叙事过程中融入情感、创意和人性，以更深入、更感人的方式与患者进行沟通和交流。这一章将探讨如何通过艺术性的叙事方式提升医患关系、传达信息以及增强治疗效果。

一、融入艺术元素的叙事实践

临床叙事已经超越了单纯的信息传递，成为一门独特的艺术形式。在医疗环境中，将艺术元素融入叙事实践可以为医护人员创造更为深刻的连接和共鸣。这种创意性的叙事方式不仅使信息更具生动性，还能在医患之间建立更为亲密的情感交流。

艺术元素可以涵盖多个方面，例如用诗意的语言描述疾病的过程，通过绘画、音乐或其他艺术媒介来表达治疗的希望，或者通过叙事的节奏和节拍来创造情感共鸣。这些艺术元素可以增强叙事的表现力，让患者更容易产生共鸣，更深刻地理解医学信息。

融入艺术元素的叙事实践有助于打破传统叙事的刻板印象，使叙事更富有创造性和个性。通过诗歌、绘画、音乐等艺术形式，医护人员可以更加自由地表达情感、传递信息，并激发患者的情感共鸣。这种情感共鸣不仅有助于医患关系的建立，还可以增强患者的信心和积极性。

在临床叙事艺术中，医护人员需要敏感地把握艺术元素的使用时机和方式。艺术不应该取代医学信息，而是应该成为信息传递的一种补充，让患者更容易理解和记忆医学内容。同时，医护人员还需要根据患者的特点和需求，选择适合的艺术元素，以确保叙事的有效性和效果。

总之，融入艺术元素的临床叙事实践将叙事提升到一种更高的层次，使之更具感染力和影响力。通过创造性的艺术表达，医护人员可以建立更深入的情感连接，促进治疗效果，同时也为医患关系注入了更多温暖和人性。

（一）故事情节的编排

在临床叙事艺术中，医护人员可以借用故事情节的编排方法，以更有趣、引人入胜的方式呈现医学信息。类似于一部引人注目的小说或电影，叙事的情节编排可以让患者更加投入，产生情感共鸣，从而更好地理解和记忆关键信息。

故事情节的编排包括引入、发展和高潮等阶段。在引入阶段，医护人员可以以一个引人入胜的开头吸引患者的注意，让他们产生对叙事内容的兴趣。在发展阶段，医护人员可以有条理地介绍疾病的背景、症状以及治疗方案。在这个过程中，可以引入一些情感因素，如患者的体验、家庭的支持等，来增强情感共鸣。

高潮是叙事中的关键部分，也是患者情感共鸣的重点。在高潮部分，可以描述治疗的挑战、患者的坚持和突破，以及最终取得的成就。通过展示患者的努力和希望，医护人员可以激发患者的积极性和治疗信心。冲突和转折点也是情节编排的关键要素，它们可以营造紧张感，引发患者的思考和共鸣。

故事情节的编排方法使医学信息更具情感色彩和吸引力。它能够将干燥的医学概念转化为生动的叙事，让患者更轻松地理解和记忆。通过设置情节的高潮和转折，医护人员可以引起患者的兴趣，激发情感共鸣，从而加强医患之间的联系和信任。

总之，借鉴故事情节的编排方法可以使临床叙事更富有吸引力和感染力。通过有序地组织信息、创造性地引入情感因素，医护人员可以在叙事过程中打造出一个引人入胜的叙事世界，为患者提供更有意义的医学体验。

（二）符号与象征的应用

艺术在传达情感和意义方面常常借助符号和象征，这种手法同样可以应用于临床叙事艺术中。医护人员可以巧妙地选择和运用符号与象征，以丰富叙事的内涵，激发患者情感的共鸣和理解。

1. 符号的应用：在叙事中的情感与意义传达

符号是一种具有象征意义的元素，常常代表着文化和心理层面的共通认知。在叙事中，医护人员可以巧妙地运用符号，用来代表特定的情感、价值观或主题。这些符号可以是物体、图像、动作，甚至词语，它们都能够激发观众的情感共鸣，使叙事更加生动有力。

举例来说，一只向上飞翔的鸟可能被视为希望和自由的象征。当医护人员将这个符号引入叙事中，它不仅仅是一只鸟，而是一种情感的传达方式。这个符号可以让患者感受到希望的力量，就像鸟儿在蓝天中自由翱翔一样。同样地，一束鲜花可能代表着生命的美好与多彩。当医护人员用这个符号来描述患者的康复过程时，它传达了治疗成功和生命的重获。这些符号不仅仅是简单的图像或物体，它们蕴含着深刻的情感和寓意，丰富了叙事的内涵。

通过巧妙地引入符号，医护人员能够增加叙事的深度和情感层次，让患者更容易理解和感受叙事背后的情感。符号的运用使叙事更加具有吸引力和意义，有助于建立更紧密的医患关系，同时为患者提供更深层次的情感支持。因此，在叙事中灵活运用符号是医护人员有效传达情感和意义的重要工具。

2. 象征的应用：深化临床叙事的情感联系

象征是一种更为具体和特定的意义符号，常常与患者的个人经历、回忆或价值观密切相关。在临床叙事中，医护人员可以选择特定的象征，以加强叙事与患者之间的情感联系和共鸣。这些象征物品或符号具有深刻的个人意义，它们成为了患者与自己过去、现在或未来的联系点。

举例来说，患者可能拥有一个特殊的物品，比如一个老旧的传家宝，代表着他们的家庭历史和情感回忆。通过引入这个象征物品，医护人员可以启发患者分享与家庭有关的故事和情感。这不仅让叙事更加个性化，还深化了医护人员与患者之间的互动。通过象征的应用，叙事变得更加具体和有深度，能够更好地探讨患者的内心世界和情感经历。

医护人员运用象征，将叙事与患者的个人经历紧密联系起来，增强了情感联系和共鸣。这种深化的情感联系有助于建立更加亲近的医患关系，让患者感到关心和理解。因此，象征的应用为临床叙事增加了情感深度和个性化，为患者提供了更加细致入微的关怀和支持。这也使叙事成为一种更具有意义和疗愈力量的工具。

通过应用符号和象征，临床叙事可以超越表面的信息传递，触及更深层次的情感和思考。这种创意性的叙事方式使患者更容易产生情感共鸣，将叙事内容与他们的个人体验联系起来。医护人员可以根据患者的特点和情况，选择合适的符号和象征，以确保叙事的有效性和情感表达的准确性。

总之，符号与象征的应用可以为临床叙事增添更丰富的情感层次和内涵。通过选择有意义的符号和象征，医护人员可以创造出一个更有意义和感人的叙事世界，让患者更深刻地体验和理解医学信息。

二、创新艺术在叙事中的应用

创新的艺术元素在临床叙事中的应用，可以为叙事注入新的活力和创意，从而使叙事更加扣人心弦。医护人员可以通过各种创新的方式，将艺术元素融入叙事实践，创造出与众不同的、有趣的叙事体验。

视觉表达是一种广泛运用的创新艺术手法。在医护叙事中，医护人员可以借助图像、照片、绘画等方式，将叙事内容可视化，使患者更容易理解和感受。例如，一幅生动的插画可以用来展示疾病的发展过程，一张照片可以呈现康复的成功案例。这种视觉表达不仅能增加叙事的吸引力，还有助于患者更深入地理解医学信息。

音乐和声音在创新叙事中具有显著的潜力。医护人员可以运用音乐、声音效果或精心选择的配乐，为叙事注入情感色彩和情绪。柔和的音乐可以用来营造放松的氛围，引导患者进入叙事的情感世界。此外，音乐还能够作为情感共鸣的桥梁，让患者更深刻地体验叙事的情感内涵。

互动性也是创新叙事的关键要素之一。医护人员可以通过各种互动活动，鼓励患者积极参与叙事过程。例如，利用虚拟现实技术，让患者身临其境地体验治疗过程，或者设计有趣的小游戏，帮助患者更好地理解医学概念。这种互动性不仅提高了患者的参与感，还使叙事更加生动有趣，增强了患者对医学信息的记忆和理解。互动活动有助于打破单向叙事的局限，让患者成为叙事的积极参与者，共同构建医疗故事的意义。

创新艺术的应用为临床叙事带来了新的可能性和体验。通过将视觉、听觉和互动等元素融入叙事，医护人员可以创造出一个更加丰富、生动的叙事环境，激发患者的兴趣和情感共鸣。这种创新的叙事方式有助于提升叙事的吸引力和影响力，从而更好地传达医学信息，促进患者的参与和理解。

（一）视觉元素的运用

将视觉元素融入临床叙事是一种创新的方式，可以使叙事更具直观性和吸引力。通过插入图片、绘画、图表等视觉元素，医护人员能够将抽象的医学概念和过程转化为可见的形式，从而更好地与患者沟通。

视觉元素能够使叙事内容更加直观化。患者通常更容易理解图像和图表，因为这些视觉元素可以通过形状、颜色和比例等方式传达信息。例如，在叙事中解释疾病的发展过程，医护人员可以通过插图来展示病理变化，帮助患者更清楚地理解病情的进展。

视觉元素还能够增加叙事的吸引力和记忆性。图像和插画往往能够引起患者的注意，激发他们的兴趣。在叙事中使用适当的视觉元素，可以使叙事更加生动有趣，让患者更愿意投入叙事内容中。同时，视觉元素的存在也会增强叙事的记忆效果，因为人们更容易记住图像和图表中的信息。

视觉元素的运用需要考虑受众的特点和需求。医护人员应当选择与叙事内容相关的视觉元素，确保它们能够有效地传达信息，并与叙事的整体风格相符。此外，也要注意不过度使用视觉元素，以免分散患者的注意力或引起混淆。

总的来说，视觉元素的运用可以使临床叙事更加具体、生动和有吸引力。通过视觉的呈现，医护人员可以更好地与患者进行沟通，促进他们对信息的理解和记忆，从而提升叙事的效果和影响力。

（二）跨艺术领域的交叉

在临床叙事中，将不同的艺术形式融合在一起，如音乐、绘画、舞蹈等，可以创造出多重感官的叙事体验。这种跨艺术领域的交叉创新能够为叙事增添情感深度和情感共鸣，从而使患者更全面地体验叙事内容。

音乐是一种能够深入人心的艺术形式，通过音乐的节奏、旋律和情感，医护人员可以将情感元素融入叙事中，使患者在听叙事的过程中产生共鸣。例如，医护人员可以在叙事的关键部分加入适合的音乐，以增强情感的表达和感受。

绘画和视觉艺术可以通过图像和色彩传达情感和意义。医护人员可以在叙事中插入绘画作品，用图像来表达复杂的情感和概念。绘画不仅可以使叙事更加生动，还可以引导患者深入情感体验。

舞蹈和身体表达艺术则可以通过动作、姿势和舞蹈编排来传达情感和内涵。在叙事中加入舞蹈元素，可以让患者通过身体的参与更深刻地理解和感受叙事的情感内容。

跨艺术领域的交叉创新能够激发患者的情感共鸣和体验，使叙事更加生动、感性和引人入胜。医护人员可以根据叙事的主题和情感需要，选择合适的艺术形式进行交叉运用，以创造出更丰富多彩的叙事体验。这种创新方式不仅可以促进患者的情感体验，也能够提升叙事的影响力和吸引力。

（三）虚拟现实与增强现实技术

虚拟现实（Virtual Reality，VR）和增强现实（Augmented Reality，AR）技术为临床叙事带来了全新的可能性。这些技术可以创造出沉浸式的叙事体验，让患者更加深入地理解和感受叙事内容，从而提升叙事的效果和影响力。

虚拟现实技术通过创建一个完全虚拟的环境，将患者带入一个新的世界。医护人员可以利用VR技术，将患者置身于一个模拟的医学场景中，让他们亲身体验病情和治疗过程。例如，在讲解手术过程时，医护人员可以通过VR技术展示手术步骤，让患者仿佛置身手术室，深入了解手术的细节。

增强现实技术则是在现实世界中叠加虚拟元素，使现实与虚拟交织在一起。

医护人员可以通过AR技术，在患者面前展示医学图像、解剖模型等内容，让患者在真实环境中获取更多信息。例如，在解释疾病的发展过程时，医护人员可以通过AR技术在患者的身体图像上叠加病理变化，让患者直观地了解病情。

虚拟现实和增强现实技术的运用能够增强叙事的直观性和感知性。患者可以通过沉浸式的体验更好地理解叙事内容，从而更深刻地参与其中。同时，这些技术还能够激发患者的情感共鸣，使叙事更具情感深度。

当然，在运用这些技术时，医护人员需要注意患者的个人需求和身体状况，确保他们能够舒适地体验虚拟世界。此外，技术的使用也需要在伦理和安全的框架内进行，保护患者的隐私和权益。

总的来说，虚拟现实和增强现实技术为临床叙事带来了新的创新可能，可以更好地满足患者的认知和情感需求，提升叙事的沉浸和体验效果。

通过将艺术元素与临床叙事相融合，可以丰富叙事的表现形式，让医患之间的沟通更加灵动而深刻。艺术元素不仅能够提升叙事的吸引力，还能够帮助医护人员更好地传达信息和情感。

结语

在本章中，我们探讨了临床叙事艺术的重要性以及如何融入艺术元素来增强叙事的吸引力和影响力。临床叙事不仅仅是传递信息的方式，更是一门艺术，通过创造性的手法和元素，可以让叙事变得更加生动、感性和引人入胜。

故事情节的编排、符号与象征的应用、视觉元素的运用，以及跨艺术领域的交叉等技巧都可以丰富叙事的表达。此外，虚拟现实与增强现实技术的引入也为叙事创造了新的可能性，让患者能够更深入地体验和理解叙事内容。

通过将艺术元素融入临床叙事，我们可以更好地引发患者的情感共鸣，增强医患之间的情感交流，提升患者的参与度和信任感。同时，对于医护人员来说，创新的叙事艺术也可以为他们带来更多的工作满足感和成就感。

然而，我们也要意识到在运用艺术元素时需要谨慎，尊重患者的意愿和隐私，遵循伦理原则。艺术虽然可以增强叙事效果，但不应影响医疗信息的准确传递和专业性。

总之，临床叙事艺术是医疗沟通的有力工具，它不仅可以丰富叙事的内容和形式，更能够在情感和认知层面与患者建立更深刻的连接。通过不断探索和创新，我们可以将叙事从简单的信息传递提升到情感共鸣和人性关怀的高度，从而在医疗实践中创造更加温暖和富有人文关怀的环境。

第十四章　临床叙事方法

◆ 掌握

掌握叙事干预的目标和应用场景，能够识别何时应用叙事干预。

掌握叙事干预的步骤和关键技巧，包括建立信任、倾听技巧、提问技巧、反馈和鼓励、沟通技巧、文化和多样性的考虑，以及记录和总结。

掌握叙事调节的基本原理和概念，以及其在医疗叙事中的作用。

掌握叙事调节在康复和治疗中的作用和益处。

掌握叙事治疗的核心原则和方法，了解如何运用叙事治疗来改善心理健康护理。

如何协助患者解除叙事闭锁。

如何提高叙事沟通技巧的有效性。

如何引导患者进行生命故事写作。

掌握应用临床叙事方法的关键考虑因素。

熟悉临床叙事方法的伦理问题。

◆ 了解

理解叙事干预的概念和定义，以及其在医疗叙事中的重要性。

理解叙事介入的概念和目标，以及其在特定情境下的应用示例。

理解叙事调解的概念和意义，以及其在医疗决策和冲突解决中的应用。

区分叙事干预和叙事介入，了解它们之间的不同之处。

通过成功的叙事介入案例分析，掌握如何运用叙事介入来改善医患沟通和治疗效果。

了解如何有效管理和引导患者的叙述，以更好地满足他们的需求。

了解实施叙事调解的步骤和技巧，以帮助解决医疗决策和患者冲突。

了解叙事治疗与心理治疗的联系和差异，以及它在心理健康护理中的实际应用。

在医疗领域中，临床叙事不仅仅是一种交流工具，还是一项强大的干预、治疗、调解、调节和介入手段。临床叙事方法涵盖了多种策略和技巧，旨在协助患者分享他们的故事、情感和经历，以提供更全面的护理和支持。其中包括叙事干预、叙事调节、叙事治疗、叙事调解、叙事介入、叙事闭锁疗法、叙事沟通技巧以及生命故事写作等。临床叙事方法的应用使医护人员能够运用叙事的力量来影响患者的情感状态、行为和认知，从而促进康复、增强治疗效果，并改善整体的医疗体验。通过有意识地引导、塑造和调整叙事过程，医护人员可以更好地与患者互动，实现更积极的医疗成果。

第一节　叙事干预

一、叙事干预的概念和定义

叙事干预（Narrative Intervention）是一种有针对性的护理方法，其核心在于通过与患者建立有效的叙事互动，以便更深入地了解他们的病史、情感状态和心理需求。这种方法旨在让患者能够自由讲述自己的故事，并将其与健康护理相关联。

在叙事干预中，医护人员充当了解者和引导者的角色，协助患者将复杂的医疗经历和情感体验转化为具体的叙述。通过叙事干预，医护人员可以更好地适应患者的需求，提供更为个性化和有针对性的医疗护理，以提高治疗效果和患者满意度。这一方法强调患者的主动参与，鼓励他们表达情感和观点，从而促进医护人员与患者之间更深层次的沟通和理解。

二、叙事干预的目标和应用场景

叙事干预的主要目标是促进患者的情感表达、增强他们的参与感，以及提高对健康问题的认知。这种方法可以应用于各种医疗场景，包括临床诊断、康复治疗、术前准备和慢性病管理等。叙事干预有助于医护人员更全面地了解患者的需求，制订个性化的护理计划，并改善患者的治疗体验。

三、叙事干预的步骤和关键技巧

叙事干预是一项关键的医疗技能，需要医护人员在与患者进行叙述互动时运用一系列步骤和技巧，以确保有效的叙事过程。常见的叙事干预的方法有：

（一）建立信任和舒适感

建立信任是叙事干预的基础，患者需要感到他们可以在一个安全、没有偏见和批判的环境中分享他们的故事。医护人员可以通过亲切的微笑、尊重的语言和耐心的态度来建立这种信任和舒适感。

（二）倾听技巧

倾听是叙事干预的核心，医护人员应全神贯注地倾听患者的叙述，不打断或做出过多评判。倾听有助于理解患者的经历、感受和需求。

（三）提问技巧

通过提问，医护人员可以引导患者深入探讨他们的故事，开放性的问题（如："请告诉我更多关于您的感受。"）可以激发更多的信息分享，而封闭性问题（如："您感到不适吗？"）则可以用于明确特定信息。

（四）反馈和鼓励

医护人员可以运用反馈和鼓励的技巧，以增强患者的积极性和表达意愿。通过积极的反馈，如肯定患者的勇气分享故事，可以让他们感到被理解和支持。鼓励患者继续分享可以促进叙事的流畅性和深度。

（五）沟通技巧

医护人员需要注意自己的非言语沟通，如姿势、眼神接触和声音的音调。这些元素也对叙事干预的成功起到重要作用，因为它们传递出对患者的尊重和关心。

（六）文化和多样性的考虑

医护人员还需要考虑患者的文化背景、语言和个人信仰，以确保叙事干预不会产生误解或冲突，对多样性的尊重和理解是有效叙事干预的重要组成部分。

（七）记录和总结

在叙事干预结束时，医护人员可以总结患者的叙述，以确保他们正确理解和记住了关键信息。这也为患者提供一个机会，核实他们的故事是否被准确地记录下来，以便后续的医疗计划和决策。

综上所述，叙事干预是医护人员与患者建立有效沟通和关系的重要工具。通过建立信任、倾听、提问、反馈和鼓励，医护人员可以更好地理解患者的需求和经历，从而提供更为个性化和关怀的医疗服务。这种关注于患者的整体视角的叙事方式有助于建立更紧密的医患关系，提高医疗沟通的效果，最终实现更好的健康结果。

叙事案例：

玛丽是一名年轻的女性，最近在医院接受心脏手术。她一直非常害怕手术，担心手术后的恢复会很困难。玛丽的护士，陈护士，了解到她的担忧后，决定采用叙事干预来帮助她。

陈护士首先花时间与玛丽建立了信任关系，与她聊了一些关于生活、家庭和兴趣的话题。这种轻松的对话使玛丽感到更加舒适，愿意分享更多信息。

接下来，陈护士开始引导玛丽分享她对手术的担忧和恢复的期望。玛丽描述了她的恐惧和不安，担心手术后会失去自主性和独立性。她特别担心无法继续照顾自己的孩子。

陈护士倾听了玛丽的叙述，不打断或评判。她提出了一些开放性问题，以帮助玛丽深入思考她的感受。例如，她问："你认为手术后最大的挑战会是什么？"和"你对术后的生活有哪些期望？"

在与玛丽的交流中，陈护士决定分享一个关于一位曾经面临类似情况的患者的故事。这位患者也曾担心手术后失去独立性，但通过积极的康复和家庭的支持，她最终成功地回到了正常的生活。

这个故事激发了玛丽的积极性，她开始认为自己也能够克服困难。陈护士还鼓励玛丽与家人讨论她的担忧，以获得更多的支持。

在手术前，陈护士再次与玛丽交流，总结了她的担忧和期望，并确保她的问题都得到了解答。这种叙事干预不仅减轻了玛丽的焦虑，还增强了她的信心，她顺利渡过了手术，并在术后的康复中表现出极大的决心和积极性。

案例分析：

通过这个案例，我们可以看到叙事干预如何帮助患者克服担忧，建立信任，并提高治疗的效果。陈护士的细致关怀和叙事技巧对玛丽的康复过程产生了积极的影响，为她提供了情感支持和信心，让她重新获得了独立性和健康。

第二节　叙事介入

一、叙事介入的概念和目标

叙事介入（Narrative Intervention）是一种具体的叙事护理方法，其目标是通过干预患者的叙事，促进情感表达、自我认知和康复。在叙事介入中，护理人员采取积极的角色，与患者一起探讨他们的叙事，帮助他们重构和重新解释过去的经历，并引导他们构建更积极、有希望的叙事。这种方法可以减轻情感压力，增强自我理解，促进康复。

二、叙事介入在特定情境下的应用示例

叙事介入可以在多种特定情境下应用，以下是常见的可以选择叙事介入的不同医疗场景：

（一）创伤康复：在帮助创伤患者康复的过程中，叙事介入可以帮助他们表达并处理创伤经历，促进情感愈合和心理康复。

（二）癌症患者支持：癌症患者可能经历情感困扰和焦虑。叙事介入可以帮助他们通过叙述来应对情感挑战，并找到积极的生活方式。

（三）心理健康问题：对于患有抑郁症或焦虑症等心理健康问题的患者，叙

事介入可以帮助他们探索病史和情感状态，促进自我认知和治疗。

三、叙事干预和叙事介入的区别

叙事干预和叙事介入是两种不同但相关的临床叙事方法，它们在目标、应用方式和时间点上存在一些差异，具体区别见下表。

表1：叙事干预和叙事介入的区别

叙事干预	定义和目标	叙事干预旨在通过帮助患者改变或重构他们的叙事，以促进个人成长、情感调整或应对特定问题。其目标是通过改变患者的叙事来影响他们的思维、情感和行为，以更好地应对挑战或困境。
	应用场景	叙事干预通常用于处理患者的情感问题、心理困扰、自我认同问题或应对特定创伤。它可以在心理治疗、心理咨询、心理康复等情境中应用。
	时间点	叙事干预通常发生在患者经历了某种情感或心理困扰后，旨在帮助他们处理和恢复。
叙事介入	定义和目标	叙事介入是一种广泛的叙事护理方法，旨在通过激发患者的叙事，帮助他们更好地表达和分享个人经历和故事，以便更好地理解他们的整体健康状况。其目标是改善患者与医护人员之间的沟通，以提供更全面、个性化的医疗护理。
	应用场景	叙事介入广泛应用于临床医疗领域，包括一般医疗护理、慢性疾病管理、心理健康护理等。它可以用于了解患者的需求、改善医患关系、提高治疗依从性等方面。
	时间点	叙事介入通常可以在任何医疗过程中应用，不仅仅是在患者经历困扰或创伤后。它可以作为一种常规的护理方法，用于更好地了解患者的整体情况。

总的来说，叙事干预更侧重于处理患者的情感或心理问题，而叙事介入更广泛地用于改善医疗护理的全面性和个性化，以更好地满足患者的需求。叙事介入可以作为一种常规的医疗护理方法，而叙事干预通常在特定的心理治疗或咨询情境中应用,其实在运用叙事方法时没有必要将叙事干预和叙事介入分开，大家可以看看这两个名词的翻译在上文中都翻译成"Narrative Intervention"。护理的过程本来就复杂和繁琐，使用叙事方法时就更没有必要纠结到底哪种场景和时间点选择

叙事干预还是叙事介入，只要便于叙事成功的方法都可以。

四、成功的叙事介入案例分析

以下是两个成功的叙事干预/介入案例：

叙事案例1：

一名年轻女性患者小玉被诊断患有抑郁症，情感低落，缺乏动力。小玉在叙述中经常强调自己的无用感和自我负面评价。

叙事干预/介入：

护理人员与患者小玉建立信任关系，鼓励她分享自己的叙事。在叙述中，患者表达了童年时的负面经历，这些经历在她的自我认知中起到了重要作用。护理人员引导小玉新审视这些经历，帮助她将自己看作是一个克服困难的坚强女性，并建立更积极的叙事。

叙事结果：

通过叙事介入，小玉逐渐改变了自己的叙事方式，开始更加积极地看待自己和未来。她逐渐恢复了动力，参与康复活动，最终在治疗过程中取得了显著的进展。

案例分析：

这个案例突显了叙事介入在心理健康护理中的重要性，如何通过重新构建叙事来改善患者的情感状态和康复进程。成功的叙事介入可以帮助患者发现内在的力量和资源，提高自我认知，从而更好地应对生活的挑战。

叙事案例2：

张*斯（化名）是一名四十多岁的女性，最近因情感问题和焦虑感到非常痛苦，她寻求了心理咨询的帮助。在与心理医生的交流中，她逐渐分享了自己童年时的负面经历，包括亲子关系的紧张和学校中的欺凌。这些经历对她的自尊心和自我认知造成了严重的负面影响。

心理医生决定采用叙事干预来帮助张*斯重新审视她的叙事，找到更积极的自我认知。以下是介入的关键步骤：

建立信任关系：心理医生首先花时间与张*斯建立信任关系。她以关心和尊重的态度倾听张*斯的叙述，让她感到安全和被理解。

引导分享叙述：在心理医生的鼓励下，张*斯开始分享自己的负面经历和情感困扰。她描述了她童年时被忽视和孤立的感觉，以及自卑和不值得的情感。

探索自我认知：心理医生引导张*斯深入思考她对这些经历的理解和自我认知。她问："这些经历对你的自我认知有什么影响？你如何看待自己？"这有助于张*斯更清楚地认识到她内心的负面叙事。

重构叙事：在深入了解了张*斯的叙述后，心理医生开始引导她重构自己的叙事。她提出一些问题，帮助张*斯思考自己的强项和成就，以及她在面对困难时所展现的坚韧和勇气。

建立积极叙事：随着时间的推移，张*斯逐渐开始构建一个积极的叙事。她开始看到自己是一个坚强、有韧性的女性，能够克服生活中的挑战。她开始更积极地看待自己，提高了自尊心和自信。

持续支持：心理医生持续支持张*斯的叙事重构过程。她鼓励张*斯保持积极的自我认知，并在其应对情感困扰时提供技巧和策略。

通过这个叙事干预，张*斯逐渐改变了自己的叙事方式，摆脱了过去负面经历所带来的阴影。她更积极地看待自己，提高了生活质量，并学会了更好地应对情感问题。这个案例突显了叙事干预如何帮助患者重新塑造自己的叙事，实现心理健康和成长。

第三节　叙事调节

一、叙事调节的基本原理与概念

叙事调节（Narrative Regulation）是一种在叙事护理中特定场景下使用的叙事方法。其基本原理在于协助患者有效地管理和引导他们的叙述，以确保叙述的内容和情感得以适当表达。在这一过程中，医护人员充当引导者的角色，协助患者更有条理地分享他们的故事。叙事调节强调叙述的结构性和情感表达的平衡，让患者能够更清晰地传达他们的信息。这一方法有助于提高叙事的质量，使患者在表达自己的经历和情感时感到更加自如和舒适。这种关注于叙事过程的方法有助于医护人员更好地满足患者的需求，促进更有效的医疗沟通和更好的治疗结果。以下是叙事调节的一些基本原理：

（一）协助叙述结构

叙事调节的核心原则之一是协助患者构建清晰而有条理的叙述结构。医护人员可以通过提供指导性问题、激发回忆、协助整理思绪，帮助患者将自己的故事有机地组织起来。这有助于叙述更具连贯性和易于理解。

（二）情感表达的平衡

叙事调节还关注情感表达的平衡。患者的叙述往往伴随着情感的涌现，可能是愤怒、悲伤、焦虑或其他情感。医护人员的任务是引导患者以一种健康和安全的方式表达这些情感，同时避免情感泛滥或情感抑制。这需要敏感性和倾听技巧，以便患者能够舒适地分享他们的情感体验。

（三）共建叙事

叙事调节不是医护人员单方面的引导，而是一种共建的过程。医护人员与患者共同创造叙述，以确保叙述反映了患者的真实体验。这需要倾听、反馈和提问，以建立共鸣并进一步丰富叙述。

（四）目标导向

叙事调节有助于确保叙述达到特定的目标。这可能包括患者的自我认知、情感释放、问题解决或治疗计划的制订。医护人员需要明确这些目标，并引导叙述以实现它们。

（五）文化敏感性

叙事调节还应考虑文化因素。不同文化对于叙述的方式和内容可能存在差异，医护人员需要尊重和理解患者的文化背景，以确保叙述环境的包容性和尊重性。

总之，叙事调节是医护人员在与患者互动中的一项重要技巧，有助于管理和引导叙述，使其更有意义和有效。这一原则关注叙述的结构性和情感表达的平衡，同时强调患者的参与和目标导向，促进更好的医疗沟通和治疗结果。

二、如何有效管理和引导患者的叙述?

叙事调节是一项复杂而关键的任务，需要医护人员具备一系列技巧和策略，以确保患者的叙述能够顺畅而有益地进行。以下是一些有关如何有效管理和引导患者的叙述的具体方法和技巧。

（一）建立信任和亲近感

信任是叙事调节的基础。医护人员应该在与患者的互动中表现出真诚和关心，使患者感到舒适和安全。这可以通过倾听、尊重和同情来实现。建立信任需要时间，但它是成功叙事的关键。

（二）倾听和专注

医护人员应该倾听患者的叙述，不打断、不做评判、保持专注。这意味着需全神贯注地听取患者所说，而不是急于提出自己的意见或建议。倾听是有效叙事的前提，它让患者感到被尊重和理解。

（三）提问和引导

提问是叙事调节中的关键技巧，医护人员可以使用开放性问题，鼓励患者深入探讨他们的感受、思考和经历。提问有助于患者更全面地表达自己，同时也有助于引导叙述朝着更有益的方向发展。

（四）结构化叙述

有时患者的叙述可能会跳跃或缺乏结构，医护人员可以帮助患者将叙述按照时间线或主题进行组织，以使叙述更清晰和有条理。这有助于患者更好地表达自己，并让医护人员更容易理解。

（五）鼓励情感表达

除了事实性信息，情感表达同样重要，医护人员应该鼓励患者在叙述中表达情感，无论是喜悦、忧虑、愤怒还是悲伤。情感是叙述的关键组成部分，有助于更深入地理解患者的内心世界。

通过以上方法和技巧，医护人员可以有效地管理和引导患者的叙述，帮助他们更好地表达自己的情感、需求和经历。这种叙事调节的方法有助于建立更紧密的医患关系，提高医疗沟通的效果，最终实现更好的健康结果。

三、叙事调节在康复和治疗中的作用和益处

叙事调节在康复和治疗中的作用很大，并带来许多益处。下面将详细探讨这些益处，并通过案例来加以说明。

（一）叙事调节有助于患者更清晰地表达他们的情感

叙事调节有助于患者更清晰地表达他们的情感，在康复和治疗过程中，患者可能面临各种情感，包括焦虑、抑郁、愤怒等。这些情感往往是治疗过程中的重要组成部分，但患者有时难以清晰地表达它们。通过叙事，患者能有条理地叙述他们的情感和情感背后的故事，这种表达方式能够帮助他们更好地理解和处理自己的情感，减轻了情感压力。

因此，叙事调节为患者提供了一个有益的情感表达途径，帮助他们将复杂的情感整理并清晰地传达给治疗师，从而促进了情感的理解、处理和康复。这种情感表达的过程对于康复和治疗的成功至关重要。

叙事案例：

秀秀在一次交通事故中受伤，导致她的腰部受到严重损伤。这一事件不仅让她的身体面临了极大的挑战，还引发了强烈的情感反应，包括焦虑、愤怒和自我怀疑。她在康复过程中遇到了困难，感到情绪低落，甚至开始怀疑自己是否能够康复和重新融入正常生活。

秀秀的康复团队认识到她需要一个安全的空间来表达她内心的情感。他们决定运用叙事调节作为一种治疗方法，以帮助她清晰地表达情感和情感背后的故事。

在一次治疗会议中，治疗师鼓励秀秀开始叙述她在事故后的经历。她开始谈论她被困在医院床上的感觉，无助和焦虑的情绪，以及她对未来康复的担忧。治疗师倾听并提出一些开放性的问题，以引导她更深入地探索她的情感和思考。

通过叙述，秀秀渐渐理清了她内心的情感，并开始认识到自己的情感反应是正常的。她明白了自己的愤怒和焦虑是因为失去了对生活的掌控感，而不是因为她自身的无能。治疗师帮助她将这些情感与康复过程中的小成功联系起来，鼓励她看到希望和进步。

随着时间的推移，秀秀继续通过叙述来表达她的情感，这帮助她在康复过程中保持积极的心态。她最终不仅康复了，还成为了一个康复支持小组的积极成员，与其他人分享她的经历，并鼓励他们在康复中坚持下去。

案例分析：

这个案例突出了叙事调节如何帮助患者表达情感，并将情感与治疗过程相结合，以实现更好的康复效果。通过叙述，秀秀找到了情感的出口，理清了内心的困惑，最终取得了康复的成功。这也强调了叙事调节在康复和治疗中的重要性，特别是在处理情感方面。

（二）叙事调节有助于医护人员更全面地了解患者的病史和需求

叙事调节有助于医护人员更全面地了解患者的病史和需求。通过倾听患者的叙述，医护人员可以获取关于患者生活、家庭和社会背景的信息，这对于制订个性化的治疗计划至关重要。叙事调节提供了一个开放性的沟通渠道，使患者能够自由表达关于他们自己和他们的疾病的信息，这些信息通常无法通过简单的问诊和检查获得。

总之，叙事调节为医护人员提供了深入了解患者的机会，使他们能够获得更全面、详细的病史信息，这对于制订个性化的治疗计划和提供高质量的医疗护理至关重要。这种深度的了解有助于医护人员更好地满足患者的需求，提供更贴心的医疗服务。叙事调节不仅有助于收集医疗信息，还有助于建立更紧密的患者-医护人员关系，增强患者的满意度和治疗依从性。因此，它在医疗实践中具有重要的作用，应得到更多的关注和应用。

叙事案例：

医生李*熬在一家综合性医院的内科工作，有一天他接诊了一位名叫珠珠的患者。珠珠是一名四十多岁的女性，前来就诊的主要原因是长期的胃部不适和疼痛。李医生开始进行常规问诊，询问症状和家庭病史，但珠珠的回答相当冷淡，她只是简单地回答了问题，没有提供更多的信息。

李医生察觉到珠珠可能有些不安，因此他切换了叙事调节的方法。他停下了问诊过程，温柔地对珠珠说："珠珠，我知道来看医生可能会让人感到紧张，而且有时候我们的症状可能与生活中的情感有关。如果你愿意，你可以告诉我更多关于你的症状和生活的事情，这有助于我更好地帮助你。"

这个开放性的提问让珠珠感到放松，她开始叙述她的症状的时间线以及这些症状对她日常生活的影响。她还谈到了最近发生的家庭变故，包括失去亲人和工作压力。李医生倾听并用关切的目光看着她，鼓励她继续分享。

通过叙述，珠珠表达了她的担忧、焦虑和对生活的挫折感。李医生通过继续提问和倾听，帮助她澄清了自己的需求和情感。最终，他制订了一个治疗计划，不仅关注了她的身体症状，还考虑了她的情感和生活压力。珠珠感到受到关心和支持，她逐渐康复，并学会了更好地处理生活中的挑战。

案例分析：

这个案例突出了如何使用叙事调节来建立更深入的医患关系，使医生更全面地了解患者的病史和需求。通过倾听和鼓励患者分享他们的故事，医护人员可以获得有关患者生活和情感状态的重要信息，从而提供更个性化的医疗服务。这种综合的治疗方法有助于改善患者的康复和生活质量。

（三）叙事调节有助于增强患者的自我认知

叙事调节有助于增强患者的自我认知。通过叙述自己的经历，患者可以更深入地了解自己的情感和行为，这有助于增强他们的自我认知。叙事提供了一个自省和反思的机会，使患者能够更清晰地看待自己的决策和选择，并探索这些选择对他们健康的影响。

叙事还可以帮助患者更好地理解他们的情感和情绪。通过叙述自己的情感体验，患者可以更清晰地表达自己的感受，从而更好地理解和处理情感。这有助于他们在康复和治疗过程中更好地管理情感，提高心理健康。

总之，叙事调节通过提供自我反思和自省的机会，有助于增强患者的自我认知。这种自我认知是康复和治疗过程中的重要一环，可以帮助患者更好地理解自己的行为和情感，从而更好地应对健康挑战。

叙事案例：

秀秀是一位四十多岁的女性，前来心理医生办公室寻求帮助。她一直感到焦虑和情绪低落，但无法准确地理解这些情感的根本原因。秀秀开始与医生分享她的情感和经历，但很快她感到自己的叙述变得混乱，她无法将情感和经历串联起来。

医生决定使用叙事调节的方法来帮助秀秀更好地理解自己的情感。医生温柔地鼓励秀秀分享她的情感，不做评判或干预。秀秀开始叙述她最近的情感体验，包括情绪低落、焦虑和失眠。医生在听取了她的叙述后，提出了一个问题："秀秀，你是否能够回顾一下最近生活中是否发生了什么事情，或者是否有一些特定的情境触发了这些情感？"这个问题帮助秀秀开始反思，并试图找出情感的来源。

秀秀随后叙述了她最近失业的经历，以及与失业相关的自尊心受损和财务担忧。她还提到了与家庭成员之间的紧张关系。医生继续倾听，并鼓励秀秀深入探讨这些经历对她情感的影响。

通过叙述和反思，秀秀逐渐开始认识到失业和家庭关系的压力是导致她情感低落和焦虑的主要原因。这种自我认知让她更清楚地理解了自己的情感，为进一步的心理治疗提供了基础。医生和秀秀一起制订了一份治疗计划，包括情感管理和家庭关系改善的策略。

案例分析：

这个案例突出了如何使用叙事调节帮助患者增强自我认知。通过叙述和反思，秀秀逐渐理解了自己情感的来源，这为她的康复提供了重要的支持。叙事调节提供了一个开放性的沟通渠道，使患者能够更清晰地看待自己的情感和行为，从而更好地应对心理健康挑战。

（四）叙事调节促进医护患之间关系更紧密

叙事调节有助于建立更紧密的医护患关系，这种关系可以提高沟通效果，让医护人员更好地理解患者的需求和关切。患者也更有信任感、更愿意与医护人员分享他们的困难和挑战，从而促进更有效的康复和治疗。

叙事调节还能够打破医患之间的距离感，让患者感受到医护人员的关心和关怀。通过听取患者的叙述，医护人员表现出对患者的真正关注，这有助于建立一种更亲切和温暖的医疗环境。这种亲近的关系有助于患者更好地理解和遵循治疗建议，提高了治疗的成功率。

总之，叙事调节促进医护患之间的紧密关系，有助于提高医疗沟通效果和患者的信任感。这种关系在康复和治疗中起到关键作用，可以促进更有效的康复和更好的治疗结果。

叙事案例：

小王是一位年轻的癌症患者，他正在接受放疗和化疗治疗。他的治疗过程充满了身体上的痛苦和情感上的挣扎。小王常常感到焦虑、害怕和无助，但他很难将这些情感表达出来。医护团队的护士长丽丽注意到了他的情感困扰，决定使用叙事调节来与他建立更紧密的联系。

丽丽首先在每次治疗之前花时间与小王交谈。她鼓励他分享他的感受和情感，不断强调她的倾听和支持。小王开始逐渐打开心扉，叙述了自己的担忧和害怕。丽丽倾听并共情，她也分享了一些与其他癌症患者的病例故事，这些患者曾经面临类似的情感挑战。

在叙述的过程中，小王逐渐感受到丽丽的关心和理解。他开始更自由地表达自己的情感，不再觉得孤单和无助。丽丽还帮助他更好地理解治疗过程和可能的副作用，以及如何应对它们。她鼓励他制订目标和康复计划，为康复努力而战。

随着时间的推移，小王和丽丽之间建立了紧密的联系。他感到自己不再孤单，有一个关心他的医护团队支持着他。这种亲近的关系促使小王更积极地配合治疗，减轻了情感上的负担，帮助他更好地面对癌症的挑战。

案例分析：

这个案例突出了如何使用叙事调节让医护患之间关系更紧密。通过倾听和共情，丽丽与小王建立了一种信任和理解的关系，这对于小王的康复过程起到了关键作用。叙事调节不仅帮助患者表达情感，还能够建立更亲近的医患关系，提高了治疗的成功率。

综上所述，叙事调节在康复和治疗中扮演着不可或缺的角色。它有助于患者情感的表达和释放，帮助医护人员更好地了解患者，增强患者的自我认知，促进医患关系的建立。通过叙事调节，患者和医护人员共同努力应对健康挑战，实现康复和治疗的目标。因此，叙事调节是一种重要的叙事护理方法，通过有效管理和引导患者的叙述，有助于促进康复、增强治疗效果，并改善患者的医疗体验。医护人员需要灵活运用这一方法，以满足患者的需求和情感表达。

第四节　叙事调解

一、什么是叙事调解？

叙事调解（Narrative Mediation）是一种特殊的冲突解决方法，其核心思想是通过叙述和倾听叙事来促进冲突各方之间的理解和协调。在叙事调解中，调解员充当中立的引导者，鼓励冲突各方分享他们的叙事，表达他们的感受和需求。通过共同建构新的叙事，冲突各方可以更好地理解对方的立场，寻找共同点，并最终达成解决方案。

二、叙事调解在医疗决策和冲突解决中的应用

叙事调解在医疗领域中的应用主要涉及医疗决策和患者医患关系中的冲突解决。这两个方面的应用对于提高医疗质量、增进患者满意度和改善医患关系都具有重要意义。

（一）叙事调解在医疗决策方面的应用至关重要

在医疗决策过程中，患者和医护人员之间可能因治疗方案、手术选择或治疗期望等方面存在看法不一致或不满意的情况，这时叙事调解发挥了关键的作用。通过叙述各自的顾虑、期望和担忧，患者和医护人员可以坐下来共同探讨和构建医疗决策的叙事，以最终达成共识。

例如，一位癌症患者面临着治疗方式的选择，这是一个复杂的决策。患者可能拥有自己的价值观、生活目标和恐惧，而医生则依据专业知识和临床经验提供治疗建议。在这种情况下，叙事调解为患者和医护人员提供了一个平衡的平台，让双方能够开诚布公地分享和倾听。

患者可以通过叙述自己的内心感受和担忧，表达对不同治疗选项的疑虑。这有助于医护人员更深入地理解患者的需求和期望，同时也让患者感到被尊重和重视。医护人员则可以通过叙述治疗建议的背后逻辑和可能的风险，向患者提供更全面的信息。这种开放的对话可以帮助双方更清晰地了解彼此的立场，并逐步达成共识，最终制订一个更符合患者需求和医疗标准的治疗计划。

因此，叙事调解在医疗决策中的应用不仅有助于患者更好地参与决策过程，还能提高医疗决策的质量和患者满意度。通过共同探讨叙事，患者和医护人员能够更好地合作，共同制订治疗方案，从而更好地满足患者的需求，提高治疗效果。

（二）叙事调解在医患关系中的冲突解决方面作用重大

医患关系中的冲突和误解可能会对治疗产生负面影响，而叙事调解为双方提供了一个有效的解决途径。

在医患关系中，患者和医护人员之间的误解或不满可能源于信息传递不畅、期望不一致或沟通方式不当等问题。这种情况下，叙事调解通过双方的叙述和倾听，有助于更好地理解对方的需求、担忧和情感。

例如，一位患者可能对医护人员制订的治疗计划感到不满，认为自己的需求没有得到充分考虑。通过叙事调解，患者可以表达自己的疑虑和不满，而医护人员则可以解释决策背后的理由和医疗标准。这种开放的沟通方式有助于消除误解，减少冲突，建立更加开放和信任的医患关系。

叙事调解还可以帮助患者更好地理解医疗过程和决策的逻辑，从而增强他们对医疗团队的信任。同时，医护人员也能够更全面地了解患者的期望和需求，为他们提供更加个性化的护理和支持。这种积极的医患关系有助于改善治疗效果，减少医疗错误，提高患者满意度。

因此，叙事调解在医患关系中的冲突解决方面发挥着重要作用。通过叙述和倾听，双方能够更好地理解对方，减少误解和不满，建立更加积极和信任的医患关系，最终提高医疗质量和患者满意度。

总的来说，叙事调解在医疗决策和医患关系中的应用可以促进更好的医疗决策，减少冲突和误解，从而改善医疗质量和医患关系。通过倾听和共情，双方可以更好地理解对方的需求和期望，为共同的医疗目标努力。这种应用为医护人员和患者之间的有效沟通提供了有力的工具，有助于实现更好的医疗结果。

三、实施叙事调解的步骤与技巧

实施叙事调解的步骤包括以下几个关键阶段：

（一）召集会议：调解员安排会议，邀请冲突各方参与。

（二）叙述故事：每个冲突各方有机会分享他们的叙事，包括对冲突的看法、感受和需求。

（三）共同建构新叙事：调解员鼓励各方共同建构新的叙事，强调共识和解决方案。

（四）达成共识：冲突各方共同努力达成解决方案，并书面记录协议。

（五）跟进和评估：调解员可以跟进协议的执行，并在需要时进行评估和调整。

叙事调解的技巧包括倾听技巧、提问技巧、鼓励表达情感、澄清误解和引导建设性对话。调解员需要保持中立性，确保各方都有平等的发言权，以便有效地促进叙事调解的过程。

综上所述，叙事调解是一种有力的冲突解决方法，特别适用于医疗决策和医患关系中的问题。通过叙述和倾听叙事，各方可以更好地理解和协调，最终达成解决方案。调解员在实施叙事调解时需要运用一系列技巧和步骤，以确保冲突各方获得公平和有效的冲突解决过程。

叙事案例：

案例背景：

医患关系中的冲突是医疗实践中一个常见但严重的问题。冲突可能源于患者对治疗方案的不满、沟通不畅、误解，甚至医疗错误。在这个案例中，我们将探讨一个真实的医患冲突案例，展示如何成功地运用叙事调解来解决这一问题。

案例描述：

患者小李是一名四十岁的男性，患有高血压和糖尿病。他在一家医院接受长期治疗，由医生王医生负责管理他的病情。然而，在过去几个月里，小李开始对王医生的治疗计划感到不满。他认为药物副作用过多，而且治疗效果不佳。小李开始怀疑王医生的专业能力，对医生提出了质疑。

王医生也感到困惑和沮丧，因为他一直尽力为小李提供最佳的治疗，但患者的态度让他感到沮丧。这导致了医患关系的紧张，患者和医生之间的沟通几乎中断。

解决过程：

在这种紧张的情况下，医院决定引入叙事调解师，帮助患者和医生解决他们之间的冲突。叙事调解师安排了一次面对面的会议，邀请了小李和王医生一同参加。会议的目标是促进双方的沟通，倾听彼此的故事，并共同寻找解决方案。

在会议中，叙事调解师首先邀请小李分享他的感受和担忧。小李借助叙事的方式表达了自己对治疗的疑虑，以及他对健康状况的担忧。这使他感到被理解和尊重。

接下来，王医生也分享了他的观点和经验，解释了他制订治疗计划的原因，并强调了自己的专业能力。他表示愿意听取患者的意见，并考虑调整治疗方案。

在叙事调解师的引导下，双方开始共同探讨可能的解决方案。他们一起讨论了药物选择、剂量调整以及患者在日常生活中的自我管理方法。最终，他们达成了一项新的治疗协议，该协议包括了患者更积极地参与自己的健康管理，并定期与医生进行沟通的计划。

结果：

通过叙事调解，小李和王医生之间的紧张关系得以缓解，他们重新建立了信任和合作。小李对医生的治疗计划有了更多的了解，并感到更加满意。王医生也更加关注患者的需求，并愿意在治疗方面进行调整。这个案例强调了叙事调解在医患冲突解决中的作用，通过开放性的沟通和共同构建解决方案，有助于改善医患关系，提高治疗效果。

第五节　叙事治疗

一、叙事治疗的核心原则和方法

叙事治疗（Narrative Therapy）是一种心理治疗方法，其核心原则在于将个体的问题和情感困扰视为叙事结构中的一部分，而不是作为固定的个体特征。在叙事治疗中，核心方法包括帮助个体探索和重新编写他们的叙事，以更积极、有益的方式理解和解决问题。治疗过程中，个体被鼓励反思自己的叙事，挑战负面的自我认知，探索新的解决方案，并在叙事中发现自己的力量和资源。

（一）叙事治疗

叙事治疗的创始人之一是迈克·怀特（Michael White）和大卫·艾普斯顿（David Epston）。他们是澳大利亚的心理治疗师，在20世纪80年代和90年代开创了叙事治疗的方法。怀特和艾普斯顿的工作强调了叙事的力量，以及如何通过重新塑造个体的叙事来改善心理健康和人际关系。

他们的叙事治疗方法强调了以下关键原则：

1. 外部化问题：将问题从个体的身份中分离出来，使问题被视为一个独立的实体，而不是个体自身的一部分。

2. 叙事探索：探讨个体对问题的叙事和看法，帮助他们了解问题的根源和影响。

3. 重新叙述：与个体一起重新构建问题的叙事，寻找新的、积极的方式来解释问题。

4. 社会和文化背景的考虑：考虑个体所处的社会和文化环境对叙事的影响，以更好地理解问题的背景。

怀特和艾普斯顿的叙事治疗方法已经成为心理治疗领域的重要方法之一，被广泛用于治疗各种心理健康问题，包括焦虑、抑郁、创伤后应激障碍等。他们的工作对心理治疗领域产生了深远的影响，许多治疗师和心理健康专业人士都在其方法的基础上进行工作。

（二）意义疗法

意义疗法（Logotherapy）是一种心理治疗方法，由奥地利心理学家维克多·弗兰克尔（Viktor Emil Frankl）于20世纪中叶创立。它的核心理念是生活必须具有意义，人们可以通过找到生活的目的和意义来克服困境和挑战，从而提高心理健康和幸福感。

意义疗法的主要观点包括：

1. 意义的追求：意义疗法认为人类最基本的驱动力之一是寻求生活的目的和意义。弗兰克尔提出了"意志到意义"的理论，强调了人们通过积极的意义追求来克服困难和苦难。

2. 自由意志：意义疗法认为人类拥有自由意志，即无论在任何情境下，人们都可以选择如何反应。即使在困境中，人们仍然可以选择如何赋予生活意义。

3. 生活的三个维度：意义疗法将生活划分为三个维度：创造性、体验性和道德性。创造性维度涉及到个体对未来的塑造和目标的设定。体验性维度涉及到个体对生活中的经验和情感体验的接纳。道德性维度涉及到个体在面对人生挑战时的道德决策和责任。

4. 超越自我：意义疗法强调了超越自我和为他人服务的重要性。通过为他人做出贡献，人们可以找到更多的意义和满足感。

治疗师在意义疗法中的角色是协助患者发现他们生活中的潜在意义，并帮助他们转化为积极的行动。这种方法通常用于治疗焦虑、抑郁、人际关系问题和寻找生活目标等心理健康问题。

总之，意义疗法强调生活的目的和意义对于心理健康的重要性，鼓励个体积极追求并发现生活的意义，从而克服生活中的挑战并提高幸福感。

（三）叙事治疗与意义疗法的共同点

叙事治疗和意义疗法都是心理治疗领域的方法，它们有一些共同点，包括以下方面：

1. 关注个体的内在体验：叙事治疗和意义疗法都强调了个体的内在体验和情感。它们关注患者的故事、情感、信仰和价值观，认为这些因素对心理健康和幸福感具有重要影响。

2. 探讨生活的意义和目的：意义疗法的核心理念之一是追求生活的目的和意

义。虽然叙事治疗的焦点可能更广泛，但在某些情况下，叙事治疗也可以帮助患者探讨他们的生活意义和目标。

3. 自我反思和自我认知：叙事治疗和意义疗法都鼓励个体进行自我反思和自我认知。患者被鼓励探索自己的价值观、信仰和情感体验，以更好地理解自己并应对心理健康问题。

4. 协助个体应对挑战：叙事治疗和意义疗法都旨在帮助个体应对生活中的挑战和困难。它们强调了个体的自由意志和责任感，认为即使在困境中，个体也可以选择如何反应。

5. 治疗师的角色：在这两种方法中，治疗师通常充当引导者的角色，协助患者探索他们的故事、情感和意义。他们通过倾听、提问和共情来引导患者的自我发现和成长。

需要注意的是，叙事治疗和意义疗法在方法和技术上可能有所不同，因为它们具有各自独特的理论和实践框架。然而，它们的共同点在于关注个体的内在体验、生活的意义和目的，以及帮助个体应对心理健康问题。这些方法可以根据患者的需求和治疗目标进行结合或单独使用。

（四）叙事治疗的五大步骤

叙事疗法和意义疗法通常是心理医生经常使用的方法，但将它们直接应用于护理实践存在一些挑战。首先，护理人员通常没有专门的诊室，而这些治疗方法通常需要单独的空间来进行与患者的叙事。其次，护理工作非常繁忙，护士可能没有足够的时间为每位患者进行程序化的叙事治疗。

众所周知，护士与医生有不同的职责，他们没有治疗权和处方权，主要扮演协助医生进行辅助治疗的角色。在实际护理工作中，护士可以部分借鉴叙事疗法和意义疗法的方法，以帮助患者重新构建积极的生活叙事。

关于"人不是问题，问题才是问题"这一观点，我们不对其价值进行评判，因为这是心理学领域的讨论议题。总之，无论患者遭遇何种不足，包括疾病，都需要被正确地理解和接受，这与中医的整体观和辨证观是一致的。

叙事医学的核心理念是将患者视为整体，并理解他们的疾病经历在更广泛的生活背景下的意义。这种方法可以为医疗团队提供更全面的视角，帮助患者更好地应对疾病和治疗。叙事医学提倡的步骤包括收集故事、整理故事和运用故事。护士可以根据患者的个体差异选择是否采用叙事的不同步骤，而无需全盘采用。

叙事疗法采用的五大步骤是：

1. 建立关系和目标设定：在叙事治疗开始之前，治疗师和患者首先建立起互信的关系。治疗师与患者建立联系，了解其病史、需求和治疗目标。这一步骤有助于确保治疗是以患者的需求为中心的。

2. 叙述故事：患者被鼓励分享他们的故事，包括生活中的重要事件、情感体验和困难。治疗师倾听并提供支持，以便患者可以自由表达他们的经历。

3. 探索和反思：在这一步骤中，患者和治疗师一起深入探讨叙述中的主题、情感和含义。治疗师可能会提问以帮助患者更好地理解他们的故事，并发现其中的模式和隐含信息。

4. 重新叙述和重塑：患者被鼓励重新审视他们的故事，可能从不同的角度或以不同的方式来叙述。这有助于患者看到新的解决方案和更积极的叙事，以应对他们的挑战和问题。

5. 整合和行动计划：最后，治疗师和患者一起制订计划，以应用新的叙事和见解到患者的生活中。这可能包括采取积极的行动来解决问题，或者更积极地应对情感挑战。

这五个步骤通常构成了叙事治疗的基本框架，但实际应用可能因治疗师的方法和患者的需求而有所不同。这种治疗方法旨在帮助患者理解他们的故事如何影响他们的生活，以及如何制订积极的变革和发展。

二、叙事治疗与心理治疗的联系和差异

叙事治疗与传统心理治疗有一些联系，但也存在明显的差异。与传统心理治疗侧重于病因分析和病人病史不同，叙事治疗更关注个体的故事和经历，认为问题是由于不适当的叙事或故事构建而产生的。叙事治疗的目标是通过改变个体的叙事方式来改善情感和行为。

表1：叙事治疗与传统心理治疗的联系和差异

类别 分类		叙事治疗	心理治疗
联系	关注个体的内在世界	叙事治疗和传统心理治疗都关注个体的内在思维、情感和体验。它们都致力于帮助患者更好地理解自己，处理情感问题，并改善生活质量。	
	建立信任和关系	无论是叙事治疗还是传统心理治疗，建立信任和良好的治疗关系都是至关重要的。患者需要感到在治疗者面前能够开诚布公，分享自己的内心世界。	
差异	问题的定义	叙事治疗则认为问题是由于不适当的叙事或故事构建而产生的，它关注的是个体如何看待和解释他们的经历。	传统心理治疗通常侧重于病因分析和问题的根源，旨在诊断和治疗精神疾病。
	治疗方法	叙事治疗强调个体的叙事方式，通过改变故事的结构和内涵来改善情感和行为。	传统心理治疗可能采用不同的方法，如认知行为疗法、精神分析等，以帮助患者应对症状和疾病。
	时间框架	叙事治疗可以是短期或长期的，具体取决于患者的需求和治疗目标。	传统心理治疗通常有一定的时间框架，治疗期限可以长达数月甚至数年。
	目标	叙事治疗的目标是通过改变个体的叙事方式来改善情感、增强自我认知，以及促进积极的生活叙事。	传统心理治疗的主要目标是减轻症状、解决心理问题和改善患者的心理健康。

　　总的来说，尽管叙事治疗和传统心理治疗有一些相似之处，但它们在问题定义、治疗方法和目标上存在明显差异。选择哪种治疗方法应该根据患者的具体需求和情况来决定。有时，这两种方法也可以结合使用，以提供更全面的支持和治疗。

三、叙事治疗在心理健康护理中的实际应用

　　叙事治疗在心理健康护理中有广泛的应用，它可以用于治疗各种心理健康问题，如焦虑、抑郁、创伤后应激障碍等。在实际应用中，治疗师与患者合作，

探索患者的个人叙事，帮助他们认识到不健康的叙事模式，并引导他们创造更积极、有希望的叙事。这种方法有助于患者建立更强大的自我认知，提高自尊和自信，从而更好地应对心理健康挑战。

（一）焦虑和抑郁治疗

焦虑和抑郁症状常常伴随着负面的自我叙事和思维模式。患者可能会陷入一种循环，不断强调自己的缺陷、失败和不幸。这些不健康的叙事模式可以加剧焦虑和抑郁，导致负面情绪的持续存在。

在叙事治疗中，治疗师与患者一起深入探讨这些叙事模式。他们可能会问患者关于他们的故事和生活经历的问题，以帮助患者认识到这些负面叙事的根源。患者通常会逐渐意识到自己对过去事件的解释可能不完全准确或过于消极。

一旦这些不健康的叙事被识别出来，治疗师与患者一起合作，尝试改变这些叙事模式。这可能包括帮助患者重新解释过去事件，强调他们的强项和积极经历，以及培养更积极、有希望的叙事。

例如，一位患者可能认为自己的抑郁是因为过去的失败而产生的，他们可能会不断叙述这些失败的故事。治疗师可能会与患者一起探索这些失败，并帮助他们看到成功和成就的方面。通过改变叙事，患者可以逐渐减轻负面情绪，提高自尊和自信。

总之，焦虑和抑郁治疗中的叙事治疗强调了叙事在情感健康中的关键作用。通过识别和改变不健康的叙事模式，患者可以逐渐减轻症状，提高心理健康，并培养更积极、有希望的叙事，以更好地应对生活中的挑战。

（二）创伤后应激障碍（PTSD）治疗

创伤后应激障碍是一种由创伤性事件引发的心理障碍，患者可能会经历强烈的回忆、噩梦、情感问题以及对创伤事件的持续回避。这些症状严重干扰了他们的生活质量，因此需要有效的治疗方法。

在叙事治疗中，治疗师与创伤后应激障碍的患者一起探索他们的创伤经历。患者被鼓励叙述创伤事件的细节，包括事件发生的背景、他们的感受和反应。这个过程可以帮助患者逐渐面对他们的创伤，而不是回避它。

通过叙述创伤事件，患者有机会重新审视他们的经历，并尝试将其纳入自己的生活叙事中。治疗师可能会引导患者探索他们对创伤的解释和意义，以及如何将这一经历与他们的个人成长和复原过程联系起来。

例如，一名创伤后应激障碍患者可能会通过叙述她在车祸中的经历来减轻症状。在叙述中，她可以详细描述事故的发生、她的感受和事故后的困扰。治疗师可能会帮助她将这一经历与她的康复旅程联系起来，强调她的内在坚强和应对能力。

总之，叙事治疗在创伤后应激障碍治疗中的应用旨在帮助患者重新审视和重塑创伤经历。通过叙述和探索创伤，患者可以逐渐减轻创伤后的症状，培养更积极的叙事，并在复原过程中找到力量和意义。这种方法有助于患者更好地应对创伤后的挑战，重建他们的生活。

（三）自尊和自信的增强

自尊和自信是每个人心理健康和幸福的重要组成部分。然而，许多患者可能因各种原因而在这两个方面感到脆弱或不安。叙事治疗提供了一个有力的工具，帮助患者重新审视和重塑他们的自我形象，从而提高自尊和自信。

在治疗过程中，治疗师与患者一起探索他们的个人叙事。这包括患者对自己的看法、自己的经历以及自己在社会和家庭关系中的角色等。有时，患者可能会将负面的叙事模式应用于自己，将自己看作是无能、无价值或有缺陷的。这种自我否定的叙事模式会严重影响他们的自尊和自信。

通过与治疗师的合作，患者有机会重新审视这些负面叙事，并探索更积极和真实的自我认知。治疗师可能会鼓励患者回顾他们生活中的成功经历、优点和积极特质。这个过程有助于患者看到自己的价值和潜力，逐渐树立更积极的自我形象。

例如，一位患有社交焦虑症的患者可能会通过叙述自己在某个社交场合中的成功经历来增强自尊。治疗师可能会引导她详细描述那个场合，包括自己的表现、感受和他人的反应。这个过程可以帮助她看到自己在社交方面的能力，逐渐减轻社交焦虑带来的自我怀疑。

总之，叙事治疗为患者提供了一个重要的平台，帮助他们重新构建积极的自我叙事。通过认识到自己的优点和经历，患者可以增强自尊和自信，更好地应对生活中的挑战。这种自我肯定的叙事模式有助于改善心理健康，并提高生活质量。

（四）情感管理

叙事治疗还可以帮助患者更好地理解和处理情感。患者通过叙述情感体验，能够更清晰地表达自己的感受，并学会有效地管理情感反应。

1. 情感表达和认知：叙事治疗为患者提供了一个安全的空间，使他们能够自由表达各种情感，包括愤怒、恐惧、伤心和快乐等。在治疗过程中，患者被鼓励详细描述他们的情感体验，而治疗师则倾听并共情。这有助于患者认识到他们的情感是正常的，而不是被禁止或压抑的。通过情感的开放表达，患者能够更好地理解自己的感受，并与之建立更健康的关系。

2. 情感的深入探索：叙事治疗不仅鼓励情感表达，还帮助患者深入探讨情感背后的故事和观念。患者可能会通过叙述他们的情感体验，开始探索导致这些情感的根本原因。这种深入探索有助于患者更清晰地了解他们的情感，以及情感与他们的过去经历和自我认知之间的关系。

3. 情感管理策略：叙事治疗还提供了机会，使患者学会有效地管理情感。治疗师可以与患者一起探讨各种情感管理策略，帮助他们更好地应对挑战性情感。这包括学会通过冷静思考来减轻焦虑，通过情感调节技巧来应对愤怒，以及通过情感表达来处理悲伤等。

4. 情感积极转化：叙事治疗鼓励患者将负面情感转化为积极的叙事。通过重新构建他们的叙事方式，患者能够更积极地看待情感体验，并将其纳入更广泛的自我叙事中。这有助于提高情感的适应性和积极性，使患者更能够面对生活中的挑战。

总之，情感管理是心理健康的重要组成部分，叙事治疗通过情感表达、认知探索、管理策略和积极转化等方式，帮助患者更好地理解和处理情感。这种综合性的方法有助于提高情感的健康性，促进心理健康的改善。

（五）康复和生活质量提高

对于那些长期有心理健康问题的患者，叙事治疗可以帮助他们建立更有希望和积极的生活叙事。这有助于提高他们的生活质量，增强应对挑战的能力。

总之，叙事治疗在心理健康护理中具有多方面的应用，它强调了叙事在个体心理健康中的关键作用。通过与治疗师合作，患者能够重新审视自己的叙事，识别和改变不健康的模式，并创造更积极、有益的叙事，从而改善他们的情感和行为，提高心理健康护理的效果。

第六节　叙事闭锁疗法

一、叙事闭锁疗法的定义和原理

叙事闭锁疗法（Narrative Lock Therapy）是一种专门针对叙事闭锁患者的叙事护理方法。叙事闭锁是指患者由于各种原因而无法或不愿意分享个人故事和经历的情况。这种情况可能由多种因素引起，如心理创伤、情感压抑、文化背景差异、社会压力、沟通障碍等。叙事闭锁导致患者对自己的内心体验产生封闭和难以言说的状态。叙事闭锁疗法的原理在于协助患者打开他们的叙事，让他们更自由地表达情感和经历。

二、如何协助患者解除叙事闭锁?

协助患者解除叙事闭锁是叙事闭锁疗法的关键。以下是一些方法和技巧：

（一）建立信任：首先，护理人员需要建立信任关系，让患者感到舒适和安全。这有助于患者更愿意分享他们的叙事。

（二）倾听：倾听是关键。护理人员应倾听患者的叙述，不打断、不做评判，表现出兴趣和理解。

（三）提供支持：在患者分享叙事时，提供情感支持是重要的。护理人员可以通过鼓励、安慰和理解来帮助患者处理情感。

（四）提问和引导：适度的提问和引导可以帮助患者更深入地探索他们的叙事，挖掘潜在的情感和经历。

（五）创造安全环境：确保治疗环境是安全和私密的，患者不用担心信息泄露或受到评判。

三、叙事闭锁疗法的成功治疗经验

成功的叙事闭锁疗法经验包括以下方面：

（一）患者情感表达：通过叙事闭锁疗法，患者能够更自由地表达他们的情感，减轻情感压力。

（二）康复和自我认知：解除叙事闭锁有助于患者更好地理解自己的情感和经历，促进康复和自我认知的提高。

（三）沟通改善：叙事闭锁疗法有助于改善患者与医护人员之间的沟通，提高医疗护理的效果。

（四）情感释放：患者经常感到在治疗中能够释放被压抑的情感，从而更好地应对生活挑战。

总之，叙事闭锁疗法是一种有助于患者解除叙事封闭状态的叙事护理方法。成功的治疗经验包括情感表达、康复、沟通改善和情感释放。通过协助患者打开他们的叙事，叙事闭锁疗法有助于提高心理健康护理的效果。

第七节　叙事沟通技巧

一、叙事沟通技巧的重要性

叙事沟通技巧（Narrative Communication Skills）在叙事护理中具有重要性，因为它们有助于建立有效的沟通，促进患者与护理人员之间的互动，并加强情感表达。叙事沟通技巧有助于患者更好地分享他们的叙事、情感和经历，同时也有助于护理人员更好地理解患者的需求和体验。

二、倾听、提问、鼓励和反馈等技巧的应用

（一）倾听：倾听是叙事沟通技巧中的基础。护理人员应全神贯注地倾听患者的叙述，不打断、不做评判，传达出关心和理解。

（二）提问：适度的提问有助于患者更深入地探索他们的叙事。开放性问题（如"请告诉我更多关于这个经历"）可以激发患者更多的表达。

（三）鼓励：鼓励患者分享他们的情感和经历，表达出理解和支持。鼓励可以激发患者积极参与治疗过程。

（四）反馈：给予恰当的反馈，帮助患者更好地理解他们的叙事。反馈可以包括总结、重申患者的感受和提供建议。

三、如何提高叙事沟通技巧的有效性？

提高叙事沟通技巧的有效性需要不断练习和改进。以下是一些方法：

（一）培养倾听技能：倾听是叙事沟通的核心，因此护理人员可以通过参加培训课程和模拟练习来提高倾听技能。

（二）掌握提问技巧：学习如何提出开放性问题和深入问题，以激发患者更多的叙述。

（三）增强情感智慧：了解情感智慧的概念，学习如何处理和理解患者的情感体验。

（四）视频回顾和反思：录制自己的叙事沟通过程，进行回顾和反思，找到改进的空间。

总之，叙事沟通技巧对于有效的叙事护理至关重要。倾听、提问、鼓励和反馈等技巧有助于建立互信关系，促进患者情感表达，提高治疗效果。提高叙事沟通技巧的有效性需要不断的学习和实践。

第八节　生命故事写作

一、生命故事写作的定义和目的

生命故事写作（Life Story Writing）是一种叙事护理方法，旨在鼓励患者将他们的生活经历、回忆和情感以书面形式记录下来。其目的是促使患者通过文字表达自己的故事，从中寻找意义，加强自我认知，并在治疗和康复过程中得到支持。生命故事写作可以成为患者的心理康复工具，也可以作为自我反思和表达情感的途径。

二、如何引导患者进行生命故事写作？

引导患者进行生命故事写作需要以下步骤和技巧：

（一）建立信任：首先建立信任关系，让患者感到安全并愿意分享他们的故事。

（二）提供指导：提供指导和支持，帮助患者开始写作。可以提供写作的主题或问题，以引导他们的思考。

（三）鼓励自由表达：鼓励患者自由表达他们的情感和经历，不要限制或评判他们的写作。

（四）提供反馈：在患者完成一段写作后，提供积极的反馈，鼓励他们继续写下去。

（五）保护隐私：确保患者的隐私得到保护，他们可以自由表达而不担心信息泄露。

三、生命故事写作对患者的益处和案例展示

生命故事写作对患者有多种益处，包括但不限于：

（一）情感表达：患者可以通过写作来表达情感，减轻心理压力。

（二）自我认知：写作有助于患者更深入地理解自己的经历和情感，提高自我认知。

（三）治疗支持：生命故事写作可以作为治疗过程中的辅助工具，帮助患者应对心理健康问题。

（四）意义建构：通过写作，患者可以寻找生活中的意义和目标。

以下是一个生命故事写作的案例展示：

案例背景：

一名老年患者，名叫钟莉，因失去伴侣和健康问题感到孤独和沮丧。护理人员鼓励她进行生命故事写作，以记录她的回忆和情感。钟莉通过写作回顾了自己的一生，记录了许多美好的回忆和重要的人际关系。写作过程让她重新找到了生活的意义，减轻了孤独感，增强了对生活的积极态度。

叙事引导过程：

钟莉是一位已经进入耄耋（mào dié）之年的女士，她的生活曾经充满了欢笑和挑战。然而，在她的晚年，她不得不面对丧偶和健康问题的双重打击，这导致了她的情感状态出现了严重的波动。

失去了多年的伴侣后，钟莉陷入了深深的孤独和沮丧之中。她常常感到自己被孤立，生活失去了意义。她的身体健康也开始逐渐恶化，这增加了她的负担和焦虑感。在这个困难的时期，护理人员注意到了她的情感状况，并决定采取措施来帮助她重新找回生活的乐趣和意义。

护理人员建议钟莉尝试进行生命故事写作，这是一种以书写方式记录个人回忆和情感的方法。钟莉接受了这个建议，并开始了她的写作之旅。在这个过程中，她回顾了自己的一生，记录了童年时光、青年岁月、家庭生活和职业经历等许多美好的回忆。她细致地描述了与丈夫的相识和相知，回忆起他们一起经历的欢笑和泪水。

通过写作，钟莉得以表达出对已故丈夫深切的思念之情，并渐渐找回了自己的生活方向。她发现写作不仅是一种情感宣泄的方式，还帮助她重新审视了自己的人生，认识到生活中仍然存在美好的时刻。她开始更加积极地面对每一天，关注身边的事物，重新建立了对生活的信心。

随着时间的推移，钟莉的情感状态得到了明显的改善。她的孤独感减轻了许多，她也变得更加愿意与他人建立联系。她的身体健康问题虽然依然存在，但她学会了更好地应对和管理它们。通过生命故事写作，钟莉重新点燃了生活的激情，展现出了不屈的精神和积极的态度。

案例分析：

这个案例展示了叙事治疗中的生命故事写作方法在护理实践中的应用，特别是对于老年患者的心理健康护理。通过鼓励患者记录和分享他们的生活故事，护理人员可以帮助他们重塑生活进行积极叙事，减轻情感困扰，增强对生活的信心，提高心理健康。对于像钟莉这样面临孤独和挑战的患者来说，这种方法可以为他们带来巨大的益处，让他们重新找到生活的意义和快乐。

第九节 应用临床叙事方法的关键考虑因素

一、医护人员的培训和技能要求

应用临床叙事方法的成功与医护人员的培训和技能密切相关。以下是一些关键考虑因素：

（一）培训需求：医护人员需要接受叙事护理的培训，学习叙事方法、技巧和伦理准则。

（二）倾听技能：培养倾听技能是至关重要的，医护人员应学会全神贯注地倾听患者的叙述。

（三）情感智慧：了解情感智慧的概念，培养处理患者情感的能力，以便更好地支持他们。

（四）自我反思：医护人员需要定期进行自我反思，评估他们的叙事护理实践，找到改进的机会。

二、患者的个体差异和需求

患者在应用临床叙事方法时具有个体差异，因此需要考虑以下因素：

（一）文化差异：不同文化背景的患者可能有不同的叙事风格和需求，医护人员应尊重和适应这些差异。

（二）心理状况：患者的心理健康状况会影响他们的叙事体验，需要根据具体情况提供支持。

（三）沟通能力：一些患者可能有沟通障碍，医护人员需要寻找适当的方式来促进叙事。

三、医疗情境和场景的特点及适用性

应用临床叙事方法需要考虑医疗情境和场景的特点，以确定其适用性：

（一）临床设置：叙事护理可以在各种临床设置中应用，包括医院、诊所、护理院等，需要根据具体情况进行调整。

（二）治疗阶段：叙事方法可以在不同治疗阶段使用，例如初诊、康复、术后等，需根据患者的需求和情境灵活运用。

（三）治疗目标：明确治疗的目标和重点，以确定何时以及如何应用叙事方法。

综上所述，应用临床叙事方法需要综合考虑医护人员的培训和技能、患者的个体差异和需求，以及医疗情境和场景的特点。只有在充分考虑这些因素的基础上，才能有效地运用叙事护理，提供个性化和全面的医疗护理和支持。

第十节　临床叙事方法的伦理问题

一、隐私和患者权益的保护

在应用临床叙事方法时，保护患者的隐私和权益至关重要。以下是一些伦理问题和考虑因素：

（一）许可和知情同意：医护人员应事先取得患者的许可，并告知他们叙事的目的和可能的用途。

（二）匿名性和机密性：患者的叙述应保持匿名性和机密性，以防止信息泄露。

（三）数据安全：医护人员应采取适当的措施来保护叙事数据的安全，包括电子记录和纸质记录。

二、如何平衡叙事和医学信息的传递

在叙事护理中，医护人员需要平衡叙事和医学信息的传递，以确保患者得到全面的护理。以下是伦理问题和考虑因素：

（一）信息准确性：医护人员应确保叙事中的医学信息是准确的，不应提供虚假或误导性的信息。

（二）情感表达：患者的情感表达应得到尊重，医护人员不应仅关注医学信息而忽视情感需求。

（三）决策支持：叙事可以帮助患者更好地理解医学信息，从而更好地参与决策。

三、伦理决策与叙事护理的关系

伦理决策是医疗伦理的一部分，与叙事护理有着密切的关系。在应用叙事护理时，医护人员需要考虑伦理原则，包括尊重患者自主权、患者隐私和患者利益最大化。叙事护理可以帮助患者更好地表达他们的需求和价值观，从而支持伦理决策的制订。（见第十二章临床叙事伦理）

综上所述，应用临床叙事方法时需要关注伦理问题，包括隐私和患者权益的保护、平衡叙事和医学信息的传递以及伦理决策与叙事护理的关系。只有在考虑这些伦理因素的基础上，才能提供合适和尊重患者权益的叙事护理。

第十一节　临床叙事方法的未来展望

一、技术和数字化叙事的新兴趋势

临床叙事方法在未来将继续受到技术和数字化趋势的影响。以下是一些展望和趋势：

（一）虚拟现实和增强现实：这些技术可以用于创建沉浸式的叙事体验，帮助患者更好地表达和处理情感。

（二）移动应用程序：开发移动应用程序以支持患者进行叙事写作，提供指导和反馈。

（三）数据分析和人工智能：利用数据分析和人工智能技术来分析患者的叙事，提供更个性化的护理和建议。

二、临床叙事在不同医疗领域的扩展潜力

临床叙事方法不仅局限于特定医疗领域，未来还有扩展到不同领域的潜力：

（一）心理健康护理：叙事治疗和叙事介入在心理治疗中的应用将继续扩展，帮助患者处理情感和心理问题。

（二）慢性疾病管理：叙事护理可以用于帮助患者管理慢性疾病，提高自我管理能力。

（三）临终关怀：在临终关怀领域，叙事护理可以帮助患者表达他们的愿望和意愿，提供心理支持。

三、研究和实践的前景展望

临床叙事方法的研究和实践将继续取得进展，以下是一些前景展望：

（一）临床证据：未来将积累更多的临床证据，证明叙事护理在不同领域的有效性和益处。

（二）教育和培训：开发更多的培训和教育课程，培养医护人员的叙事护理技能。

（三）跨学科合作：促进医学、心理学、社会工作等不同领域的跨学科合作，共同推动叙事护理的发展。

总之，临床叙事方法在未来将继续发展和演进，受益于技术创新、不同医疗领域的应用和研究实践的推动。这一方法将继续为患者提供更全面、个性化的医疗护理和支持。

结语

临床叙事方法是一种强大的工具，它不仅提供了一种更全面的医疗护理方式，还赋予了患者更多的表达机会。通过叙事，医护人员可以更好地理解患者的需求、情感和价值观，从而提供更为个性化和关怀的医疗服务。

叙事护理不仅仅是一种交流工具，它还可以作为一种强大的干预、治疗、调解、调节和介入手段。在医疗领域中，我们应该鼓励医护人员积极运用叙事护理，以提升医疗护理质量、增强患者满意度，同时更好地理解和关怀患者的个体差异和需求。

随着技术的发展和跨学科合作的推动，临床叙事方法的未来充满了潜力。我们可以期待看到更多的创新和应用，以改善医疗护理的质量，并提供更全面、人性化的医疗体验。

让我们共同致力于推动临床叙事方法的发展，以造福患者和医护人员，实现更好的医疗护理未来。

第十五章 临床叙事闭锁

➤ 学习目标

◆ 掌握

处理叙事闭锁与断裂的策略，包括建立信任和安全感、倾听和提问、反射性表达、敏感性探索、提供支持和鼓励、情感表达、利用其他媒介、逐步恢复叙事以及寻求专业帮助。

◆ 了解

重建叙事连续性的挑战与机遇，包括挑战的种类和机遇的种类。

建立新叙事结构的机遇，以便更好地处理叙事闭锁和断裂。

跨越文化和社会障碍的机遇，了解如何在不同文化和社会背景下处理叙事问题。

建立支持网络与情感共鸣的机遇，包括情感共鸣的建立和支持网络的建立。

我们在第十四章的第六节简要介绍了如何协助患者解除叙事闭锁以及叙事闭锁疗法的成功治疗经验，该节讲述了叙事方法的一部分，用以完善叙事方法。第十五章将深入探讨临床叙事中可能出现的闭锁和断裂现象，以及这些现象对医患关系和治疗效果可能产生的影响。闭锁和断裂是指在医患叙事过程中出现信息阻塞、情感分离或理解障碍的情况，这可能导致叙事的不连贯和交流的困难。了解和应对这些问题对于提升医患沟通的质量和效果具有重要意义。在本章中，将深入探讨闭锁和断裂现象的原因、类型以及应对策略，以期能够帮助医护人员更好地处理这些情况，维护良好的医患关系，并促进治疗的成功进行。

一、处理叙事闭锁与断裂的策略

在面对患者叙事闭锁和断裂的情况时，医护人员可以采取多种策略，旨在解除障碍，帮助患者恢复叙事的连贯性和流畅性，同时促进有效的医患沟通。以下是一些处理叙事闭锁和断裂的策略：

（一）建立信任和安全感

在叙事过程中，首要任务是建立一个安全、充满信任的氛围。患者可能因为情感困扰或担忧隐私等原因而选择闭锁自己的感受和经历，因此医护人员的角色至关重要。他们需要通过表现出深切的理解、真诚的关怀以及对患者的尊重，来鼓励患者敞开心扉，分享更多信息。只有当患者感受到这种信任和安全感时，他们才会更愿意深入叙述他们的故事，从而使叙事治疗更加有效。这种信任和安全感的建立是叙事治疗成功的基石。

（二）倾听和提问

医护人员在叙事治疗中需要付出认真倾听的努力，以真正理解患者的叙述、感受和体验。倾听不仅包括听到患者说的话，还涉及到捕捉情感、情绪和细微之处，因为这些元素通常包含在患者的叙事中，对于全面理解他们的状况至关重要。

提问也是叙事治疗中的重要技巧。医护人员可以通过提出开放性和深入的问题，帮助患者更深入地探索他们的感受和思绪。这些问题不应该仅仅局限于事实性的信息，还应包括情感、意义和内在体验方面的内容。通过提问，医护人员可以引导患者思考和展开更多的叙述，从而深化叙事治疗的效果。

总之，倾听和提问是医护人员在叙事治疗中的两项核心技能。通过精心的倾听和恰当的提问，他们可以帮助患者更好地表达自己，加深对个体经历的理解，推动治疗的进展。这些技能有助于建立更紧密的医患关系，提高治疗的质量。

（三）反射性表达

反射性表达是叙事治疗中的一项关键技巧，它有助于医护人员与患者建立更深层次的联系。通过将患者的叙述内容进行总结和概括，医护人员传达了自己的理解和关注，同时也让患者感受到他们被倾听、被认可和被理解的重要性。

在实践中，反射性表达可以通过以下方式进行：

1．总结关键信息：医护人员可以在患者叙述一段时间后，总结出关键信息并回馈给患者。这有助于确保医护人员正确理解了患者的叙述，同时也让患者感到他们的故事被认真对待。

2．引导情感表达：当患者表达情感时，医护人员可以反馈这些情感，以巩固患者的情感表达。例如，医护人员可以说："我听到你在描述这段经历时感到非常沮丧和焦虑。"

3．提供反馈和确认：医护人员可以不断地向患者提供反馈，确认他们的叙述，以确保没有误解或遗漏重要信息。这有助于建立信任和安全感。

通过反射性表达，医护人员不仅向患者传达了自己的关切和理解，还可以帮助患者更清晰地表达他们的情感和需求。这种技巧有助于叙事治疗的进展，加深了医患之间的联系，为治疗的成功创造了基础。

（四）敏感性探索

敏感性探索在叙事治疗中扮演着关键的角色，特别是当患者不愿深入探讨某些话题或经历时。在这种情况下，医护人员需要采用温和而尊重的方式，逐步引导患者打开心扉，愿意分享更多的信息，同时避免触发患者的逆反心理或情感痛苦。

以下是一些有助于进行敏感性探索的方法：

1．逐步深入：医护人员可以逐步深入讨论敏感话题，从相对轻松和不那么令人不安的话题开始，然后逐渐引导患者探讨更具挑战性的内容。这有助于患者逐渐适应和建立信任。

2．使用开放性问题：开放性问题可以激发患者思考和自我反省。医护人员可以使用开放性问题，鼓励患者分享他们的感受、想法和经历，而不是直接提出敏感问题。

3．尊重患者的节奏：不要强迫患者谈论他们不愿意谈论的话题。尊重患者的节奏和意愿，让他们感到在叙述中有掌控权。

4．提供支持和安全感：在进行敏感性探索时，医护人员要时刻提供支持和安全感。患者需要知道他们的叙述不会受到负面评价，而且他们可以随时停止谈论。

5．关注非言语信号：除了言语，还要关注患者的非言语信号，如肢体语言、表情和声音变化。这些信号可以提供有关患者情感状态的重要线索，有助于调整探讨的方向。

通过敏感性探索，医护人员可以更有效地引导患者讨论重要但可能令人不安的话题，同时维护了患者的心理安全和舒适感。这种方法有助于叙事治疗的进展，促进了患者的自我认知和康复。

（五）提供支持和鼓励

提供支持和鼓励在叙事治疗中是至关重要的。患者可能会因为情感上的断裂或痛苦而感到沮丧或无法表达自己的感受。在这种情况下，医护人员的支持和鼓励可以帮助患者逐渐克服困难，表达内心的情感和体验。

以下是一些提供支持和鼓励的方法：

1. 表达理解：医护人员可以通过表达对患者感受的理解来建立共鸣。这种理解可以让患者感到自己的情感受到尊重和认可。

2. 提供情感安全：患者需要知道他们可以在叙述中表达各种情感，而不会受到批评或否定。医护人员应该营造一个情感安全的环境，让患者敢于表露内心的情感。

3. 鼓励自我表达：医护人员可以鼓励患者自由表达自己的感受，不要害怕或羞于启齿。鼓励患者使用自己的语言来描述情感，而不是过于干预或解释。

4. 引导情感释放：有时患者可能需要一些引导来释放被压抑的情感。医护人员可以提供各种方法，如深呼吸、冥想或身体运动，帮助患者放松身心，表达情感。

5. 长期支持：情感处理是一个长期的过程，医护人员应该为患者提供持续的支持和鼓励，帮助他们逐渐克服情感上的困扰。

通过提供支持和鼓励，医护人员可以帮助患者更好地处理情感，促进情感的释放和康复。这种支持有助于叙事治疗的成功，让患者更好地理解和应对自己的情感挑战。

（六）情感表达

医护人员可以自己分享一些情感体验，让患者感受到医护人员也是有情感共鸣的人，这有助于打破情感上的隔阂。

（七）利用其他媒介

有时患者可能更愿意通过绘画、写作、音乐等方式来表达自己，医护人员可以鼓励他们利用这些媒介进行叙事。

（八）逐步恢复叙事

当患者遇到难以表达的情绪或记忆时，医护人员可以尝试让患者从更轻松的话题开始，逐渐引导他们恢复叙事的连贯性。

（九）寻求专业帮助

如果患者的叙事闭锁或断裂较为严重，可能需要借助心理专业人士的帮助，以进行更深层次的情感和心理疏导。

处理叙事闭锁和断裂需要敏感性、耐心和细心。医护人员应该根据每位患者的状况和需要，采取适当的策略，帮助他们克服障碍，重新建立起连贯的叙事，从而实现更有效的医患沟通和治疗效果。

二、重建叙事连续性的挑战与机遇

重建叙事连续性是一项既充满挑战又充满机遇的任务，尤其对于那些经历过创伤、困扰或挑战的患者而言。以下是在此过程中可能会面临的挑战以及可能带来的机遇：

（一）挑战的种类

临床叙事过程中，医护人员可能会遇到一些患者，他们因为过去痛苦的情感经历而回避叙事，导致叙事闭锁。这种情况可能是由于患者害怕重新体验那些情感，或者他们可能对自己的情感感到困扰、封锁，不愿意面对。

1. 情感抵触：患者可能由于创伤或痛苦的经历而对叙事产生抵触情感。他们可能不愿意回顾过去，或者觉得难以面对某些情感。

2. 记忆断片：在一些情况下，患者可能经历记忆的断片或混乱，使他们难以构建连贯的叙事线索。

3. 情感封锁：某些患者可能出于自我保护的目的，封锁了与特定经历相关的情感。这可能导致他们在叙事中遗漏重要的情感内容。

4. 难以表达：有些患者可能找不到合适的方式来表达他们的情感和经历。他们可能感到词不达意或无法用语言准确表达内心。

（二）机遇的种类

1. 情感调适：通过重建叙事连续性，患者有机会重新审视过去的经历，并从中获得情感调适。他们可以逐渐面对和处理过去的情感，达到心理解脱的效果。

2. 自我理解：重建叙事连续性可以帮助患者更深入地理解自己的经历和情感。这有助于他们对自己的生命故事有更清晰的认识，从而更好地面对未来。

3. 自我接受：通过重新构建叙事，患者有机会接受自己过去的经历和情感。这可以减轻自我否定和自我指责，促进更积极的自我认同。

4. 康复推动：重建叙事连续性可以激发患者更积极地投入康复过程。他们可能会因为看到自己从困境中走出来的过程而更有信心和动力。

医护人员在面对重建叙事连续性的挑战时，需要采取适当的方法和策略，如渐进式叙述、心理支持等，来帮助患者逐步恢复叙事的连贯性。同时，他们也要意识到重建叙事连续性所带来的机遇，可以促进患者的情感调适、自我理解和康复。

（三）建立新叙事结构的机遇

处理叙事断裂不仅是挑战，也是一个充满机遇的过程。通过重新审视并处理断裂的叙事，患者有机会从中获得心理成长，重塑自己的生命故事，以更积极、健康的方式面对未来的挑战。

1. 重新赋予意义：在面对叙事断裂的经历时，患者可能感到困惑和失落。通过与医护人员的合作，他们有机会重新审视自己的经历，赋予新的意义和解释。这有助于他们重新建立叙事的连贯性，将过去的经历纳入更大的生命故事中。

2. 自我探索与发现：处理叙事断裂的过程是一个自我探索的过程，患者有机会深入思考自己的价值观、信仰、愿望等，从而更好地了解自己。这种自我认知的提升可以为他们建立新的叙事提供基础。

3. 情感调适：通过重新审视叙事，患者可以逐步处理之前未能表达的情感，实现情感调适。这有助于减轻情感压力，提升心理健康。

4. 启发积极行动：处理叙事断裂后，患者可以从中汲取力量，启发积极的行动。他们可以根据重新构建的叙事结构，制订更积极的生活目标和计划，从而朝着更健康、有意义的生活前进。

5. 增强抗逆力：经历叙事断裂的过程使患者变得更为坚韧，增强了他们面对逆境的能力。这种抗逆力将在未来的生活中发挥重要作用，帮助他们更好地应对挑战和压力。

通过重建叙事连续性，患者有机会在情感、认知和行为层面上获得积极的成长和变革。这一过程不仅帮助他们更好地理解自己的故事，还为他们构建积极健康的未来提供了宝贵的机遇。医护人员的专业指导和支持在这个过程中起到至关重要的作用，帮助患者走出叙事断裂，走向心理成长的道路。

（四）跨越文化和社会障碍的机遇

1. 文化敏感性：处理不同文化和社会背景的患者可以提高医护人员的文化敏感性。他们可以学习尊重和理解不同文化的叙事方式，从而更好地与患者合作，帮助他们恢复叙事连续性。

2. 启发跨文化理解：处理来自不同文化背景的患者的叙事断裂可以启发医护人员和其他患者对跨文化理解和尊重的重要性有更深刻的认识。这有助于创造更包容和尊重的医疗环境。

在处理叙事闭锁和断裂时，医护人员需要敏感地考虑文化和社会因素，以确保患者能够充分表达和理解自己的经历和情感。通过尊重文化差异、创造安全空间，医护人员要克服这些挑战，为患者提供更有效的叙事连续性恢复。

（五）建立支持网络与情感共鸣的机遇

重建叙事连续性的过程中，不仅是患者与医护人员之间的联系，还可以在支持网络和情感共鸣中找到机遇。这种支持网络的建立可以为患者提供情感支持和共鸣，从而有助于他们更好地处理叙事断裂，重新建立起叙事的连续性。

1. 情感共鸣的建立

（1）分享类似经历：医护人员可以通过分享类似的叙事或经历，与患者建立情感共鸣。这让患者感受到他们不是孤独的，有人理解和经历了类似的情感和挑战。

（2）链接有类似经历的人：医护人员可以将患者引导到支持小组、康复团体或在线平台，与其他有类似经历的人进行交流。这种联系可以让患者在情感上找到共鸣，从而减轻孤独感和焦虑。

2. 支持网络的建立

（1）康复团体：医疗机构可以组织康复团体，让患者有机会分享他们的叙事，听取其他人的经验，获得情感支持。这种团体环境可以促进情感共鸣，帮助患者建立新的叙事连续性。

（2）在线社区：在线社区和论坛为患者提供了与其他人分享叙事的平台。患者可以匿名分享，与全球范围内有类似经历的人互相支持，找到情感共鸣。

通过建立支持网络和情感共鸣，患者可以感受到更多的情感支持和理解，从而更有动力去处理叙事断裂，恢复叙事连续性。医护人员的角色不仅是引导，还可以成为连接患者与支持网络的桥梁，促进患者在康复过程中获得更全面的支持。

叙事案例：

患者：李花（化名），一位45岁的女性，因长期的焦虑和情感问题而寻求心理治疗。

李花一开始在治疗中表现出非常紧张和抵抗，她总是避免深入谈论自己的情感和过去经历。她将自己封闭在情感的壁垒后面，似乎害怕面对自己内心的情感和痛苦。

治疗师采用了叙事闭锁策略，以帮助李花打破情感的封闭，并建立更好的沟通。以下是策略的一些关键步骤：

建立信任和安全感：治疗师首先致力于建立与李花的信任关系。她确保李花知道治疗室是一个安全、私密的地方，她可以在这里自由表达自己而不受评判。

倾听和提问：治疗师倾听李花的叙述，不打断，不做评判。她使用开放性问题，鼓励李花分享她的想法和情感。例如，治疗师问道："你是否曾经感到过内心的不安或压抑？"

反射性表达：治疗师使用反射性表达技巧，将李花的叙述内容进行总结和概括，以确保她正确理解。这有助于李花感受到自己被理解和尊重。

敏感性探索：当李花避免某些话题时，治疗师以敏感的方式进行探索。她不强迫李花讨论她不愿意分享的内容，而是渐进式地引导她逐步打开心扉。

提供支持和鼓励：治疗师在面对李花的情感闭锁时，表达理解和支持。她强调情感的处理是一个渐进的过程，鼓励李花逐渐表达自己的情感。

随着治疗的进行，李花逐渐打破了情感的封闭，开始更开放地分享自己的情感和经历。她意识到自己内心的困扰，并开始积极应对。治疗师的叙事闭锁策略帮助李花建立了更强大的自我认知，提高了她的自尊和自信，为治疗的成功铺平了道路。这个案例突显了在临床叙事中，如何运用叙事闭锁策略来帮助患者克服情感的闭锁和困难，建立更好的医患关系，促进治疗的进展。

结语

在临床实践中，临床叙事闭锁和断裂是医护人员常常面临的复杂情况。处理这些情况不仅需要专业的知识和技能，还需要敏感的情感洞察力和人际沟通能力。本章探讨了处理叙事闭锁和断裂的策略，以及其中的挑战与机遇。

在处理叙事闭锁和断裂时，医护人员需要采用多种策略，如倾听与共鸣、渐进式叙述等，来帮助患者重新恢复叙事连续性。这些策略不仅可以帮助患者表达和理解自己的情感和经历，还可以促进情感调适、康复和心理成长。

处理叙事闭锁和断裂并非易事，其中存在诸多挑战。患者可能因情绪压抑、文化差异等原因而回避叙事，而医护人员需要耐心引导和支持。同时，这个过程也是一个机遇，患者有机会通过重新审视自己的经历，建立新的叙事结构，实现心理成长和应对未来挑战。

重建叙事连续性不仅是医护人员的责任，还需要社会各界的支持和理解。文化和社会因素可能影响叙事的表达和理解，医护人员需要尊重患者的背景，帮助他们跨越障碍，恢复叙事的连续性。

最后，通过建立支持网络和情感共鸣，患者可以得到更全面的情感支持和理解。这种连接不仅能够帮助患者处理叙事闭锁和断裂，还可以在康复过程中为他们提供更多的力量和勇气。

总而言之，临床叙事闭锁和断裂是一个需要医护人员综合应对的领域，而在这个过程中，不仅能够帮助患者恢复叙事的连续性，还能够实现情感调适和心理成长，让患者走向更健康和积极的未来。

第十六章　临床叙事生态系统

➢ 学习目标

◆ 掌握

构建支持性的叙事生态系统的重要性，包括患者参与与自主权，以及医护人员的情感共鸣与关怀。

◆ 了解

叙事生态系统对医疗团队的影响，包括团队合作与信息共享的增强，医疗决策的综合性考量，个体化治疗与健康结果的改进，以及创造性创新与改进的机会。

临床叙事不仅仅是医患之间的交流工具，它还在更广阔的范围内构建了一个复杂而有影响力的生态系统。这个生态系统涵盖了医护人员、患者、家庭成员、社会环境以及医疗机构等各个要素，它们相互作用、相互影响，共同构成了一个支持、促进和影响临床叙事的多维度网络。本章将深入探讨临床叙事生态系统的各个要素以及它们之间的相互作用，以期更好地理解叙事在医疗领域的综合影响和重要价值。

一、构建支持性的叙事生态系统

在医疗领域，叙事不仅仅是信息传递的工具，它构建了一个复杂的生态系统，涵盖了多个参与者和环境要素。这个生态系统不仅影响着患者的体验和康复，还在整体上塑造了医疗实践的环境和文化。构建一个支持性的叙事生态系统，可以为患者和医护人员创造更积极、更有意义的互动，促进更好的医疗结果和更高质量的医疗服务。

在这个生态系统中，首要的参与者是医护人员。他们扮演着叙事的引导者和塑造者的角色，通过有效的叙事实践，能够在患者心中种下希望的种子，增强康复信心，传递关怀和理解。同时，医护人员也需要在叙事中展示尊重、同理心和专业素养，以确保叙事生态系统的健康运作。

患者作为叙事生态系统的核心，通过分享自己的故事和经历，不仅可以获得情感支持，还能够建立起与医护人员和其他患者的紧密联系。他们的积极参与和情感共鸣将进一步丰富整个生态系统的内容和价值。

家庭和社会环境也是叙事生态系统的一部分。家庭支持和社会支持可以加强患者的康复过程，使其在叙事中感受到更多的情感共鸣和关怀。医疗机构的文化和氛围也将直接影响叙事的传递方式和效果，一个鼓励开放交流和共享故事的机构文化将有助于形成更加健康的叙事生态系统。

因此，构建支持性的叙事生态系统需要医护人员、患者、家属和社会环境之间的紧密合作和协调。通过共同努力，可以打造一个鼓励情感表达、信息交流和共鸣的环境，为医疗实践带来更大的价值和意义。在本章中，我们将深入探讨各个参与者在叙事生态系统中的角色和作用，以及如何优化这个系统，以实现更好的医疗结果和体验。

（一）患者参与与自主权

在支持性的叙事生态系统中，患者的参与和自主权被视为至关重要的因素。患者应该被赋予在叙事过程中表达自己的情感、需求和疑虑的权利，这有助于建立一个平等和尊重的叙事关系。医护人员在这一过程中充当着引导者和支持者的角色，他们应该创造一个安全、开放的环境，鼓励患者敞开心扉，分享他们的故事和感受。

患者参与叙事不仅是为了表达自己，也是为了更好地参与医疗决策和康复过程。医护人员应该倾听患者的意见和需求，将他们的意见纳入治疗计划中。患者的自主权应该得到尊重，他们有权参与关于治疗选择、药物管理以及康复计划的决策。这不仅有助于患者更好地掌握自己的健康状况，还可以增强他们的信心和责任感。

在支持性的叙事生态系统中，患者参与也是一种情感共鸣的体现。当患者感受到医护人员的真诚关心和理解时，他们更愿意分享自己的故事，与医护人员建立起亲近的关系。这种情感共鸣可以促进患者的情感调适，减轻他们在康复过程中的孤独感和焦虑感。

因此，患者的参与权和自主权是构建支持性的叙事生态系统的基石之一。医护人员应该创造条件，使患者能够自由地表达自己，在叙事中找到情感支持和情感共鸣，同时也在医疗决策中发挥积极的作用，实现更好的医疗结果和体验。

（二）医护人员的情感共鸣与关怀

在支持性的叙事生态系统中，医护人员是连接患者和医疗环境的桥梁，他们的情感共鸣与关怀对于建立深入的情感联系至关重要。情感共鸣是指医护人员能够真切地理解和感受患者的情感和经历，与他们产生共鸣，从而建立起亲近和信任的关系。

在叙事过程中，医护人员的情感共鸣可以让患者感受到被理解和关心，从而愿意更加开放地分享自己的故事和感受。通过倾听和共鸣，医护人员能够更好地了解患者的需求和情感状态，从而更准确地提供个性化的医疗和康复建议。情感共鸣还可以减轻患者的孤独感和焦虑感，让他们感受到在治疗过程中的陪伴和支持。

关怀是另一个重要的方面，它超越了医疗的技术性，关注患者的整体健康和生活质量。医护人员不仅要关心患者的身体状况，还要关心他们的情感状态、社交需求和心理健康。通过表现出真诚的关怀，医护人员可以让患者感受到被重视和尊重，从而促进情感交流和康复效果。

在支持性的叙事生态系统中，医护人员的情感共鸣与关怀相互交织，共同构建了一个温暖和关爱的环境。这种环境不仅可以提升患者的医疗体验，还可以促进患者更好地应对疾病，实现身心的健康与平衡。因此，医护人员的情感共鸣与关怀在叙事生态系统中具有重要作用，为患者提供全面的支持和照顾。

二、叙事生态系统对医疗团队的影响

叙事生态系统对医疗团队的影响十分广泛，它渗透于医疗团队的各个方面，从促进团队协作的紧密性到提升医疗决策的智慧性，无不展现其深远的价值。在这个综合性的生态系统中，医疗团队、患者、家属以及社会环境交织成一个紧密联系的网络，共同构建起了一个有益的叙事生态。

叙事生态系统在促进团队合作和协作方面发挥着重要作用。通过叙事交流，医疗团队成员得以更深入地了解患者的个性化需求和情感体验，从而形成更加精准的医疗方案。团队成员之间的叙事互动促进了信息的共享与传递，增强了协作的紧密性，有助于更高效地为患者提供医疗服务。

叙事生态系统对医疗决策的改善产生着积极影响。医护人员通过与患者及其家属的叙事互动，获取更多关于患者背景和情感状态的信息。这使得医疗决策更加准确、更符合患者的期望和需求，提升了治疗的成功率和患者满意度。

叙事生态系统也为医疗团队的专业发展和学习创造了宝贵的机会。在与患者互动的过程中，医护人员积累了丰富的临床经验，分享了各种案例和教训，从而相互学习，提升专业水平。这种知识交流促使团队成员不断发展和创新，使医疗团队保持在不断变化的医学领域中的竞争力。

总的来说，叙事生态系统对医疗团队的影响是多方位、多层次的。它不仅使团队协作更加紧密，医疗决策更加精准，还为医护人员的专业发展提供了新的动力。这种全方位的影响进一步强调了叙事在医疗实践中的重要性和价值。

（一）团队合作与信息共享

叙事生态系统在促进医疗团队的合作和信息共享方面发挥了关键作用。在这个生态系统中，医护人员、患者以及家属共同构成了一个紧密联系的网络，通过叙事交流实现了信息的传递和共享，从而推动了团队的合作与协作。

通过叙事交流，医护人员能够共同理解患者的个性化需求和情感体验。不同成员通过分享病例、故事以及治疗经验，从多个角度审视患者的情况，进而制订出更为综合性的治疗计划。医疗团队成员在叙事生态系统中汇集各自的专业知识和经验，形成了一个合作性强、协同效应明显的工作氛围。

信息共享在医疗团队的协作中具有重要意义。通过叙事，医护人员能够及时了解患者的病史、症状以及情感状态，避免信息断层和误解，从而更好地为患者提供个性化的医疗服务。不同专业背景的医疗团队成员在叙事交流中互相补充，形成了一个整体优势，从而更好地满足患者的需求。

总的来说，叙事生态系统通过促进团队合作和信息共享，使医疗团队的工作更加协同高效，提升了团队的整体素质和患者满意度。这种共同合作的方式在医疗实践中具有重要的意义，进一步凸显了叙事在医疗领域中的价值和作用。

（二）医疗决策的综合性考量

在叙事生态系统的框架下，医疗决策呈现出更加综合性和人性化的特点。医护人员通过叙事与患者深入互动，从而更全面地理解患者的病情、需求和期望，将这些因素纳入医疗决策的考量范畴。这种综合性的医疗决策方式，超越了简单的临床指标，更注重患者的整体健康和个体差异。

在叙事生态系统中，医护人员通过与患者共同探讨治疗选项，能够更好地了解患者的价值观、生活方式以及情感体验。这些信息在医疗决策中扮演着重要角色，帮助医护人员权衡各种治疗方案的利弊，选取最适合患者个体需求的方法。患者的意愿和参与被更加重视，从而使医疗决策更加贴近患者的期望，提高了患者对治疗方案的接受度。

传统上，医疗决策可能更加侧重于生物医学的因素，但在叙事生态系统中，情感、心理和社会因素同样得到了关注。医护人员通过与患者的情感共鸣和信息共享，能够更好地理解患者在疾病中所经历的种种，从而更加准确地预测患者可能的反应和需求。这种深入的理解为医疗决策提供了更多的信息支持，有助于制订出更为个性化和符合患者意愿的治疗方案。

因此，叙事生态系统不仅提升了医疗决策的综合性，也在医护人员与患者之间建立了更为紧密的联系。通过综合考量患者的情感、价值观和生活背景，医疗决策更加贴近患者的实际需求，为他们提供更优质的医疗服务。

（三）个体化治疗与健康结果

在叙事生态系统的框架下，个体化治疗成为可能，医护人员能够更深入地了解每位患者的特点和需求，从而制订出更为精准的治疗方案。个体化治疗注重考虑患者的整体情况，包括疾病状态、生活方式、心理和情感体验等多个方面，以便为每位患者量身定制最适合的治疗策略。

通过叙事与患者的互动，医护人员可以更详细地了解患者的生活背景、日常习惯、家庭和社会环境等因素。这些信息对于个体化治疗的制订至关重要。例如，如果一位患者因家庭生活压力而难以坚持规律的治疗计划，医护人员可以通过叙事引导，找到解决方案，帮助患者更好地融入治疗过程。

个体化治疗不仅可以提升治疗效果，还有助于改善患者的健康结果。由于每位患者的情况都有所不同，因此通用性的治疗方案可能无法完全适应每个人的需求。通过叙事生态系统，医护人员能够更加细致地分析患者的情况，制订更加精准的治疗计划，从而提高治疗的成功率和效果。

个体化治疗还可以增强患者对治疗的依从性。当患者感受到医护人员的关心和对其独特需求的重视时，他们更有可能积极参与治疗并遵循医嘱。这种积极参与有助于加速康复过程，减轻症状，提升生活质量。

因此，叙事生态系统为个体化治疗提供了有力支持，有助于医护人员更好地理解患者，制订出更加贴合其需求的治疗方案，从而促进患者的健康结果的提升。

（四）创造性创新与改进

叙事生态系统在医疗团队中催生了创造性的创新与改进，从而持续提升医疗服务的质量、效率和人性化程度。通过叙事交流，医护人员可以更深入地了解患者的需求、痛点以及他们在医疗过程中可能遇到的挑战。

医疗团队在叙事生态系统中有机会与患者密切互动，听取他们的反馈和建议。这些反馈可以直接指引团队进行创新和改进。例如，通过患者的叙述，团队可能发现某个治疗方案存在不便之处，或是患者在信息获取方面存在困难。基于这些发现，医疗团队可以提出改进方案，优化治疗计划，提升患者体验。

另一方面，叙事生态系统鼓励医疗团队从多个维度思考问题，寻求创新的解决方案。团队可以从患者的角度出发，思考如何更好地满足他们的需求。这可能涉及到改进信息传递方式、优化治疗计划的个性化，甚至是探索新的技术应用，如虚拟现实或远程医疗。

在叙事生态系统中，创新不仅限于医疗技术方面，还包括医患关系的建立和沟通方式的改进。医疗团队可以思考如何更好地与患者进行情感共鸣，如何提供更温馨的医疗环境，以及如何提供更贴心的康复支持。

综上所述，叙事生态系统为医疗团队带来了创造性的创新与改进机遇。通过深入了解患者的经历和需求，团队可以发现问题、提出解决方案，并不断优化医疗服务，以更好地满足患者的期望，提升整体医疗体验。

结语

在临床叙事生态系统的探讨中，我们深入探究了叙事在医疗环境中的多重层面应用。从建立尊重隐私的叙事礼仪，到运用叙事干预促进患者康复，再到构建支持性的叙事生态系统，每一章都呈现了叙事在医疗实践中的重要性和多样性。

临床叙事不仅是信息的传递，更是情感的表达，是医患情感连接的桥梁。通过尊重隐私、倾听共鸣，医护人员可以创造出更温暖、关怀的医疗环境。而在叙事干预中，叙事的力量不仅可以激发患者动力，更能帮助他们重新审视自己的经历，实现情感调适与康复。最后，构建支持性的叙事生态系统则将医患叙事融入更广阔的社会与人际网络，促进医疗团队合作与创新，实现个体化的治疗与健康结果。

通过对临床叙事的深入探讨，我们不仅拓宽了医疗实践的视野，更为医护人员提供了更多策略与工具，可以更好地与患者互动、理解和支持他们的需求。叙事的力量在医疗领域发挥着不可替代的作用，无论是促进沟通、增进信任，还是影响情感与行为。随着医疗科技与人文关怀的融合，叙事将继续在医疗领域中翻开新的篇章，为医患关系和医疗质量带来积极的影响。

在未来的实践中，我们应当不断拓展自己的叙事技能，以更加敏感、尊重的态度与患者互动。同时，我们也要深入思考叙事在医疗体系中的应用，如何更好地将叙事融入团队合作与治疗决策中，从而实现更优质、人性化的医疗服务。让我们共同迈向一个更加充满关怀、支持和连贯的医疗世界。

第十七章　临床叙事管理

> ➤ 学习目标

◆ 掌握

管理与指导临床叙事实践的方法，包括制订叙事实践指南，培训与持续教育，以及监测与评估。

◆ 了解

如何推动叙事文化在医疗组织中的融入，包括领导力的重要作用，建立叙事交流平台，创造支持性环境，以及倡导共鸣与关怀的策略。

在临床实践中，临床叙事的应用已经被广泛认可为一种有效的沟通和治疗工具。随着叙事在医疗领域中的日益重要，需要对叙事进行有效的管理和运用，以确保其最大化的效益。第十七章将探讨临床叙事管理的重要性以及如何有效地将叙事纳入医疗实践中，以提升医疗团队的协作、优化治疗过程，并提高患者的体验和健康结果。

叙事管理涵盖了从叙事的收集和整理，到叙事的存储和分享的各个环节。这一章将探讨如何有效地收集患者的叙事信息，如何在医疗团队中分享和讨论这些信息，以及如何运用技术手段来支持叙事的管理和应用。通过系统化的叙事管理，医护人员可以更好地理解患者的需求和情感，为制订个体化的治疗计划提供依据。

叙事管理还涉及隐私和伦理问题，以及如何确保患者信息的安全和保密。在数字化时代，叙事信息的管理也需要与信息技术的发展相结合，以确保数据的安全性和可用性。

本章将深入探讨临床叙事管理的各个方面，包括实际操作、伦理考量以及技术支持。通过有效的叙事管理，医疗团队可以更好地利用叙事的力量，为患者提供更优质的医疗服务，同时也为医护人员的工作提供更多的支持和指导。

一、管理与指导临床叙事实践

临床叙事实践的管理和指导是确保叙事护理在医疗环境中有效开展的关键。在医疗团队中引入管理措施和指导原则，可以促进叙事实践的质量和连续性。有效的管理可以确保叙事信息的收集、整理和分享得到高效的执行，从而提供更好的患者护理和医疗服务。

在临床叙事管理中，首要的是建立明确的流程和标准操作规范，以确保叙事实践的一致性和标准化。医疗团队应该制订详细的叙事收集流程，明确哪些信息需要收集，以及如何记录和整理这些信息。此外，管理措施还应包括叙事信息的保密与安全管理，以防止隐私泄露和数据安全问题。

指导原则是引导医护人员在叙事实践中正确运用的指导性准则。这些准则可以涵盖叙事的伦理原则、技巧和应用范围。例如，指导原则可以强调在叙事中尊重患者隐私，征得患者同意，避免过度干预等伦理问题。此外，指导原则还可以提供如何有效地引导患者叙述、如何在团队中分享叙事信息等实际技巧。

叙事管理还需要注重持续的培训和教育，以确保医护人员具备适当的叙事技能和意识。通过定期的培训，医疗团队可以了解最新的叙事理论和实践，不断提升叙事实践的水平。培训还可以加强医疗团队的共识，确保在实际操作中能够统一理念和标准。

综上所述，管理与指导临床叙事实践对于提升叙事护理的质量和效果至关重要。通过明确的流程、指导原则和持续培训，医疗团队可以更好地运用叙事在护理中，为患者提供更个性化、情感化的医疗体验。

（一）制订叙事实践指南

医疗机构可以制订叙事实践指南，这些指南旨在明确叙事护理的目标、内容、方法和原则，为医护人员提供明确的操作指导，帮助他们在实际工作中有效地运用叙事技巧。

叙事实践指南可以涵盖多个方面，首先是明确叙事的目标。这可以包括促进患者沟通、提升医患关系、支持患者情感表达等。通过明确叙事的目标，医护人员可以更好地理解叙事的价值，并在实践中有针对性地应用叙事技巧。

指南还可以详细描述叙事的内容和方法。例如，医疗机构可以提供具体的问题指引，帮助医护人员引导患者叙述特定方面的经历。此外，指南可以介绍有效的倾听技巧，如如何提问、如何展示共鸣等，以便医护人员更好地引导和支持患者的叙事过程。

叙事实践指南还应该包含伦理原则和隐私保护方面的内容。医疗机构可以强调在叙事过程中尊重患者的隐私权，确保患者的故事得到保密处理。指南还可以提醒医护人员避免偏见和判断，确保叙事过程的公正和客观。

制订叙事实践指南不仅有助于医护人员掌握叙事技巧，还可以促进医疗团队的共识和标准化。医疗机构可以通过培训和教育，确保所有医护人员都熟悉并遵循这些指南。这将有助于提升叙事护理的质量和连续性，为患者提供更好的医疗体验。

（二）培训与持续教育

为医护人员提供关于叙事护理的培训与持续教育是管理临床叙事实践的重要手段。在不断发展的医疗环境中，通过培训和教育，医护人员可以掌握更新的叙事技巧和知识，提高他们的叙事素养，从而在实践中更加自信和有效地应用。

培训课程可以涵盖叙事的基本原则、技巧、伦理标准等内容。医护人员可以学习如何引导患者分享他们的经历、倾听并回应患者的情感，以及如何在叙事中创造情感共鸣等。培训还可以探讨不同情境下的叙事应用，如临床护理、康复、心理辅导等领域。

持续教育对于保持医护人员的叙事技能和素养至关重要。医疗领域不断发展，新的叙事研究和实践经验不断涌现。通过定期的培训和学习，医护人员可以了解最新的叙事理论和应用，将其运用到实际工作中，不断提升叙事护理的水平。

医疗机构可以与专业培训机构合作，开发定制化的叙事培训课程。这些课程可以结合实际案例和角色扮演，让医护人员在模拟的情境中练习叙事技巧。此外，通过讨论和分享实际经验，医护人员可以相互学习，拓展叙事应用的思路。

通过培训和持续教育，医护人员可以不断提升叙事护理的质量和水平，为患者提供更加细致入微的关怀和支持，同时也增强医疗团队的整体协作和专业素养。

（三）监测与评估

医疗机构可以建立有效的监测和评估机制，以定期评估叙事护理的实施效果和影响。这样的机制可以为医疗团队提供关键信息，帮助他们了解叙事实践的成效，并根据实际情况进行调整和改进。

监测与评估可以通过多种方式进行，包括定期的问卷调查、面对面的访谈、小组讨论等。患者和医护人员可以被邀请参与，分享他们的叙事护理经验和看法。这些反馈意见可以帮助医疗团队了解叙事护理在实际应用中的效果，是否达到了预期的目标。

监测与评估不仅可以了解叙事护理的影响，还可以发现问题和改进的机会。如果发现一些患者或医护人员在叙事过程中遇到困难，医疗团队可以针对性地提供支持和培训，帮助他们克服障碍。此外，评估还可以帮助医疗机构持续改进叙事护理的指导方针、培训课程和资源，以确保叙事护理的质量和效果得到不断提升。

通过建立有效的监测与评估机制，医疗机构可以不断优化叙事护理的实施过程，保证患者获得最佳的护理体验和健康结果。这也有助于加强医疗团队的专业发展，使叙事护理在医疗环境中发挥更大的作用。

二、推动叙事文化在医疗组织中的融入

将叙事文化融入医疗组织是建立一个支持性叙事环境的重要步骤，也是临床叙事实践管理的核心内容。在医疗环境中营造鼓励叙事交流的氛围，可以极大地改善医患关系、提升医疗体验，并为医疗组织带来更加人性化和温暖的形象。

推动叙事文化的融入需要医疗领导层的支持和承诺。医疗机构的管理者和领导者可以在政策和指导方针中明确强调叙事的重要性，并为医护人员提供资源和培训，以帮助他们有效运用叙事技巧。领导层的倡导可以为整个医疗团队树立起重视叙事的导向，促使叙事文化在组织中得以融入。

医疗组织可以通过建立叙事交流平台来支持叙事文化的融入。这可以是内部

的社交媒体平台、定期举办的叙事研讨会，或是在医疗记录中加入叙事元素等。这些平台可以促进医护人员之间的交流和学习，同时也让患者有机会分享他们的经历和感受。这样的平台有助于将叙事从个体实践推广到整个医疗团队，形成一个共同支持叙事文化的生态系统。

医疗组织可以通过认可和奖励优秀的叙事实践，来进一步强化叙事文化的融入。例如，可以设立叙事奖项，表彰在临床叙事中表现出色的医护人员。这不仅可以鼓励医护人员更积极地参与叙事实践，还可以向整个医疗组织传递叙事文化的重要价值。

综上所述，推动叙事文化在医疗组织中的融入是促进叙事实践管理的重要一环。通过领导层的支持、建立交流平台以及奖励优秀实践，医疗组织可以创造一个支持性的叙事环境，从而提升医疗体验、加强医疗团队合作，为患者提供更加综合和人性化的护理。

（一）领导力的重要作用

在医疗组织中，领导层的作用至关重要，特别是在推动叙事文化的融入方面。领导者不仅需要在决策层面支持叙事实践，更应以身作则，成为叙事文化的倡导者和榜样。他们的领导力可以在多个层面影响叙事的传播和应用。

领导者可以通过自身的行为和言辞强调叙事护理的重要性。他们可以在会议中分享叙事经验，讲述与患者互动的故事，以此传达叙事的积极影响。这样的行为可以激发医护人员对叙事的兴趣，让他们认识到叙事不仅是一种技巧，更是一种关怀和沟通方式。

领导者可以为医护人员树立榜样，展示积极的叙事实践。当领导者本身能够巧妙地运用叙事技巧，与患者建立情感联系，其他医护人员也会受到鼓舞，愿意投入更多的精力和时间来提升自己的叙事能力。领导者的示范效应有助于在医疗团队中形成叙事实践的正向循环。

领导者还可以为叙事文化的融入提供资源和支持。他们可以确保医护人员接受关于叙事护理的培训与持续教育，以提升他们的叙事素养。领导层可以支持建立叙事交流平台，鼓励医护人员分享叙事经验和成功案例，促进医疗团队之间的互动和学习。

综上所述，领导力在推动叙事文化融入医疗组织中的过程中发挥着重要作用。领导者的倡导、示范和资源支持可以激发医护人员的积极性，促使叙事实践得以广泛应用，从而为患者提供更优质的护理体验。

（二）建立叙事交流平台

为了推动叙事文化在医疗组织中的融入，建立叙事交流平台是一项至关重要的举措。这些平台旨在为医护人员和患者提供一个共享叙事的空间，促进情感交流、经验分享和知识传递。

定期的病例讨论会可以成为医护人员分享叙事经验和学术知识的重要场所。在这些会议上，医护人员可以分享医疗过程中的难题与突破，借此展示叙事在临床实践中的应用。这不仅有助于医疗团队共同探讨和解决问题，还能够促进团队合作和跨学科交流。

医疗组织可以举办病患分享会，让患者有机会分享自己的康复历程和心路历程。这种分享可以为其他患者提供希望和启示，同时也能够让医护人员更深入地了解患者的需求和体验。通过患者分享会，医疗团队可以更加关注患者的情感和心理健康，为他们提供更全面的护理支持。

线上社交媒体平台也可以成为叙事交流的重要渠道。医疗组织可以在社交媒体上建立专门的页面或群组，让医护人员、患者和家属可以在虚拟空间中分享叙事、交流经验。这种互动方式不受地域限制，可以促进跨地区和跨文化的叙事交流。

综上所述，建立叙事交流平台是推动叙事文化融入医疗组织的重要手段。通过这些平台，医护人员和患者可以互相借鉴、学习，共同创造一个充满情感共鸣和知识传递的叙事生态系统。

（三）创造支持性环境

在推动叙事文化融入医疗组织的过程中，创造一个支持性的环境是至关重要的。这个环境可以通过改善医疗环境和设施，以及积极营造人性化的氛围来实现。

医疗组织可以通过提升医院的装修和布局，创造一个更加温馨和舒适的就诊环境。在等候区域、病房内部等地方可以展示患者的叙事和反馈，以及医护人员的经验和关怀。这不仅可以让患者感受到医疗团队的关注和支持，也能够激发医护人员的情感共鸣，提醒他们始终关注患者的个体需求。

医疗组织可以在医院内部设立专门的叙事角落或展示区域，展示患者的成功康复故事、医护人员的情感体验以及团队合作的案例。这种展示不仅能够激发医护人员的工作动力，还能够激发患者的希望和信心，为他们的康复旅程提供积极的影响。

此外，医疗组织可以鼓励医护人员在工作中运用叙事技巧，与患者建立更紧密的情感联系。例如，在医疗过程中适时地借用一些患者的叙述，展示医护人员对患者的关心和了解，从而增强患者的信任感和满意度。

综上所述，创造一个支持性的环境是推动叙事文化融入医疗组织的关键策略之一。通过改善医疗环境、展示患者叙事以及鼓励医护人员积极应用叙事技巧，可以营造一个充满温情和人性关怀的医疗氛围，从而提升医疗体验和治疗效果。

（四）倡导共鸣与关怀

在将叙事文化融入医疗组织的过程中，倡导共鸣和关怀的价值观是不可或缺的。这意味着医护人员需要培养一种从患者角度出发的理解和关注态度，以更深入、更细致的方式对待患者的叙述和情感。

共鸣是建立在真诚关怀之上的关系，医护人员应该积极倾听患者的叙述，尊重他们的感受，并表达出理解和共鸣。这种共鸣不仅是一种情感共鸣，更是一种认知共鸣，能够理解和感受患者所经历的情感和挑战。通过共鸣，医护人员能够更好地与患者建立信任和情感联系，从而更有针对性地提供支持和关怀。

关怀是基于共鸣的实际行动。医护人员应该在实际工作中体现出关怀，通过积极的态度、耐心的倾听和个性化的服务，让患者感受到他们的重视和关注。关怀不仅体现在医疗过程中，还可以延伸到患者康复的整个过程中，包括康复后的跟进和关心。

倡导共鸣和关怀的价值观需要在医疗组织中得到全面的传播和强调。领导层可以通过榜样的力量，鼓励医护人员在工作中体现出共鸣和关怀。培训和教育也是必不可少的，通过培养叙事素养和沟通技巧，医护人员能够更有效地实践共鸣和关怀。

综上所述，倡导共鸣和关怀的价值观是推动叙事文化融入医疗组织的关键一步。通过真诚的共鸣和关怀，医疗团队能够建立更紧密的关系，提升医疗体验，促进患者的康复和健康。

结语

在临床叙事管理这一章中，我们深入探讨了如何管理和指导临床叙事实践，以及如何将叙事文化融入医疗组织中。通过制订叙事实践指南、提供培训与持续教育、监测与评估叙事实践效果，我们可以确保叙事护理在医疗环境中得以高效开展，提升叙事实践的质量和连续性。同时，将叙事文化融入医疗组织，通过领导力的发挥、建立叙事交流平台、创造支持性环境以及倡导共鸣与关怀的价值观，可以促进患者体验的改善、医疗团队协作的加强，创造出更加人性化和温暖的医疗环境。

临床叙事管理不仅是医护人员的责任，也是医疗组织领导者的使命。通过有效的管理和指导，医疗团队能够更好地应用叙事技巧，实现与患者更深入的情感交流和信息传递。而将叙事文化融入医疗组织，则能够从根本上改变医疗环境的氛围，使其更加人性化、关怀和温馨。

本章的内容强调了叙事在医疗领域中的重要性，并提供了一系列管理和推动叙事实践的方法和策略。无论是在患者与医护人员之间的沟通中，还是在医疗团队的协作中，叙事都能够发挥积极的作用。通过有效的叙事管理，我们可以更好地满足患者的需求，提升医疗服务的质量，同时也为医护人员提供更有意义和有价值的工作体验。

在未来的医疗实践中，我们应该继续探索如何更好地应用叙事技巧，如何构建更加支持性的叙事生态系统，以及如何让叙事文化成为医疗组织的一部分。通过不断地创新和实践，我们能够不断改进叙事实践，为患者提供更好的医疗体验，促进医疗领域的进步和发展。

第十八章　平行叙事病历

> ➤ 学习目标

◆ 掌握

平行叙事病历的特点与形式，包括多重叙事线索、情感与视角的多维度描绘，以及非线性阅读体验。

如何进行平行叙事病历阅读，包括多线索穿梭、角色情感追踪、信息拼凑与前瞻。

如何深度挖掘平行叙事病历的意蕴，包括叙事层次分析、情感符号解码，以及主题交汇与共鸣。

平行叙事病历的写作技巧，包括角色维度扩展、情节交错设置、信息平衡与透露。

◆ 了解

平行叙事病历的创新与应用领域，包括多媒体叙事、教育与社会话题探讨的潜力和意义。

文学世界常常以独特的方式挑战我们的思维，引发我们对故事的更深层次思考。而平行叙事病历文本，也就是我们常说的平行叙事病历，则是医疗特殊环境下文学创新的杰出代表。在这一章中，我们将进一步探索平行叙事病历文本，这种通过将多个独立叙事线索编织在一起的创新叙事形式。平行叙事病历文本不仅在阅读中激发了丰富的思考，还在创作中带来了无限的创新可能性。

平行叙事病历文本的魅力在于它打破了传统线性叙事的边界，为读者和创作者带来了全新的体验。通过多个叙事线索的巧妙交织，它呈现出一个错综复杂的叙事网络，使得阅读成为了一次深入的思维探索，而写作则变得更具挑战性和创意。让我们一同踏入这个充满多维度的叙事世界，探索其中的奥秘和魅力。

一、平行叙事病历的特点与形式：深入探索多线索叙事的魅力

平行叙事病历以多线索的特点和丰富的叙事形式，在文学创作中占据着独特的位置。在这里，我们将更深入地探讨平行叙事病历的特点与形式，揭示它为文学世界带来的创新和阅读体验的独特魅力。

（一）多重叙事线索：构建复杂世界的织锦

在平行叙事病历中，多重叙事线索的存在为故事创作提供了一种丰富的表达形式，将多个独立但相互交织的故事线索融合在一起，创造出一个富有层次和深度的叙事世界。在这里，我们将更深入地探讨多重叙事线索在平行叙事病历中的作用，以及它如何为故事增添复杂性与深度。

多重叙事线索是平行叙事病历的鲜明特点之一。通过在文本中引入多个独立的叙事线索，创作者实际上在一个作品中创造了多个故事，每个故事都有其自身的角色、时间和空间背景。这些独立的故事线索之间可能存在相互关联、交叉影响的关系，也可能有着共同的主题或中心思想。

这种多重叙事线索的结构为故事带来了复杂性和深度。每个叙事线索都有其独特的发展轨迹，每个角色都在其线索中经历着不同的成长和变化。这些线索之间的交织与连接，构成了一个立体的故事世界，使得故事更具有层次感。读者可以通过跳跃在不同线索之间，逐渐解开故事的谜团，发现隐藏在每个线索背后的故事精髓。

除了丰富故事的层次，多重叙事线索还为创作者提供了创作的自由度。创作者可以通过不同线索刻画不同的主题、情感或角色，将多个故事元素融合在一起。这种多元性和交织性使得故事更加丰富多样，能够触及不同层面的读者情感和兴趣。

综上所述，多重叙事线索是平行叙事病历的一大亮点。通过将多个独立但相互交织的故事线索融合在一起，创作者构建了一个充满层次和深度的叙事世界，为故事增添了复杂性与丰富性。这种创作手法丰富了文学作品的表达形式，也让

读者在阅读中体验到更多的惊喜和启发。

（二）情感与视角：多维度的情感共鸣与深度描绘

平行叙事病历的情感与视角的切换为故事带来了丰富性和深度，创作者能够在不同视角和情感中自由穿梭，以多维度方式呈现故事内容。在这里，我们将更深入地探讨情感与视角在平行叙事病历中的角色，以及它们如何丰富人物描绘和情感表达。

在平行叙事病历中，创作者可以在不同的视角之间灵活切换。每个叙事线索可能有不同的主人公、不同的叙述者，以及不同的观察角度。通过这种多维度的视角，创作者能够呈现出多个角度的故事内容，揭示每个角色的独特经历和感受。这种视角的多样性使得读者能够更全面地了解故事中发生的事情，感受到多个视角的交汇和碰撞。

情感的切换也是平行叙事病历的一大特色。不同叙事线索中的角色可能经历着不同的情感体验，如欢乐、挫折、爱恨等。通过切换不同情感，创作者能够更深入地描绘人物的内心世界，展现他们的情感变化和成长过程。读者可以感受到情感的共鸣，与角色的喜怒哀乐产生共鸣，从而更加投入故事情节中。

情感与视角的交织让故事变得更加丰满和引人入胜。读者可以在不同的视角中深入了解人物内心的冲突和渴望，体验到情感的多样性和变化。这种情感共鸣能够让读者与故事中的角色建立更紧密的联系，从而更深刻地感受到故事所传达的情感和主题。

综上所述，情感与视角的切换是平行叙事病历的一大亮点。通过在不同的视角和情感之间穿梭，创作者能够呈现出多维度的故事内容，深化人物描绘和情感表达。这种创作手法丰富了故事的情感层次，也为读者带来更加丰富和深刻的阅读体验。

（三）阅读体验：跳出线性限制的非凡之旅

平行叙事病历所带来的阅读体验是独具特色的，它打破了传统线性阅读的限制，为读者创造了一场非凡的阅读之旅。在这里，我们将更加深入地探讨平行叙事病历的阅读体验，包括自由穿梭、互动性和创造性思考等方面，揭示这种独特阅读方式的价值和吸引力。

平行叙事病历的阅读体验与传统的线性叙事截然不同。在传统叙事中，读者被引导沿着作者预设的路径前行,而在平行叙事病历中,读者可以根据自己的喜好和兴趣,自由地在不同的叙事线索之间穿梭。这种自由选择的阅读方式赋予了读者更多的主动权,让他们成为故事的探险者和决策者。

这种自由的阅读方式激发了读者更多的思考和想象。在跳跃穿梭的过程中,读者需要理解不同线索之间的关系来拼凑出信息,逐渐还原出故事的完整画面。这种思维的活跃性不仅提升了阅读的挑战性,也增强了读者的思维。同时,读者在不同线索中发现信息的过程也鼓励了他们的创造性思考,尝试预测故事的走向,体验到创作的乐趣。

互动性也是平行叙事病历阅读体验的一个重要组成部分。读者不再只是被动地接受故事,而是积极参与其中,选择不同的叙事线索,影响故事的展开。这种互动性增强了读者的参与感和投入感,使阅读变得更加生动有趣。

综上所述,平行叙事病历的阅读体验是一场跳脱线性限制的非凡之旅。自由穿梭、互动性和创造性思考赋予了读者更多的主动权和思考空间。这种独特的阅读方式不仅激发了读者的想象力和思维活力,也为阅读注入了新的活力和魅力。

总结起来,平行叙事病历以其多重叙事线索、情感与视角的切换以及独特的阅读体验,成为文学创作中的一颗明珠。通过多线索的交织,它不仅丰富了故事的层次和深度,还为读者带来了全新的阅读方式。平行叙事病历的特点与形式,正是文学领域中引人注目的创新之一。

二、平行叙事病历阅读:深入解构与情感连接的阅读体验

平行叙事病历的魅力在于它能够将读者引入一个全新的世界,让他们追随角色的脚步,探索情节的曲折。然而,在平行叙事病历中,这种探索将超越传统的线性叙事,带领读者进入一个更加复杂、多维度的故事迷宫。在这里,我们将深入探讨平行叙事病历的阅读体验,揭示读者在多线索交织的情节中所经历的启发与挑战。

平行叙事病历的阅读如同一次探险,读者将在不同的叙事线索中穿梭,揭示每个线索背后隐藏的故事。这种非线性的阅读体验不仅要求读者保持警觉,理清线索之间的关系,还需要他们在不同角色、时间和空间的故事情节中保持敏感。无疑,平行叙事病历为阅读注入了新的层次,让读者能够在阅读的过程中探索多

重可能性，体验角色情感的多样性，以及信息拼凑的挑战。

在这里，我们将深入研究在平行叙事病历的阅读策略。通过多线索的穿梭，角色情感的追踪以及信息拼凑与预测，读者将有机会领略到这种文本形式带来的独特的阅读快感。让我们一同进入这个充满惊喜和发现的文学世界，探索多维度叙事所带来的思维冒险。

（一）多线索穿梭：在故事的交错迷宫中探寻

阅读平行叙事病历，犹如漫步在故事的交错迷宫中，每一步都蕴藏着发现的可能性。在这里，我们将深入探讨多线索穿梭这一独特的阅读体验，它要求读者在不同叙事线索之间灵活穿梭，解开故事的多重层次。

平行叙事病历将故事线索编织成错综复杂的结构，每个线索都代表着一个独特的世界，有着自己独特的人物、情节和背景。读者需要超越传统线性阅读的限制，跨越时间、空间和角色的界限，以全新的视角探索故事的奥秘。在这种非线性的阅读体验中，多线索穿梭成为了一项挑战，也是一次发现的冒险。

在阅读中，读者需要认识到不同线索之间的相互联系，理清它们之间的关系。这需要读者保持警觉和敏感，时刻留意线索之间的共通元素和交汇点。通过发现线索之间的联系，读者能够逐渐构建起整个叙事的完整图景，深入理解不同线索之间的关联。这种阅读过程不仅能够让读者更好地把握故事的脉络，还能够培养他们对细节的敏锐观察力，提升阅读的深度。

同时，多线索穿梭也要求读者在不同线索之间切换，灵活调整视角。这种切换可能需要耗费一些认知能力，但也正是这种挑战让阅读变得更具吸引力。通过不断在不同线索之间跳跃，读者能够全方位地了解故事的发展，深入了解不同角色的思维和行动。这种体验让阅读变得更加互动和有趣，同时也激发了读者的探索欲望。

综上所述，多线索穿梭是阅读平行叙事病历的一次挑战与冒险。它需要读者保持警觉，理清线索之间的关系，同时也为他们带来了丰富的阅读体验。在这个交错迷宫中，每一次的穿梭都是一次探索，每一次的发现都是一次启发。

（二）角色情感追踪：探索多维度角色的情感旅程

平行叙事病历犹如一面镜子，将角色的内心世界呈现得更加多维和丰富。在这里，我们将探讨平行叙事病历中的角色情感追踪，以及如何通过深入不同线索，感知角色的情感变化和成长，从而获得更深刻的阅读体验。

平行叙事病历通过多个叙事线索展示了角色的不同侧面，为读者提供了多角度的了解机会。每个线索中的角色可能在不同的情境和环境中经历着不同的情感和挑战。因此，读者需要在阅读中不断跟随不同角色的线索，逐渐构建起角色的情感画卷。

情感追踪要求读者细致入微地观察角色的情感变化，洞察他们的内心世界。这种观察需要敏感和耐心，因为角色的情感往往在不同线索中交织变化。通过跟随角色的情感脉络，读者可以更加深刻地理解角色的人性，感受到他们的喜怒哀乐，理解他们的动机和冲突。

由于每个角色可能在不同线索中经历不同的挑战和成长，读者通过情感追踪能够触摸到角色的内心成长轨迹。在某一线索中，角色可能面临挫折和困境，而在另一线索中，他们可能会获得成就和启示。这种多维度的情感旅程为读者提供了情感共鸣的机会，使他们更加紧密地与角色相连。读者可能会在某个角色的情感中找到自己的共鸣，进而与故事产生更深层次的情感互动。

综上所述，角色情感追踪是在平行叙事病历中的一项重要阅读技巧。通过深入不同叙事线索，观察角色的情感变化和成长，读者能够体验到更加丰富和深刻的阅读体验。情感共鸣将读者与故事中的角色紧密联系在一起，使他们能够更加全面地理解和感受故事的情感世界。

（三）信息拼凑与前瞻：解谜平行叙事的故事谜团

阅读平行叙事病历就像是在解开一道道复杂的谜团，每个线索都是谜题的一部分，需要读者将其拼凑起来，逐渐还原故事的完整情节。在这里，我们将深入探讨信息拼凑与前瞻这一独特的阅读体验，以及如何通过揭示信息片段的联系和进行前瞻性思考，获得更加深入的故事理解。

在平行叙事病历中，信息通常被分散在不同的线索之间，每个线索提供了独特的信息片段。读者需要将这些分散的信息进行拼凑，如同将拼图的碎片逐渐拼合成一个完整的画面。这种信息拼凑的过程要求读者保持细致的观察力和逻辑思维，不仅需要识别信息片段，还需要理解它们之间的逻辑关系和联系。通过将信息片段组合起来，读者可以逐渐还原故事的完整情节，深入了解角色的动机和行动。

同时，在信息拼凑的过程中，读者也常常会进行前瞻性思考，尝试预测故事的发展走向。通过观察已有的信息，读者可以做出一些猜测，设想可能会发生的情节和转折。这种前瞻性的思考能够让读者更好地把握故事的节奏和情节的走向，增强阅读的参与感和探索性。

在信息拼凑和前瞻的过程中，读者需要保持警觉，不断在不同线索之间切换，揭示隐藏的线索和信息。这种阅读体验不仅能够让读者更深入地理解故事，还培养了他们的观察力、逻辑思维和推理能力。信息的揭示和前瞻性思考将阅读变得更具挑战性和互动性，让读者沉浸于解谜的乐趣中。

信息拼凑与前瞻是在平行叙事病历中的关键阅读技巧。通过拼凑信息碎片和进行前瞻性思考，读者能够逐渐还原故事的完整情节，揭示故事的内在逻辑和悬念，同时也培养了他们的思维能力和阅读乐趣。

综合起来，阅读平行叙事病历需要读者具备灵活的思维和深入的洞察力。他们需要在多个叙事线索中穿梭，捕捉角色的情感变化，同时将分散的信息拼凑起来，为故事还原一个完整的画面。这种阅读体验挑战了读者的认知能力，激发了他们更深层次的思考。

三、平行叙事病历鉴赏：深度挖掘多线索叙事的意蕴

文本鉴赏是阅读的一项高级技能，它要求读者更加深入地理解文本背后的层次和意义。在平行叙事病历中，文本鉴赏变得更加复杂而丰富，因为多线索的结构为读者提供了更多的思考维度。在这里，我们将探讨如何通过文本鉴赏，深度挖掘多线索叙事的意蕴，揭示其中的主题、象征和情感。

平行叙事病历以其独特的结构挑战了传统的线性阅读方式，它隐藏着更多的内容和层次。平行叙事病历文本鉴赏要求读者超越表面故事，深入挖掘每个线索的内涵，同时也要关注线索之间的联系和共通之处。通过深度挖掘，读者可以揭示出隐藏在多线索叙事下的更深层次的主题和意义。

在文本鉴赏中，我们不仅关注角色的情感和行动，还要注意文本中的象征和隐喻。每个线索可能代表着不同的象征意义，而这些象征又在整个叙事中交织在一起，形成更大的象征网络。通过分析这些象征，读者可以深入理解作者所想传达的更深层次的信息和情感。

情感共鸣也是文本鉴赏的重要方面。通过深入理解角色的情感变化和发展，读者可以在情感上与角色产生共鸣，感受到作者所创造的情感氛围。这种情感共鸣不仅能够加深对角色的理解，还能够将读者带入作者所构建的情感世界，体验其中的喜怒哀乐。

综上所述，文本鉴赏在平行叙事病历中的意义更加突出。通过深度挖掘每个线索的内涵，揭示隐藏的主题、象征和情感，读者能够更加深入地理解文本的多维度意义，享受到更丰富的阅读体验。文本鉴赏为读者提供了一次深入文学世界的探索，让他们更加深刻地体会到文本的魅力和内涵。

（一）叙事层次分析：解读多线索叙事的层层深意

平行叙事病历以其多线索的结构带来了文学叙事的全新体验，要理解其中的深层含义，需要进行叙事层次的深入分析。在这里，我们将深入探讨如何分析不同叙事线索的层次和呈现方式，以揭示作者通过平行叙事所构建的复杂叙事世界。

平行叙事病历常常涉及多个叙事线索，每个线索都是一个独特的故事世界，有着自己的情节和人物。这些线索之间交织、穿插，构成了一个错综复杂的叙事网络。叙事层次分析要求读者深入挖掘每个线索的独特层次，理解不同线索之间的关系和联系。

第一，分析不同叙事线索的层次，意味着理解每个线索所代表的独特叙事空间。每个线索可能涉及不同的时间、地点、人物和情节。通过深入分析每个线索的内在逻辑，读者可以理解作者在创造不同线索时所追求的目的和意义。这种层次分析要求读者超越表面的故事情节，深入思考每个线索背后的主题和象征。

第二，要关注叙事线索的呈现方式。不同线索的呈现方式可能会影响读者对情节的理解和解读。某些线索可能以第一人称叙事方式呈现，将读者带入角色的内心世界；而其他线索可能采用客观的第三人称叙事，呈现更客观的情节。分析这些不同的叙事方式有助于理解作者为何选择特定的叙事视角，以及如何通过不同线索的呈现方式营造出复杂的叙事层次。

同时，通过叙事层次分析，读者可以揭示出作者通过平行叙事构建的复杂叙事世界。作者通过将不同线索交织在一起，创造出一个丰富多彩的叙事画布，让读者可以在其中感受到不同情节的碰撞和交融。这种多线索的叙事方式使得故事变得更加立体和丰富，同时也挑战了读者对叙事的传统认知，激发了更深层次的思考。

综上所述，叙事层次分析是解读多线索叙事的关键手段。通过深入分析不同叙事线索的层次和呈现方式，读者可以揭示出作者所构建的复杂叙事世界的深意和内涵，更好地理解平行叙事病历的独特之处。

（二）情感符号解码：探索多维情感的隐含信息

平行叙事病历为角色情感的表达提供了更多的维度，而情感符号解码是深入理解这些情感在不同线索中的表达的关键。在这里，我们将深入探讨如何识别情感符号，挖掘情感的深层含义，以更好地理解角色在多线索叙事中的情感体验。

情感符号是文本中通过语言、行为、对话等方式传达情感的符号和象征。在平行叙事病历中，不同线索中的情感符号可能呈现出多样化的形式，需要读者细致观察和解读。情感符号解码要求读者不仅关注情感的外在表达，更要深入挖掘情感背后的意义和涵义。

首先，识别情感符号需要对角色的情感状态有敏锐的观察。通过观察角色的言行举止，读者可以捕捉到情感的条条线索。例如，一个角色的语气变化、面部表情的转变、行为的选择等都可能暗示着情感的变化。这些微妙的情感符号在不同线索中的表达可以为读者提供多维度的情感信息。

其次，解码情感符号需要理解情感与情境之间的关系。同样的情感在不同情境下可能有不同的表达方式。情感符号的含义常常依赖于角色所处的背景、环境和关系。因此，读者需要将情感符号与所在的线索背景进行联系，理解情感与情境之间的互动关系。

最重要的是，情感符号解码需要挖掘情感的深层含义。情感符号往往代表着角色内心的冲突、欲望和成长。通过深入分析情感符号，读者可以揭示出情感的深层次含义，理解角色内心的情感变化和发展。这种深入挖掘有助于读者更加全面地理解角色的情感体验，感受到情感的真实性和共鸣。

综上所述，情感符号解码是在平行叙事病历中的重要鉴赏技巧。通过识别情感符号，深入理解情感在不同线索中的表达，挖掘情感的深层含义，读者可以更好地理解角色在多线索叙事中的情感世界，获得更加丰富和深刻的阅读体验。

（三）主题交汇与共鸣：多线索叙事的主题交织与情感共鸣

平行叙事病历的多线索结构为主题的交汇提供了更多可能性，而主题交汇与共鸣则是深刻理解作者意图、引发读者思考的关键。在这里，我们将深入探讨如何发现不同叙事线索之间的主题交汇点，解读其中的作者意图，并如何通过主题的交汇引发读者的思考和情感共鸣。

平行叙事病历中的不同叙事线索可能涉及不同的情节、人物和环境，但它们之间也可能存在着共通的主题。这些主题交汇点是作者有意创造的，意在将不同线索之间的联系更加紧密地融合起来。通过揭示不同线索之间的主题交汇点，读者可以深刻理解作者想要传达的核心信息。

1. 发现主题交汇点需要对每个线索中的主题有清晰的认识

每个线索可能探讨不同的主题，如家庭、人际关系、自我探索等。通过分析每个线索中的主题，读者可以理解作者在不同线索中的关注点和情感焦点。在此基础上，读者可以尝试寻找不同线索之间的共通主题，以及这些共通主题如何在故事中交织和影响。

2. 解读作者意图需要将不同线索之间的主题交汇与整体故事联系起来

这要求读者思考作者为何选择将不同线索融合在一起，以及这种融合如何丰富了整个故事的含义。通过揭示作者意图，读者可以更好地理解故事的深层意义和作者的创作动机。

3. 通过主题的交汇引发读者的思考和情感共鸣

主题交汇点往往涉及人性、情感和价值观等方面，这些都是读者能够产生共鸣的关键要素。通过思考不同线索之间的主题交汇，读者可以深入探讨生活的复杂性和人类的情感体验，从而引发内心的共鸣和情感共鸣。

综上所述，主题交汇与共鸣是解读多线索叙事的重要方面。通过发现不同叙事线索之间的主题交汇点，解读作者的意图，引发读者的思考和情感共鸣，读者可以更深刻地理解故事的内涵和情感层次，获得更加充实和有意义的阅读体验。

四、平行叙事病历写作：创造多线索叙事的艺术和技巧

平行叙事病历文本写作是创作的核心，而在平行叙事病历中，多线索结构为创作增添了新的层次和挑战。在这里，我们将探讨多线索叙事的创作艺术和技

巧，以及如何巧妙地构建平行叙事病历文本，引领读者进入多维度的故事世界。

平行叙事病历通过多个叙事线索的交织，创造出一个更加复杂和立体的叙事结构。在文本写作中，作者需要巧妙地处理多个线索之间的关系，同时保持叙事的连贯性和吸引力。多线索叙事既为创作者提供了更大的创作空间，也要求他们在叙事层次、情感表达和主题传达上有更高的掌控能力。

在本章中，我们将深入探讨多线索叙事的创作艺术和技巧。我们将探讨如何选取合适的叙事线索，如何在不同线索之间切换，如何营造引人入胜的情感氛围，以及如何通过主题的交汇点将不同线索融合在一起。通过对这些创作要点的深入剖析，我们将揭示多线索叙事的独特魅力，以及创作平行叙事病历所需的技巧和心得。

创作平行叙事病历需要作者精心策划每个线索的情节和发展，同时也需要注意线索之间的平衡和连接。这种创作过程既具有挑战性，又充满了创意的可能性。通过本章的探讨，我们希望能够为创作者提供有益的指导，帮助他们在创作中更好地运用多线索叙事的艺术和技巧，创造出引人入胜的文本作品。

（一）角色维度扩展：多线索叙事的人物刻画与情感拓展

创作者在构建平行叙事病历时，拥有一个宝贵的机会，即通过不同的叙事线索深入展示角色的多个侧面。在这里，我们将深入探讨如何通过多线索叙事拓展角色的情感、行为和发展，从而创造更立体丰富的人物形象。

在平行叙事病历中，每个叙事线索都可以呈现角色的独特特点和情感体验。这种多线索的结构允许创作者从不同的角度描绘角色，展现他们在不同情境下的行为和反应。通过在不同线索中展示角色的多个侧面，创作者可以创造更加真实和立体的人物形象，让读者更好地理解角色的动机和情感。

创作者可以通过平行叙事病历深入展示角色的情感变化和发展，每个线索都可以成为角色情感的一部分，通过角色在不同线索中的情感表达，读者可以更加细致地感受到角色的内心世界的变化。这种情感拓展不仅增加了人物的情感层次，还能够引发读者的情感共鸣，让他们更加紧密地与角色产生情感联系。

创作者可以通过不同线索展示角色的行为和决策，揭示出他们的多面性。同一个角色在不同情境下可能会做出不同的选择，这些选择反映了角色的价值观和个性。通过展示角色在多个线索中的行为和决策，创作者可以让读者更全面地理解角色的行为动机，感受到他们的人性和复杂性。

最重要的是，通过多线索叙事的角色维度扩展，创作者可以为人物发展提供更广阔的空间。角色可以在不同线索中面临不同的挑战和成长，通过这种多维度的发展，角色变得更加丰满和深刻。读者能够随着角色在不同线索中的成长，感受到他们的变化和成熟，从而更深入地投入故事之中。

综上所述，角色维度扩展是多线索叙事中的一项重要创作技巧。通过在不同线索中展示角色的多个侧面，拓展他们的情感和发展空间，创作者可以创造更加丰富立体的人物形象，增强读者的情感共鸣和阅读体验。

（二）情节交错设置：多线索叙事的情节编排与紧张构建

多线索叙事为创作者提供了创作情节的全新方式，而情节交错设置则是在不同叙事线索中巧妙编排情节，营造悬念和紧张感的重要手段。在这里，我们将深入探讨如何通过情节交错设置，将不同叙事线索的情节交织在一起，为读者创造引人入胜的阅读体验。

情节交错设置是一种将不同线索的情节在时间轴上交织、穿插的创作技巧。通过在不同线索中设置情节的交错和碰撞，创作者可以在读者的心理中营造出悬念和紧张感，引发他们的好奇心和阅读欲望。这种情节编排方式可以让读者不断推测和猜测，使他们更加投入故事中来。

情节交错设置可以增加故事的层次和复杂性。创作者可以选择在不同线索中设置不同的情节，然后将它们交错呈现，让读者在不同情节之间来回切换。这种情节层次的叠加可以让故事更加立体，读者需要在不同线索中进行思维跳跃，感受到故事的多维度展开。

情节交错设置能够营造出悬念和紧张感。当不同线索的情节交错展示时，读者会在不同情节之间产生紧张的对比和期待。他们可能在某个情节中得到一些信息，然后在另一个情节中找到答案或延续悬念。这种紧张的情绪能够让读者更加投入故事中，渴望解开故事的谜团。

情节交错设置可以加强读者的参与感和思考深度。由于不同线索的情节交错，读者需要积极地思考情节之间的关系和联系，进行推测和分析。这种积极的参与感能够让读者更深入地思考故事，产生更多的思考和猜测，进一步丰富阅读的体验。

综上所述，情节交错设置是创作多线索叙事中的关键技巧。通过将不同叙事线索的情节交织在一起，营造悬念和紧张感，创作者可以为读者创造出引人入胜的阅读体验，使他们沉浸于多维度的故事世界中。

（三）信息平衡与透露：平行叙事病历的信息呈现与读者解谜之道

在创作平行叙事病历时，信息平衡与透露成为一项重要的挑战。如何在多个叙事线索中平衡地透露信息，让读者在解谜的过程中保持兴趣，是创作者需要面对的难题。在这里，我们将深入探讨如何应对这一挑战，巧妙地平衡信息的透露，以创造出引人入胜的阅读体验。

平行叙事病历中的信息透露是一项复杂的任务。创作者需要在不同叙事线索中逐步透露信息，使得读者可以逐渐解开故事的谜团。然而，信息透露过多或过少都可能影响读者的阅读体验，因此平衡是关键。

信息平衡要求创作者精心掌握每个线索中透露的信息量。创作者需要决定在每个线索中透露哪些关键信息，以及何时透露。信息的透露不能过于急促，也不能过于缓慢，要让读者在解谜的过程中有足够的信息来推测和猜测，但又不至于让情节过于显而易见。

信息透露要考虑到读者的好奇心和想象力，创作者可以通过在不同线索中透露一些令人猜测的信息，激发读者的好奇心，引导他们进行推理和解谜。这种透露方式可以让读者更加投入故事中，产生参与感和满足感。

信息平衡也要考虑整体故事结构和节奏。创作者需要在不同线索之间建立紧密的关系，确保信息的透露在整个故事中具有连贯性和合理性。信息透露的过程应该是渐进的，让读者在不断解谜的过程中保持兴趣，同时保持情节的张力和紧张感。

信息平衡与透露是创作多线索叙事时的一项重要挑战。通过精心掌握每个线索中透露的信息量，激发读者的好奇心和想象力，同时考虑整体故事结构和节奏，创作者可以创造出引人入胜的阅读体验，让读者在解谜的过程中不断保持兴趣。

综上所述，平行叙事病历的文本写作充满了创作的乐趣和挑战。通过多角度刻画人物、跳跃式叙事和情感层次的表达，创作者能够创造出丰富多彩的故事世界，引导读者在多线索的交织中沉浸、思考和共鸣。平行叙事病历的写作不仅拓展了创作者的创作空间，也让读者体验到文学的多重魅力。

五、平行叙事病历的创新与应用：跨界多媒体、教育与社会话题探讨

平行叙事病历不仅在传统文学领域中有着深远影响，还在创新与应用方面展现了巨大的潜力。在这里，我们将进一步探讨平行叙事病历的创新与应用，包括多媒体叙事、教育与启发，以及社会话题的探讨，揭示其在不同领域中的价值与可能性。

（一）多媒体叙事：叙事的创新边界

多媒体叙事作为平行叙事病历的创新应用，引领着叙事方式的新潮流。除了适用于传统的纸质书籍，平行叙事病历也在多媒体领域得到了全新的发展，如互动小说、游戏剧情等。在这一节中，我们将探讨多媒体叙事在平行叙事病历中的创新应用，以及它如何为叙事带来了全新的可能性和阅读体验。

传统的纸质书籍已经不再是唯一的叙事载体，多媒体叙事通过结合文字、图像、音频、互动性等元素，将叙事带入了一个全新的层次。在平行叙事病历中，多媒体的应用可以让读者在不同的叙事线索中自由选择，参与到故事的演进中来。这种个性化的阅读体验不仅增加了阅读的乐趣，还让读者感觉自己参与到了故事的创作过程中。

多媒体叙事丰富了叙事方式，赋予了创作者更多的创作自由。创作者可以通过图像、音频、视频等元素来增强叙事效果，创造出更为生动和令人沉浸的故事世界。这种多元的媒介表达方式不仅可以提供更多信息，还可以增加故事的情感层次和视觉冲击力。

在多媒体叙事中，读者的参与感和沉浸感得到了极大的增强。他们可以根据自己的兴趣和好奇心，选择不同的叙事线索，体验不同的故事路径。互动性的元素让阅读变得更加具有探索性和创造性，读者不再是被动的接受者，而是成为了故事的共同创作者。

综上所述，多媒体叙事为平行叙事病历带来了全新的可能性和创新的边界。通过结合多种媒介元素，创作者可以创造更为丰富多样的故事世界，读者也能够获得个性化、互动性更强的阅读体验。多媒体叙事的兴起为叙事领域注入了新的

活力，让叙事的未来更加多姿多彩。

（二）教育与启发：平行叙事的教育潜力

平行叙事病历在教育领域的应用是另一个引人瞩目的方面。它不仅仅是一种文学形式，更可以被引入教育中，为学生提供培养批判性思维、逻辑推理能力和创意写作技巧的宝贵机会。本节将探讨平行叙事在教育与启发方面的作用，以及如何通过这种形式培养学生的多元思维和社会意识。

1. 培养批判性思维与逻辑推理

在阅读和分析平行叙事病历时，学生需要理清不同叙事线索之间的关系，解读情感变化和角色发展。这种分析和综合能力的锻炼有助于培养学生的批判性思维和逻辑推理能力。学生需要从多个线索中收集信息，进行比较、对比、总结，从而逐步构建出完整的故事图景。这种思维过程培养了他们的逻辑思维和分析能力，使他们能够更深刻地理解文本的内涵。

2. 多样角度理解

平行叙事病历通常呈现出多种角度和情感。通过分析不同叙事线索中的角色行为、动机和情感变化，学生可以培养对多样角度的理解，这有助于他们更全面地看待问题，从不同视角思考，避免单一的思维定式。学生将学会尊重和包容不同的观点，培养跨学科思维，更好地应对复杂的现实问题。

3. 启发社会意识与思考深度

平行叙事病历通常涉及多重角色和复杂情节，可以启发学生思考深层的社会问题。通过分析角色的冲突、挣扎以及情感体验，学生能够从文本中抽象出更广泛的社会议题，引发对社会问题的思考。这种启发不仅让他们更敏感地关注社会，还培养了他们对于问题背后根本原因的思考深度。

4. 综合素养培养

平行叙事病历的教育应用可以培养学生的综合素养，包括文学素养、思维素养和社会素养。通过分析情节、解读情感、思考社会议题，学生能够在多个层面得到锻炼，不仅提升了他们的文学修养，也培养了他们的思维能力和社会责任感。

平行叙事病历在教育与启发领域的应用，为学生提供了培养多元思维和社会意识的机会。通过阅读和分析平行叙事病历，学生能够锻炼批判性思维、逻辑推理能力，并在思考复杂问题时展现出更深入的思考深度。这种教育应用不仅培养了学生的综合素养，还为他们的成长和发展注入了新的动力。

（三）社会话题探讨：平行叙事病历的社会意义

平行叙事病历在探讨社会话题方面拥有巨大的潜力。这种叙事形式允许创作者以多个叙事线索呈现不同人群的观点、经历和情感，从而在文本中深入探讨复杂的社会议题。这里将讨论平行叙事病历如何在社会话题探讨中发挥作用，促进更广泛的思考、讨论和认知。

1. 多角度呈现社会议题

平行叙事病历通过多个叙事线索，为创作者提供了呈现社会议题的多种角度的机会。创作者可以通过不同角色的视角，展示不同群体在同一社会议题上的观点和态度。这种多角度的呈现有助于读者更全面地了解社会议题，避免了单一视角的局限性，促使他们从更广泛的角度思考问题。

2. 深入理解社会群体

平行叙事病历可以通过不同叙事线索深入刻画不同社会群体的生活、挑战和心理。读者可以从各个角色的经历中感受到不同社会群体的现实，理解他们的处境和情感。这种深入的了解有助于消除偏见，增强社会共鸣，使读者更有同情心和理解力。

3. 推动思考与讨论

平行叙事病历通过不同线索的交织，可以引发读者更广泛的思考和讨论。读者可以在分析角色行为和决策的基础上，思考社会议题的各种层面。这种引发的思考和讨论有助于激发人们对社会问题的关注，鼓励他们对问题提出不同角度的看法，推动社会的积极变革。

4. 拓展社会认知

平行叙事病历可以帮助读者拓展社会认知，了解更多不同背景和观点的人群。这种拓展有助于打破认知的边界，使读者更加开放和包容。通过与多元的故事线索互动，读者能够更深刻地理解社会的多样性，从而提升他们的社会意识。

结语

本章我们深入探讨了多线索叙事在文本阅读、鉴赏和写作领域中的丰富内涵，了解了平行叙事病历在文本阅读、鉴赏和写作中的多重魅力。这种阅读体验让人仿佛置身于多个世界之中，感受到不同线索交汇的魔力。文本阅读在平行叙事中不再是线性的，而是多维度的，让读者更深刻地理解角色的内心和情感，以及故事的发展。平行叙事病历以其独特的特点和形式为读者和创作者带来了丰富的阅读和创作体验。通过多重叙事线索的交织，情感与视角的多样切换，以及非线性的阅读方式，平行叙事病历为文学世界增添了新的层次和深度。

在文本阅读方面，我们发现多重叙事线索能够丰富故事世界，引发阅读的乐趣和挑战。通过解构与重构不同线索，深入理解角色情感与思想，以及激活思维的非线性阅读，读者能够从多个角度感受故事的丰富内涵，拓宽自己的认知视野。

文本鉴赏中，我们深入剖析了叙事层次分析、情感符号解码和主题交汇与共鸣等技巧。这些方法不仅帮助读者更深刻地理解文本，还为鉴赏者提供了一种更为细致入微的文本分析途径，让他们更好地捕捉作者的意图和情感。

而在文本写作领域，平行叙事为创作者带来了多角度刻画、跳跃式叙事和情感层次等创作机会。这些技巧能够丰富角色和情节，创造出引人入胜的作品，同时在叙事的表达上也更加灵活和丰富。

此外，我们还探讨了平行叙事病历的创新应用，如多媒体叙事、教育与启发以及社会话题探讨等。这些应用拓展了平行叙事的边界，使其在不同领域发挥着独特的作用，促进了创新、思考和社会进步。

综上所述，平行叙事病历作为一种特殊的叙事形式，为文学的世界带来了新的可能性，不仅在文本的阅读、鉴赏和写作中具有丰富的内涵，还在各种应用中展现出其独特的价值。它在文本阅读中赋予了读者更丰富的体验，通过文本鉴赏帮助我们更深刻地理解文本的内涵，同时在文本写作中为创作者创造了更广阔的创作空间。平行叙事病历的引入不仅丰富了文学的表现形式，也扩展了我们对文本的理解与感知。这一章的探讨，将助力读者更好地理解和欣赏平行叙事病历的独特之处，以及它在文学世界中的重要地位。通过深入理解和应用平行叙事，我们能够更好地欣赏和创造具有多维度魅力的文学作品，为文学世界注入新的活力与力量。

第十九章　临床叙事病历的运用

➤ 学习目标

◆ 掌握

掌握临床叙事在实际病例中的多种应用，包括建立人性化医疗环境、个性化护理计划制订、促进跨学科合作、提高诊断准确性以及强化沟通技巧等。

掌握病例分享与交流的叙事模式，包括故事化病例分享、情感共鸣与反思讨论以及多样化交流平台等。

◆ 了解

了解如何通过临床叙事在医疗实践中建立人性化医疗环境，提供更温暖和关怀的护理服务。

了解个性化护理计划的制订，以满足患者的特定需求和期望，提高治疗效果。

了解如何促进跨学科合作，通过叙事在医疗团队中促进信息共享和经验传递。

了解临床叙事如何有助于提高诊断准确性，通过案例叙述和病例分享加深医护人员对疾病的理解。

了解如何通过叙事模式强化沟通技巧，使医护人员更有效地与患者和团队成员进行沟通。

在医学临床实践中，病例叙事作为一种重要的教育和交流方式，持续引起了医学专业人员的关注。临床叙事病例不仅是医学知识传递的载体，更是培养医学生和临床医生临床思维的有效途径。通过真实病例的叙述，我们可以深入了解疾病的临床特点、诊断的巧妙之处以及治疗的艺术。

本章将带领读者探索临床叙事病例的世界，从基本结构到案例选择的考量，从生动的叙述技巧到病例分析的深度思考。我们将看到，病例叙事不仅是一种学习的方式，更是在实际临床中取得成功的关键因素之一。

通过学习本章的内容，读者将能够更好地理解临床叙事病例的重要性，掌握撰写引人入胜病例叙述的技巧，以及应用病例教学法来培养医学生的临床思维。无论是对于初学者还是经验丰富的临床医生，本章都将提供有益的见解，帮助他们更好地在医学实践中运用病例叙事的力量。

让我们一同深入探讨，如何通过病例叙事在医学领域中书写精彩的故事，为患者的健康之路赋予更多温暖和希望。

一、临床叙事在实际病例中的应用

临床叙事在实际病例中的应用是将叙事技巧和方法应用于医疗实践，来提升患者关怀和医疗质量。通过将患者的故事与护理相结合，可以创造更有温度和情感的医疗环境。

在实际病例中，医护人员可以运用叙事来了解患者的背景、家庭情况以及病程经历。通过倾听患者的叙述，医护人员可以更好地理解患者的需求和期望，从而进行个性化的护理计划制订。

（一）建立人性化医疗环境

实际病例中的临床叙事技巧应用不仅是医疗过程的一种增值，更是构建人性化医疗环境的重要一环。通过仔细聆听患者的故事，医护人员不仅能了解病理学方面的信息，还能够理解患者的心理状态、家庭背景以及对疾病的情感反应。这种细致入微的关注使得患者感受到被尊重和被理解的温暖，从而减轻了在医院环境中产生的焦虑和孤独感。

（二）个性化护理计划制订

在现代医疗实践中，个性化护理被认为是提高治疗效果和患者满意度的关键。实际病例中，医护人员通过应用临床叙事，可以获取关于患者生活方式、社会环境以及价值观的深入了解。这些信息有助于制订更具针对性的治疗方案，不仅考虑了疾病的生物学特性，还将患者的个人需求和意愿纳入考虑范围，提高了治疗方案的可执行性和患者的依从性。

（三）促进跨学科合作

现代医疗强调多学科合作，来确保患者获得全方位的医疗关怀。实际病例中的临床叙事技巧应用成为不同医疗专业领域之间沟通和理解的桥梁。通过分享患者的叙述，不同专业的医疗从业者可以更好地共同制订治疗策略，将各自的专业知识融入一个统一的治疗计划中，从而最大程度地提升患者的医疗成果。

（四）提高诊断准确性

在临床实践中，准确诊断是医学的核心目标之一，实际病例中的临床叙事应用使得医护人员能够更深入地了解患者的病史、症状和感受。这些额外的信息有助于医生更精确地判断疾病的性质，避免漏诊或误诊。例如，一个患者可能因为生活中的压力而产生了某些症状，这些信息可能在诊断过程中起到关键作用。

（五）强化沟通技巧

沟通是医患关系中至关重要的环节，实际病例中的临床叙事应用培养了医护人员更高水平的沟通技能。通过倾听患者的叙述，医护人员能够更加敏感地捕捉到患者的需求和疑虑，更好地解答问题、减少误解。同时，医护人员通过透明的沟通，向患者解释治疗计划和预期效果，帮助患者更好地理解和参与自己的医疗决策。

综上所述，实际病例中临床叙事技巧的应用不仅仅是医疗过程中的技巧，更是一种关怀和共鸣的体现。将患者的故事融入医疗实践，不仅有助于提升医疗质量，还能够为患者提供更为温暖和有意义的医疗体验。

二、病例分享与交流的叙事模式

病例分享与交流的叙事模式在医疗实践中具有重要作用，它不仅是信息传递的工具，还能够通过情感共鸣、知识传递和合作促进，提升医疗团队的效能。通过将抽象的医学知识融入具体的案例叙述中，医护人员能够更好地吸引听众的兴趣，促进专业知识的共享和经验的传承。这种叙事模式也有助于激发批判性思维，使医护人员能够更深入地思考和讨论医学问题。最重要的是，它能够加强医疗团队之间的信任和合作，创造更有利于患者护理的工作氛围。因此，病例分享与交流的叙事模式在医疗实践中具有广泛的应用前景，可以为医护人员提供更好的专业发展和团队协作机会。

（一）故事化病例分享

医护人员可以将病例故事化，将患者的病程、护理过程和治疗结果串联成一个有情感共鸣的故事。这样的病例分享不仅能够传达专业知识，还能够引发医护人员的思考和讨论。

在医疗实践中，将病例故事化是一种引人入胜的叙事模式，通过将患者的病程、护理过程和治疗结果融合成一个情感共鸣的故事，使得病例分享更具有吸引力和教育价值。这样的病例分享不仅能够传达专业知识，还能够引发医护人员的思考和讨论，促进医疗团队内部的合作和知识交流。

1. 创造情感共鸣

故事化的病例分享能够创造情感共鸣，使得听众更容易投入其中。通过为病例赋予一个有血有肉的故事情节，医护人员可以触发听众的情感体验，使得听众更加容易与患者的遭遇产生共鸣。这种情感共鸣有助于增强医护人员之间的情感联系，使得病例分享不再是单纯的知识传递，而成为了一个情感交流的平台。

2. 引发思考和讨论

故事化病例分享鼓励医护人员进行深入的思考和讨论。一个精心构建的病例故事可以引发听众的好奇心和思考，激发他们对于病例中医疗决策、护理方案以及患者反应的思考。这种讨论能够促进医护人员之间的交流，推动团队内部知识的交流和分享，从而提升医疗团队整体的素质和能力。

3. 鼓励情节串联和持续性关注

故事化的病例分享将患者的整个医疗旅程呈现为一个连贯的情节。这样的情节串联可以帮助医护人员更好地理解病程中不同阶段的挑战和突破。同时，故事的持续性关注也使得听众愿意跟随病例的发展，关注治疗的效果和最终结果。这种情感投入可以激发医护人员在日常工作中更深入地思考如何为每个患者创造更好的医疗经验。

4. 提升专业知识传递效果

故事化的病例分享更容易被听众接受和记忆。通过将医学知识融入具体的情节中，医护人员能够将抽象的概念变得更加实际和生动。这种叙事模式有助于提升专业知识的传递效果，使得听众更能理解和应用这些知识。

综合而言，故事化的病例分享是一种强有力的叙事模式，可以在医疗团队中促进情感共鸣、知识传递和思考交流。通过将患者的病程呈现为一个引人入胜的故事，医护人员不仅可以传达知识，还能够激发对医疗实践的更深层次的思考。

在本章中，我们将结合实际病例，深入剖析临床叙事在不同疾病和护理场景中的应用，以展现临床叙事护理的实际效果和价值。以下是一些具体的临床叙事病例，用于说明临床叙事在实际护理中的应用和成效。

叙事病历1：慢性疼痛管理

患者：65岁女性，患有严重的慢性腰背痛，已持续多年，影响生活质量。

叙事应用：护理者通过耐心倾听患者的叙述，了解到疼痛对患者日常生活、社交活动和心理状态造成的负面影响。护理者鼓励患者用书面形式记录疼痛发作时的感受和情绪，并帮助患者分析疼痛的可能诱因。

效果：通过叙事的方式，患者得以宣泄情绪，减轻内心的负担，并逐渐认识到心理状态对疼痛的影响。护理团队根据患者的叙述调整疼痛管理方案，结合药物治疗和心理支持，明显改善了患者的疼痛感受和心理状况。

叙事病历2：术后护理

患者：45岁男性，接受心脏手术后需要长期康复和护理。

叙事应用：护理者在术后定期与患者进行交流，询问患者对手术和康复过程的感受。护理者还鼓励患者家属参与叙述，理解他们的担忧和期望。

效果：通过叙事的过程，患者感受到了护理团队的关怀和支持，患者的家属也得以宣泄情感，减轻了心理压力。患者和家属更加积极地配合康复计划，加快了康复进程，提高了术后护理效果。

叙事病历3：末期关怀

患者：70岁女性，患有晚期肺癌，进入末期关怀阶段。

叙事应用：护理者耐心聆听患者回忆过去的故事和珍贵回忆，了解她对生命的反思和情感表达。护理者还与患者家属交流，鼓励他们用叙事的方式支持患者，共同面对困难。

效果：通过叙事的沟通，患者感受到了温暖和陪伴，她得以在临终前宣泄内心情感，减轻了焦虑和恐惧。患者的家属也从中获得支持和启示，更好地陪伴患者度过最后的时光，提供了尊严的离世过程。

以上病例仅是临床叙事在护理实践中的一小部分应用，实际临床中还有许多不同类型的病例和护理场景，可以通过叙事护理实现更好的护理效果和患者体验。临床叙事为护理提供了一种人性化的关怀方式，使护理更具人文关怀和专业质量。在未来的护理实践中，继续推进临床叙事的研究和应用将对提升护理质量和患者满意度产生深远的影响。

当然，我们可以再增加一些临床叙事病例，以更全面地展示临床叙事在不同情况下的应用效果。

叙事病历4：精神健康护理

患者：30岁男性，患有抑郁症，情绪低落，社交退缩。

叙事应用：护理者与患者建立信任关系，鼓励他用绘画、写作等方式进行叙述，表达内心感受。护理者通过分析患者的叙述内容，帮助其认识到潜在的心理问题。

效果：通过叙事疏导，患者逐渐敞开心扉，表达内心情感。护理团队结合心理治疗，帮助患者调整负面情绪，提高情绪管理能力，促进康复进程。

叙事病历5：儿童术后护理

患者：8岁女孩，接受肾脏手术后需要住院观察和护理。

叙事应用：护理者与女孩建立亲近关系，以绘本、玩具等形式与其交流。通过角色扮演，鼓励女孩用自己的话叙述手术经历。

效果：通过叙事游戏，女孩逐渐克服手术过程中的恐惧，减轻了术后的痛苦感。护理团队还通过叙事沟通与女孩家长交流，帮助其理解并参与女孩的护理，增强了家庭支持和合作。

叙事病历6：失智老人关怀

患者：85岁男性，患有中度阿尔茨海默病，记忆力减退，情绪不稳定。

叙事应用：护理者通过陪伴和温馨的交谈，启发患者回忆过去的美好时光。

护理者还利用音乐、照片等辅助工具，帮助患者重建自己的生命故事。

效果：通过叙事疏导，患者的情绪得到平复，减少了焦虑和烦躁。护理团队与患者的家人合作，提供个性化关怀，改善患者的生活质量。

这些病例展示了临床叙事在不同领域和情境下的应用，包括精神健康护理、儿童术后护理和失智老人关怀等。通过运用临床叙事，护理者可以更好地理解患者的需求和心理状态，为他们提供更为个性化和有效的护理服务。在日常实践中，护理团队可以根据患者的实际情况，灵活运用临床叙事的方法和技巧，不断提升护理质量和患者体验。

（二）情感共鸣与反思讨论

在病例分享中，医护人员可以强调患者的情感体验和护理过程中的关键时刻。通过分享患者和医护人员的情感体验，可以促使团队成员之间建立情感共鸣，加强团队凝聚力。

病例分享中的情感共鸣和反思讨论是一种引人入胜的方法，通过强调患者的情感体验和护理过程中的关键时刻，促使医护人员在共鸣和思考中实现更深层次的交流和合作。这种方法不仅有助于加强医疗团队内部的情感联系，还能够促进团队成员之间的反思和经验分享，从而提升医疗质量。

1. 情感体验的共鸣

在病例分享中，医护人员可以详细描述患者的情感体验，例如他们在疾病诊断时的焦虑、治疗过程中的希望以及康复阶段的喜悦。这种情感体验的共鸣能够让医护人员更好地理解患者的内心世界，从而更有针对性地制订护理计划。同时，情感共鸣也能够拉近医患之间的距离，加强医患关系，使患者感受到更深层次的关怀。

2. 护理关键时刻的反思

病例分享中的反思讨论可以聚焦于护理过程中的关键时刻，例如护理决策的制订、团队协作的效果以及治疗方案的调整。医护人员可以分享在处理病例时所遇到的挑战，以及如何通过团队合作和经验积累解决这些挑战。这种反思讨论能够鼓励医护人员分享自身的经验和教训，从而在团队中推动知识的传承和创新。

3．团队凝聚力的加强

情感共鸣和反思讨论有助于加强医疗团队的凝聚力。医护人员在听取他人的情感体验和反思时，往往能够更好地理解彼此的努力和付出。这种理解能够减少误解和冲突，从而促进团队成员之间的信任和合作。共同分享情感和反思，使得团队成员更像一个紧密合作的群体，共同追求更好的医疗质量。

4．知识积累与继续教育

情感共鸣和反思讨论也是知识积累和继续教育的一种方式。通过分享病例中的情感体验和护理经验，医护人员能够从实际案例中汲取教训，了解何种方法在实践中更为有效。这种经验的分享能够在团队内部促进知识的传承和更新，帮助团队整体不断提高医疗水平。

综合而言，情感共鸣和反思讨论作为病例分享中的重要元素，能够在医疗团队中促进情感交流、经验传承和团队凝聚力的建立。通过共享情感和经验，医护人员能够在共同的反思中不断提高自身的临床能力，并为患者提供更为贴心的医疗关怀。

（三）多样化交流平台

病例分享与交流是医疗团队内部合作与协作的重要环节，多样化的交流平台为医护人员提供了丰富的方式来分享病例，从而促进知识的传递和经验的积累。这些平台包括临床会议、小组讨论、线上社交媒体等，它们为医疗团队提供了更加便捷和灵活的交流途径。

1．临床会议

临床会议是医护人员进行病例分享和交流的重要场所，在会议上，医护人员可以分享他们在实践中遇到的复杂案例，介绍治疗策略以及取得的成果。临床会议不仅能够促进医护人员之间的合作和交流，还能够为医学专业人士提供学习和进修的机会，使其不断保持临床敏锐性。

2．小组讨论

小组讨论是医疗团队内部病例分享的有效方式，在小组讨论中，医护人员可以围绕具体病例展开深入的交流，分享各自的观点和经验。这种密切的互动能够激发更多的思考和创新，帮助医疗团队共同寻找最佳的治疗路径。

3. 线上社交媒体

随着科技的发展，线上社交媒体成为了医护人员分享病例和交流的新途径。医疗专业的社交平台和讨论组可以让医护人员跨足地域和机构，与来自不同地方的同行进行交流。这种虚拟的交流方式不仅便利，还能够迅速地在全球范围内传播医学知识和最新的研究进展。

4. 跨学科合作平台

一些医疗机构也建立了跨学科合作平台，以促进不同专业领域的医护人员之间的交流。这种平台提供了一个集思广益的环境，让不同领域的专家能够分享各自的经验，从而为患者提供更全面的医疗关怀。

5. 在线医学教育

在线医学教育平台也成为了医护人员交流和病例分享的重要途径。通过在线课程、研讨会和网络研讨会，医护人员可以跨足地理限制，获取到来自世界各地的专家知识和案例分享，从而不断拓宽自己的医疗视野。

综合而言，多样化的交流平台为医护人员提供了更多选择来分享病例和交流经验。这些平台不仅能够促进医疗团队之间的合作和知识传递，还能够推动医学专业的不断创新和发展。通过选择适合自己的交流方式，医护人员能够更加便捷地吸取宝贵的经验教训，为患者提供更优质的医疗服务。

结语

第十九章深入探讨了临床叙事病例在医疗实践中的重要性和应用价值。临床叙事作为一种融合人文关怀与医学科学的方法，赋予了病例以更为丰富的情感色彩和教育意义。通过将患者的个体经历融入医疗实践，医护人员能够更全面地了解患者需求，制订更个性化的治疗方案，提升医疗质量。

在实际病例中，临床叙事能够创造人性化的医疗环境，强化医患关系，减轻患者的焦虑和孤独感。通过情感共鸣和反思讨论，医疗团队之间的合作和凝聚力得以增强，知识得以传承和创新。故事化病例分享赋予了病例更强的教育效果，激发医护人员的思考和讨论，进一步提升医疗水平。

同时，多样化的交流平台为病例分享与交流提供了更广阔的空间。从临床会议到线上社交媒体，从小组讨论到跨学科合作平台，医护人员可以灵活地选择适合自己的交流方式，从而推动知识的传递和医学的创新。

在医疗实践中，临床叙事病例不仅是医学的一种实践，更是一种关怀和共鸣的表达。通过将患者的病程、护理经验以及情感体验融入病例分享，医护人员为患者创造了更温暖、个性化的医疗体验。随着医学不断发展，临床叙事病例将持续为医疗团队带来启示和动力，推动医疗关怀的不断升华。

第二十章 叙事护理的实施流程

➢ 学习目标

◆ 掌握

掌握叙事护理的实施流程，包括八个关键阶段的任务和技巧。

◆ 了解

了解初阶接纳阶段的重要性，以及如何欣然接受患者、建立信任、尊重隐私和权益、开放沟通。

了解专注倾听阶段的任务，包括积极投入、尊重沟通空间和使用开放性问题。

了解深度理解阶段的任务，包括积极支持、尊重患者的观点和利用非言语表达。

了解批判性反思阶段的任务，包括深入分析、利用反思工具和制订个性化计划。

了解积极回应阶段的任务，包括鼓励和支持、表扬和肯定、解决问题和提供帮助。

了解共同构建阶段的任务，包括协作决策、共同设定目标和尊重患者选择。

了解叙事重建阶段的任务，包括深入讨论成长经历、探讨学习历程和讨论应对策略。

了解评估回馈阶段的任务，包括共同评估护理计划的效果、收集反馈信息和讨论未来的护理计划。

在前面的章节中，我们已经建立了对叙事护理的基础知识和理论框架。现在，让我们深入探讨叙事护理的实际实施流程，以帮助护理人员了解如何将这一方法应用于临床实践中。

叙事护理的实施可以概括为以下八个关键阶段：初阶接纳、专注倾听、深度理解、批判性反思、积极回应、共同构建、叙事重建和评估回馈。这八个阶段包括临床叙事护理实践、护理管理和护理研究，每个阶段都有其独特的任务和技巧。这与叙事医学实践所强调的三个步骤（故事收集、故事整理和故事应用）是吻合的，只是细化了步骤，强调了叙事重构和叙事评估。故事收集环节包含初阶接纳和专注倾听；故事整理包含深度理解和批判性反思；故事应用包含积极回应、共同构建、叙事重建和评估回馈。下面将对这些阶段的任务和技巧进行详细讨论，以帮助护理人员在临床实践中成功应用这一方法。

一、初阶接纳（Willingly/Initial Acceptance）

在叙事护理的初阶阶段，建立与患者之间的联系和信任至关重要。初阶接纳阶段涉及以下任务和技巧。

（一）欣然接受患者

护理人员需要表现出对患者的欣然接受，将其作为独特而有价值的个体对待。这意味着不带有任何形式的偏见或判断，真正接纳患者的存在。

（二）建立信任

通过建立互信的关系，护理人员可以更好地与患者合作。信任是叙事护理的基石，患者需要感到他们可以安全地分享自己的故事和情感。

（三）尊重隐私和权益

护理人员必须尊重患者的隐私权和权益。在鼓励分享故事时，要确保患者的愿望和边界得到尊重，并且保持他们的信息机密性。

（四）开放沟通

护理人员应当建立开放的沟通渠道，鼓励患者自由地分享他们的故事和感受。这包括倾听并回应患者的需求和表达方式。

这个初阶接纳的阶段为后续的叙事护理打下了坚实的基础，确保患者感到舒适和受尊重，愿意继续参与治疗过程。通过在初阶接纳中展现出关心和关怀，护理人员可以为患者提供一个安全的空间，以便深入探讨他们的叙事和情感。接下来，我们将继续探讨叙事护理的其他关键阶段。

二、专注倾听（Active Engagement）

在叙事护理的实施过程中，专注倾听是至关重要的一环。这个阶段涉及以下任务和技巧。

（一）积极投入

护理人员应全身心地投入患者的叙述中，表现出对他们的关心和关注。这意味着护理人员需要专心倾听，不受干扰地与患者互动。这种积极的参与可以建立起与患者之间的情感联系，使他们感受到被重视和理解。

（二）尊重沟通空间

给予患者足够的时间和空间，让他们自由表达。避免打断患者，尊重他们的叙述节奏和方式。护理人员的耐心和尊重有助于患者更深入地分享他们的故事和情感。

（三）使用开放性问题

为了引导患者深入叙述他们的故事，护理人员可以使用开放性问题。这些问题不仅能够促使患者提供更多信息，还传递出护理人员的关心和关怀。开放性问题可以启发患者思考和表达更深层次的情感和体验，从而帮助他们更好地理解自己的叙事。

这个专注倾听的阶段是建立有效沟通和信任关系的关键，它为患者提供了一个安全的空间，让他们能够自由地分享他们的叙事和情感。通过积极的参与和开放的沟通方式，护理人员可以更好地理解患者的需求和情境，为后续的叙事护理过程奠定坚实的基础。接下来，我们将继续探讨叙事护理的其他关键阶段。

三、深度理解（Positive Understanding）

深度理解是叙事护理目标是否达成的关键步骤之一，它有助于确保患者感到被尊重和理解。在这个阶段，护理人员需要展现以下任务和技巧。

（一）积极支持

护理人员应该以积极和支持性的态度来理解患者的观点、情感、需求或立场。这意味着不批评、不贬低，而是尊重并共鸣患者的观点。护理人员的支持和理解可以让患者感到被关心和关怀，有助于建立积极的护理关系。

（二）尊重患者的观点

不论患者的观点是否与护理人员的看法相同，都要表现出尊重。理解并接纳他们的观点，即使不同意也要保持开放的对话。这种尊重有助于建立信任，让患者感到他们的声音被听取和重视。

（三）利用非言语表达

护理人员不仅要关注患者所言，还要留意他们的非言语表达，如面部表情和肢体语言。这些非言语元素可以传递理解和支持的信息，帮助患者感受到被听取和理解的重要性。通过关注这些细微的信号，护理人员可以更全面地理解患者的情感状态和需求。

深度理解有助于建立一个温馨和亲近的治疗环境，使患者感到他们的叙述和情感得到了认可和尊重。这种理解也为患者提供了鼓励，让他们愿意继续分享更多信息和情感。在下一步，我们将继续深入探讨叙事护理的其他关键阶段。

四、批判性反思（Thoughtful Reflection）

在叙事护理的实施中，批判性反思是必不可少的步骤。在这个阶段，护理人员需要对患者的故事进行深思熟虑的分析和反思，同时也要反思上面环节中自己的叙事行为，以更好地理解患者的需求和问题。以下是这个阶段的任务和技巧。

（一）深入分析

护理人员应该对患者的叙述进行深入的分析，考虑不同的因素，权衡各种选项，以形成对患者情况的全面理解。这包括考虑患者的生理和心理状态，以及他们的家庭和社会背景等因素。

（二）利用反思工具

为了更系统地思考患者的情况，护理人员可以使用反思工具或框架。这些工具可以帮助他们提出有针对性的问题，促进深入思考。例如，使用SWOT分析（优势、劣势、机会、威胁）来评估患者的情况和护理需求。

（三）制订个性化计划

批判性反思有助于护理人员制订个性化的护理计划。通过深思熟虑患者的需求和问题，他们可以更好地为患者提供有针对性的护理和支持。这包括制订治疗目标、制订护理计划和选择适当的护理干预措施。

批判性反思是确保叙事护理的有效性和个性化的关键步骤。它有助于护理人员深入了解患者的情况，同时也为制订适当的护理策略提供了指导。在下一个阶段，我们将继续深入探讨叙事护理的其他关键步骤。

五、积极回应（Positive Response）

在叙事护理的实施中，积极回应是一个至关重要的，没有这个环节积极的正向的回应，后面的故事重建会难以实现预期目标。在这个阶段，护理人员采取积极的、支持性的行动或回答，以满足患者的需求和情境。以下是这个阶段的任务和技巧。

（一）鼓励和支持

护理人员应该积极鼓励患者，表现出关心和关怀，以增强患者的情感安全感。他们可以积极地回应患者的表达，让患者感到被听取和尊重。这包括倾听患者的感受和需求，并向他们传达支持和理解。

（二）表扬和肯定

当患者分享积极的经历或展现积极的态度时，护理人员应该给予表扬和肯定。这有助于强化患者的积极行为和情感。通过肯定患者的努力和积极性，可以提高他们的自信心和自尊心。

（三）解决问题和提供帮助

如果患者在叙述中提到问题或需求，护理人员应该积极寻找解决方案或提供必要的帮助。这可以包括协助患者获取支持资源或制订具体的行动计划。护理人员的目标是帮助患者克服困难，提高他们的生活质量。

积极回应有助于建立积极的医患关系，增强患者的情感安全感，并鼓励他们更积极地参与护理过程。通过积极的回应，护理人员可以有效地支持患者的需求，促进康复和治疗的进展。在接下来的阶段，我们将继续深入探讨叙事护理的其他关键步骤。

六、共同构建（Co-construction）

在叙事护理的实施中，共同构建是一个关键的阶段。在这个阶段，护理人员与患者合作制订护理计划和目标，确保患者的声音被充分听取和尊重。以下是这个阶段的任务和技巧。

（一）协作决策

护理人员应该鼓励患者积极参与护理决策的过程。他们可以邀请患者分享他们的意见、需求和优先事项，以确保护理计划是个性化的并符合患者的期望。

（二）共同设定目标

护理人员和患者一起讨论和制订治疗和康复的具体目标。这有助于确保目标是明确的、可衡量的，并与患者的价值观和意愿一致。

（三）尊重患者选择

护理人员应该尊重患者的选择和决策，即使这些选择与他们自己的观点不完全一致。重要的是建立一个开放和尊重的对话环境。

共同构建有助于确保护理计划是根据患者的需求和期望进行个性化设计的。这不仅提高了患者的满意度，还增加了治疗依从性，有助于取得更好的治疗效果。在叙事护理的实施过程中，协作和共同决策是促进患者中心护理的关键因素之一。

七、叙事重建（Narrative Reconstruction）

叙事重建阶段是一个关键的环节，要求患者和护理人员一同回顾和重新构建患者的个人叙事。在这一过程中，他们深入探讨患者的成长经历、学习历程以及应对挑战的策略。以下是这一阶段的任务和技巧。

（一）深入讨论成长经历

护理人员鼓励患者分享他们在生活中所经历的关键时刻和转折点。这可能包括童年经历、家庭背景、教育经历等。通过深入了解这些方面，可以帮助患者更清晰地理解自己的过去。

（二）探讨学习历程

护理人员与患者一起讨论患者在生活中学到的重要教训和经验。这包括如何应对挑战、克服困难和发展技能的过程。这有助于患者认识到他们所拥有的内在力量和资源。

（三）讨论应对策略

在叙事重建过程中，护理人员可以与患者一同探讨他们过去用来应对压力和挫折的策略。这有助于患者识别哪些策略是有效的，哪些可能需要调整或改进。

叙事重建的目标是帮助患者更好地理解自己的经历，包括过去的挑战和成长。通过深入探讨，患者可以逐渐认识到自己的内在资源和应对能力，从而更好地应对未来的挑战和困难。这一阶段的工作有助于患者在心理康复和治疗过程中取得积极的变化和进展。

八、评估回馈（Evaluate and Feedback）

在叙事护理的最后一个阶段，护理人员和患者共同进行对护理过程的评估，并为未来的预后护理提供反馈。评估内容和数据可以直接作为叙事研究的数据支撑。以下是这一阶段的任务和技巧。

（一）共同评估护理计划的效果

护理人员与患者一起回顾整个叙事护理过程，讨论哪些方面取得了进展，哪些方面可能需要改进。这个过程要求坦诚的沟通和互相尊重的态度。

（二）收集反馈信息

护理人员可以向患者询问他们对叙事护理过程的看法和感受。患者的反馈对于改进护理实践和个性化护理计划至关重要。

（三）讨论未来的护理计划

根据评估结果和反馈信息，护理人员与患者一起制订未来的护理计划。这可以包括进一步的叙事护理对话或其他康复和治疗方案。

评估回馈阶段有助于确保叙事护理是一个不断演进和改进的过程。通过与患者合作，护理人员可以根据患者的需求和反馈调整护理方法，以提供更有效的护理支持。这一过程也有助于建立积极的医患合作关系，促进治疗的成功。

结语

在本章中，我们深入探讨了叙事护理的实施流程，这一过程覆盖了多个关键步骤，从初阶接纳到最终的评估回馈。通过这一连串的环节，叙事护理为患者提供了一种独特而有效的治疗模式，强调了在医疗过程中关怀和理解的重要性。

初阶接纳作为叙事护理的起点，强调了患者自愿参与的重要性。在专注倾听的阶段，护理人员通过积极参与建立了与患者之间的紧密联系，为深度理解奠定了基础。深度理解不仅仅是对患者表面状况的了解，更是对其背后故事和情感的深刻理解。

批判性反思是实施过程中的关键活动，有助于护理人员审视自己的观念和态度，确保提供的护理真正以患者为中心。积极回应的重要性在于激发患者的积极情感和态度，为共同构建一个有益的治疗环境创造条件。

共同构建阶段是护理人员和患者共同努力的时期，通过互动和合作实现治疗目标。叙事重建是整个过程的巅峰，通过患者的叙述，构建出一个新的、更富有积极意义的故事，促使患者对自身经历进行重新解释。

最后，通过评估回馈，护理人员能够全面了解治疗的效果，为未来的实践提供经验教训。叙事护理的实施流程不仅仅是一种技术性的操作，更是一种关怀和沟通的艺术，为患者提供更为全面和个性化的医疗服务。

总体而言，叙事护理的实施流程为护理人员提供了一个系统而有序的指南，使他们能够更好地理解患者的需求，提供更为个性化和综合的护理服务。在未来的实践中，我们应该不断优化和调整这一流程，以适应不同患者群体的需求，为医疗护理领域的发展贡献更多的智慧和经验。通过这些叙事护理的实施阶段，护理人员将能够建立更加紧密的护患关系，提升患者的自我效能感，改善患者体验，同时更好地满足患者的特定需求。每个阶段都需要特定的技巧和关怀，护理人员需要不断发展和提高这些技能，以确保叙事护理的成功实施。在实践中，护理人员可以根据每个患者的情况和需求，灵活调整这些阶段的顺序和强度。通过叙事护理的实际实施，护理人员将为患者提供更为个性化和人本化的护理服务。

参考文献

[1]Charon, R. (2001). Narrative Medicine: A Model for Empathy, Reflection, Profession, and Trust. JAMA, 286(15), 1897–1902.

[2]Greenhalgh, T., & Hurwitz, B. (1999). Narrative based medicine: Why study narrative? BMJ, 318(7175), 48–50.

[3]Charon, R., & Montello, M. (2002). Stories Matter: The Role of Narrative in Medical Ethics. The Hastings Center Report, 32(4), 19–21.

[4]DasGupta, S., & Charon, R. (2004). Personal illness narratives: Using reflective writing to teach empathy. Academic Medicine, 79(4), 351–356.

[5]Hunter, K. M. (1991). Doctors' Stories: The Narrative Structure of Medical Knowledge. Princeton University Press.

[6]Shapiro, J., Morrison, E., & Boker, J. (2004). Teaching empathy to first year medical students: Evaluation of an elective literature and medicine course. Education for Health, 17(1), 73–84.

[7]Charon, R., & Wyer, P. (2008). Narrative evidence based medicine. The Lancet, 371(9609), 296–297.

[8]Frank, A. W. (2013). Reading narratives and narrative theory in clinical practice. In S. Hurwitz, A. W. Frank, & M. L. Greenhalgh (Eds.), Narrative Research in Health and Illness (pp. 137–151). Wiley.

[9]Mattingly, C., & Garro, L. C. (2000). Narrative and the Cultural Construction of Illness and Healing. University of California Press.

[10]Roberts, C., & Sarangi, S. (2005). Theme-oriented discourse analysis of medical

encounters. Medical Education, 39(6), 632–640.

[11]Kleinman, A. (1988). The Illness Narratives: Suffering, Healing, and the Human Condition. Basic Books.

[12]Charon, R. (2006). Narrative Medicine: Honoring the Stories of Illness. Oxford University Press.

[13]Haidet, P., & Stein, H. F. (2006). The Role of the Student‐Teacher Relationship in the Formation of Physicians. Journal of General Internal Medicine, 21(S1), S16–S20.

[14]Green, M. J., & Myers, K. R. (2010). Graphic medicine: Use of comics in medical education and patient care. BMJ, 340, c863.

[15]Charon, R., & DasGupta, S. (2008). Toward a Narrative Medicine: On New Genre Public Art. The Permanente Journal, 12(3), 80–86.

[16]Launer, J. (2002). The heart of the matter: Models of emotional intelligence. In Doctors' Stories (pp. 193–207). Radcliffe Publishing.

[17]DasGupta, S., & Charon, R. (2004). Personal Illness Narratives: Using Reflective Writing to Teach Empathy. Academic Medicine, 79(4), 351–356.

[18]Fallowfield, L., & Jenkins, V. (1999). Communicating sad, bad, and difficult news in medicine. The Lancet, 353(9165), 948–949.

[19]Epstein, R. M., & Hundert, E. M. (2002). Defining and assessing professional competence. JAMA, 287(2), 226–235.

[20]Sinclair, S. (2007). Making doctors: An institutional apprenticeship. Oxford University Press.

[21]Coulehan, J., & Williams, P. C. (2001). Vanquishing virtue: The impact of medical education. Academic Medicine, 76(6), 598–605.

[22]Charon, R. (2005). The patient–physician relationship. Narrative Medicine: Honoring the Stories of Illness, 55–72.

[23]Dudzinski, D. M., & Charon, R. (2005). Ethical dimensions of narrative medicine. The Journal of Clinical Ethics, 16(2), 130–134.

[24]Wear, D., & Aultman, J. M. (2005). The limits of narrative: Medical student resistance to confronting inequality and oppression in literature and beyond. Medical

Education, 39(10), 1056–1065.

[25]Charon, R., Banks, J. T., Connelly, J. E., Hawkins, A. H., Hunter, K. M., Jones, A. H., ... & Silverman, H. (1995). Literature and medicine: Contributions to clinical practice. Annals of Internal Medicine, 122(8), 599–606.

[26]Hurwitz, B., & Sheikh, A. (2009). Health and Illness: The Poetics and Politics of Experience. Radcliffe Publishing.

[27]Williams, G. C., Frankel, R. M., & Campbell, T. L. (2000). Deci and Ryan's Self–Determination Theory: An Organismic–Dialectical Perspective. Handbook of Self–Determination Research, 1–33.

[28]Epstein, R. M. (1999). Mindful practice. JAMA, 282(9), 833–839.

[29]Charon, R. (1997). The narrative road: an interview with Rita Charon. Journal of Medical Humanities, 18(1), 9–16.

[30]Frank, A. W. (2016). Letting Stories Breathe: A Socio–Narratology. University of Chicago Press.

[31]Greenhalgh, T., & Collard, A. (2005). Narrative–based medicine: caring for the dying patient. The Oxford Textbook of Palliative Medicine, 3rd Edition, 124–132.

[32]Good, M. J., & Good, B. J. (1991). Toward a critical medical anthropology. Social Science & Medicine, 32(4), 481–493.

[33]Williams, G. C., Saizow, R. B., & Ryan, R. M. (1999). The Importance of Self - Determination Theory

[34]Mattingly, C. (2010). The Paradox of Hope: Journeys through a Clinical Borderland. University of California Press.

[35]Charon, R., & Montello, M. (2002). Stories matter: The role of narrative in medical ethics. The Routledge companion to bioethics, 173–188.

[36]Freeman, M. (2018). Rewriting the Self: Histories from the Middle Ages to the Present. Routledge.

[37]Richardson, L. (2000). Writing: A method of inquiry. In N. K. Denzin & Y. S. Lincoln (Eds.), Handbook of qualitative research (2nd ed., pp. 923–948). Sage.

[38]Charon, R. (2019). Narrative medicine: Honoring the stories of illness. Oxford

University Press.

[39]Mishler, E. G. (1986). Research interviewing: Context and narrative. Harvard University Press.

[40]Broyard, A. (1992). Intoxicated by My Illness: And Other Writings on Life and Death. Random House.

[41]Launer, J. (2003). Narrative-based primary care: A practical guide. Radcliffe Publishing.

[42]Hunter, K. M., Charon, R., Coulehan, J. L., & DuMonde, M. (1995). The study of literature in medical education. Academic Medicine, 70(9), 787–794.

[43]Sontag, S. (1978). Illness as metaphor. Farrar, Straus and Giroux.

[44]Brody, H. (1993). Stories of Sickness. Oxford University Press.

[45]Riessman, C. K. (2008). Narrative methods for the human sciences. Sage Publications.

[46]Frank, A. W. (1995). The wounded storyteller: Body, illness, and ethics. University of Chicago Press.

[47]DasGupta, S. (2003). Toward a pedagogy of narrative competence. Journal of Medical Humanities, 24(2), 101–119.

[48]Charon, R. (2004). The patient–physician relationship. Narrative Inquiry in Bioethics, 4(2), 271–280.

[49]Kleinman, A., & Benson, P. (2006). Anthropology in the Clinic: The Problem of Cultural Competency and How to Fix It. PLoS Medicine, 3(10), e294.

[50]Widdershoven, G., Abma, T. A., & Molewijk, B. C. (2009). Empirical ethics as dialogical practice. Bioethics, 23(4), 236–248.

[51]Charon, R. (2016). Hermeneutics and the Human Sciences: Essays on Language, Action and Interpretation. Cambridge University Press.